公衆栄養学実習ワークブック 第3版

■編集
今枝奈保美

みらい

●執筆者及び執筆分担（五十音順　※は編者）

今井　絵理（いまい　えり）	滋賀県立大学	UNIT 2-3　UNIT 2-8
今井　具子（いまい　ともこ）	同志社女子大学	UNIT 2-4
※今枝奈保美（いまえだなほみ）	至学館大学	UNIT 2-1　UNIT 2-2
川﨑　和彦（かわさきかずひこ）	名古屋学芸大学	UNIT 1-6
後藤　千穂（ごとう　ちほ）	名古屋文理大学	UNIT 2-5
小林　実夏（こばやしみなつ）	大妻女子大学	UNIT 2-7
齊藤　曜子（さいとうようこ）	京都光華女子大学	UNIT 1-4
中出麻紀子（なかで　まきこ）	兵庫県立大学	UNIT 2-3　UNIT 2-8
長幡　友実（ながはたともみ）	京都府立大学	UNIT 1-2
野原　潤子（のはらじゅんこ）	畿央大学	UNIT 1-1
横山　佳子（よこやまけいこ）	京都女子大学	UNIT 1-3
吉野　佳織（よしの　かおり）	元修文大学	UNIT 1-5　UNIT 2-6

はじめに

　急速な少子超高齢化に伴い、わが国の健康・食生活上の大きな課題は、小児においては、小児肥満、食物アレルギーや食育、成人以降では、生活習慣病あるいは加齢に伴う疾患である。これらの課題は、個人の生活の質（QOL）を低下させるばかりでなく、とくに高齢化に伴う医療費、介護費などの増大が、保健・医療・福祉・介護における大きな社会的問題となっている。

　健康増進・生活習慣病の総合的対策として「健康日本21（第三次）」（2023年）をはじめ、「第4次食育推進基本計画」（2020年）、中高年を対象とした「特定健康診査・特定保健指導」（2008年）が推進されている。これらの対策は、従来の健康増進、疾患の一次予防に留まらず、疾患の進展予防も視野に入れた形で取り組まれている。この健康増進・予防活動では、いずれも食生活が重要な鍵を握っている。

　食生活に関連したヘルスプロモーションのマンパワーとして、管理栄養士は、これまで以上に期待され、2013年には厚生労働省より「地域における行政栄養士による健康づくり及び栄養・食生活の改善の基本指針」が通知され、成果のみえる公衆栄養活動に取り組むことが求められている。

　このような社会的背景を踏まえ、本書は、新実習書として公衆栄養活動の実践に必要な基本的事項に絞って構成した。すなわち、公衆栄養プログラムのマネジメントと、アセスメント・評価ツールとして重要な食事調査法に関する実習書となっている。演習・実習の具体的な目的、方法、実習課題とともに実習時間の配分も目安として記載した。また、データ、レポートフォームなど、その多くを電子媒体で示し、ITスキルの向上もめざしている。

　執筆者は、いずれも、栄養疫学、公衆栄養活動に長年携わってきた専門家である。将来にわたって必要と考えられる公衆栄養学の理論と技術が演習・実習を通じて学習できるように執筆していただいた。

　本書が、公衆栄養学を学ぶもの、公衆栄養活動を進めている方々のお役に立つこと、ご活用していただいた方々のご意見によってさらに良いものとなっていくことを願っている。また、本書発刊にあたり、株式会社みらい安田和彦氏のご尽力をいただいたことを心からお礼申し上げる。

2025年1月

編　者

●本書の活用にあたって

本書の活用にあたり、本書の特徴と留意点について以下に示した。

【特　徴】
①本書は、公衆栄養マネジメントと食事調査法に関するワークブックである。
②課題ごとのデータや解析方法、レポートフォームなどは電子媒体によるものとする。
　ダウンロードページ：
　㈱みらいホームページ（https://www.mirai-inc.jp/）→「MENU」の「ワークシートダウンロード」
　教員用スライド採点規準（Work 2 − 2 − 2）ダウンロード方法：
　㈱みらいホームページ（https://www.mirai-inc.jp/）→「MENU」の「書籍サポート」→「指導者用解説書等ダウンロード申し込みフォーム」
③データ解析には、表計算ソフト「Excel」を用い、統計学・栄養疫学などの入門をめざした。
④具体的なワークを通して、考察する力を育成する。

【留意点】
①各課題の知識や技術の科学的理論・根拠については、公衆栄養学や他の専門教科の教科書を参照していただきたい。
②各テーマに必要な演習・実習の内容で構成しているが、学習者の状況等によって取捨選択していただきたい。なお、「第2部　食事調査の実際」については、取捨選択の対象として考えられる課題（「選択課題」）の目安としてマーク（右図参照）を付けている。

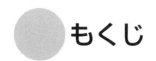

はじめに
本書の活用にあたって

第1部　公衆栄養マネジメントの実際

UNIT 1 − 1　公衆栄養マネジメントとモデルの理解 …… 12

公衆栄養マネジメントの基本 ／12

- Work 1 − 1 − 1　「健康日本21（第三次）」の栄養・食生活分野の目標項目を該当するPPモデルの各段階にあてはめてみよう／16

UNIT 1 − 2　公衆栄養アセスメント …… 18

1　公衆栄養活動の成果を最大限に得るための実態把握・分析　／18
2　優先すべき健康課題の特定（疫学アセスメント）　／20

- Work 1 − 2 − 1　主な死因（疾病別）による死亡の状況を都道府県別、保健所管轄地域別にみてみよう／20
- Work 1 − 2 − 2　Work 1 − 2 − 1 で選択した地域における人口の構造と変化、平均寿命と健康寿命、社会保障給付費の構造、医療費等と疾病の関係について調べてみよう／24

3　健康課題の要因（栄養・食生活）の特定　／30

- Work 1 − 2 − 3　選択した地域の健康課題とその背景にある食習慣や食環境の特性を検討してみよう／30

4　ターゲット層と食生活の特徴の明確化　／33

- Work 1 − 2 − 4　国民健康・栄養調査結果をもとに、性別、年齢階級別、地域ブロック別に栄養・食品摂取状況のアセスメントをしよう／33
- Work 1 − 2 − 5　食行動のアセスメントとして、朝食の摂取状況を調べてみよう／37

UNIT 1 − 3　公衆栄養プログラムの目標設定と計画の立案 ……………………………………40

1　目標設定の方法　/40

> Work 1 − 3 − 1　健康課題を解決するための長期目標、中期目標、短期目標を設定してみよう/41

2　計画の立案　/44

> Work 1 − 3 − 2　短期目標を達成するための事業計画書を作成してみよう/45

UNIT 1 − 4　公衆栄養プログラムの評価 ……………………………………………………………48

1　経過評価における評価基準と評価方法　/48

> Work 1 − 4 − 1　経過評価のための評価基準を参考にして、UNIT 1 − 3 で作成した計画の内容を確認しよう/52

2　評価デザインの設定と評価方法　/55

> Work 1 − 4 − 2　公衆栄養プログラムの評価デザインを考えよう/58

UNIT 1 − 5　公衆栄養プログラムに関連する関係者・機関との合意づくり ………63

1　関係者・機関との健康課題、目標の共有　/63

> Work 1 − 5 − 1　UNIT 1 − 2、3 で検討した健康課題と目標を関係者・機関に提示するための資料を作成してみよう/64

2　事業への参画要請　/67

> Work 1 − 5 − 2　UNIT 1 − 3 で作成した事業計画書について、対象者（例：関係機関、地域住民など）を設定してプレゼンテーションシナリオと資料を作成して発表しよう/68

UNIT 1 − 6　公衆栄養プログラムの展開事例 ……………………………………………………71

1　公衆栄養マネジメントの総合的学習　/71

> Work 1 − 6 − 1　モデル事例を読み、具体的な活動内容と評価指標を検討してみよう/71

2　行政栄養士が推進する施策の事例検討　/74

> Work 1 − 6 − 2　Work 1 − 6 − 1 に準じて、地域の公衆栄養プログラム事例の評価指標を考えよう/77

| Work1-6-3 | 低栄養予防プログラム事例の企画を理解するために、介護保険制度や介護予防・日常生活支援総合事業について調べて評価指標を考えよう／78 |
| Work1-6-4 | Work1-6-1に準じて、食を通じた社会環境整備のプログラム事例の評価指標を考えよう／82 |

第2部　食事調査の実際

UNIT 2-1　食事調査の概要 ………84

1　いろいろな食事調査法の特徴　／85

| Work2-1-1 | 代表的な食事調査法の特徴について、グループ内で発表してみよう／85 |

2　個人内変動（日間変動）と習慣的な栄養素等摂取量　／87

Work2-1-2	16日間のエネルギー摂取量の変動をグラフ化してみよう／88
Work2-1-3	エネルギー摂取量の基本統計量を計算してみよう／90
Work2-1-4	エネルギーについて、個人の習慣的な摂取量を求めるために必要な食事調査日数を計算しよう／91
Work2-1-5	個人内変動と習慣的な摂取量についてまとめよう／92

3　調査倫理とインフォームド・コンセント　／94
4　UNIT 2-1のまとめ　／96

UNIT 2-2　食事記録調査法 ………97

1　食事記録サンプルのコード化　／97

Work2-2-1	食事記録調査のコード化作業のポイントを理解して、記入例を実際にコード化しよう／98
Work2-2-2	食事記録を適切にコード化するために日本食品標準成分表の活用方法を整理しよう／106
Work2-2-3	調査対象者に食事記録調査の書き方を説明しよう／107

2　UNIT 2-2のまとめ　／108

UNIT 2－3　国民健康・栄養調査法 ……………………………………………… 109

1　国民健康・栄養調査における食物摂取状況調査　／109

- Work2－3－1　「食物摂取状況調査票」と標準化ツールである「食品番号表」「調理コード」「比例案分法」について理解しよう／110
- Work2－3－2　調査対象者と調査員になり、食事内容の確認過程のロールプレイングを行ってみよう／115
- Work2－3－3　食物摂取状況調査票のコード化を完成させよう／117

2　UNIT 2－3のまとめ　／117

UNIT 2－4　24時間思い出し法 ……………………………………………………… 118

1　24時間思い出し法による食事調査　／118

- Work2－4－1　24時間思い出し法の手引き書（例）とツールを使って、面接による食事の聞き取りロールプレイングを行ってみよう／120
- Work2－4－2　24時間思い出し法の手引き書（例）を使って聞き取った内容を整理し、栄養素等摂取量を算出してみよう／121

2　UNIT 2－4のまとめ　／124

UNIT 2－5　食物摂取頻度調査法 ……………………………………………………… 126

1　半定量食物摂取頻度調査票（SQFFQ）　／126

- Work2－5－1　SQFFQの構成と開発方法を知ろう／127

2　調査票の妥当性・再現性　／129

- Work2－5－2　妥当性・再現性とは何か、またその検討方法を考えよう／130
- Work2－5－3　サンプルデータで妥当性・再現性を検討しよう／131
- Work2－5－4　SQFFQを用いた調査の留意点について考えよう／134

3　UNIT 2－5のまとめ　／134

UNIT 2－6　食習慣調査票の作成 ……………………………………………………… 136

1　いろいろな質問調査法の特徴　／136

- Work2－6－1　アンケート調査法の特徴について整理し、グループ内で発表してみよう／137

2　アンケート調査票の設計　／139

Work2−6−2　クラスの学生を調査対象者として、食行動や食習慣についてのアンケート調査票（A 4 判 1 〜 2 枚程度）を設計しよう／139

3　予備調査の実施と調査票の評価　／142

Work2−6−3　クラス内で予備調査を行い、調査票を評価しよう／142

4　UNIT 2 − 6 のまとめ　／143

UNIT 2 − 7　データ解析 ……………………………………………………………………145

1　**統計解析**　／145

Work2−7−1　作業用シートのエネルギーを参考にして、各栄養素の平均値・最頻値・中央値などの基本統計を算出してみよう／146

Work2−7−2　例題（エネルギー）を参考にして、各栄養素の度数分布表とヒストグラムを作成してみよう／149

Work2−7−3　例題（鉄）を参考にして、男性の摂取量は、女性よりも多いといえるか、栄養素ごとに有意水準5 ％で検定してみよう／151

Work2−7−4　エネルギー摂取量と各栄養素摂取量との相関係数を算出し、エネルギーと最も相関がある栄養素をあげてみよう／156

2　**エネルギー調整**　―栄養素密度法―　／158

Work2−7−5　サンプルデータを用いて、各栄養素の栄養素密度を算出してみよう／159

3　**エネルギー調整**　―残差法―　／159

Work2−7−6　サンプルデータを用いて、たんぱく質摂取量とビタミンB_1摂取量の残差法によるエネルギー調整値を算出してみよう／160

4　UNIT 2 − 7 のまとめ　／161

UNIT 2 − 8　食事摂取基準による栄養素等摂取量の評価 ……………………………163

1　**日本人の食事摂取基準（2025年版）を用いた集団の栄養素等摂取量の評価**　／163

Work2−8−1　日本人の食事摂取基準（2025年版）に基づいて、ある集団の栄養素等摂取量を評価してみよう／164

2　**日本人の食事摂取基準（2025年版）を用いた個人の栄養素等摂取量の評価**　／170

Work2−8−2　日本人の食事摂取基準（2025年版）に基づいて、個人の栄養素等摂取量を評価してみよう／170

3　UNIT 2 − 8 のまとめ　／172

資料編

資料1：The PRECEDE-PROCEED Model Origins and Evolution 2024 ed.　／174
資料2：健康日本21（第三次）の栄養・食生活分野に関する目標　／175
資料3：官庁における主な統計と内容　／176
資料4：政府刊行物（白書および統計報告書）　／179
資料5：食品番号表（国民健康・栄養調査実習用）　／180
資料6：食習慣調査票の例　／222

参考文献　／223

第1部 公衆栄養マネジメントの実際

　1986年、カナダのオタワで開催されたWHO（世界保健機関）の国際会議で採択されたオタワ憲章では、「ヘルスプロモーションとは、人々が自らの健康とその決定要因をコントロールし、改善できるようにするプロセス」であると定義し、健康を生きることの目的ではなく、生活の資源と位置づけ、活動の方法として次の5つがあげられている。

1）健康な公共政策づくり（Build healthy public policy）
2）健康を支援する環境づくり（Create supportive environments）
3）地域活動の強化（Strengthen community actions）
4）個人技術の開発（Develop personal skills）
5）ヘルスサービスの方向転換（Re-orient health services）

　第1部では、地域保健を担う行政栄養士を想定して、ヘルスプロモーションの考え方および公衆栄養マネジメントの実際を学ぶ。

UNIT 1-1 公衆栄養マネジメントとモデルの理解

学習目標

　このUNITでは、公衆栄養活動を行う際に必要なマネジメントについてプリシード・プロシードモデルを理論として学ぶ。また、行政（自治体）の公衆栄養活動の基本構想は、実施者とその対象範囲・規模によって階層化され、上位から下位への行動計画・事業に連動していること、具体的には、健康日本21（第三次）の栄養・食生活の目標設定の考え方を例にして理解する。
①公衆栄養マネジメントは、「計画（Plan）―実施（Do）―評価（Check）―改善（Act）」のPDCAサイクルに基づき実施することを理解する。
②公衆栄養マネジメントを展開する場合の理論的モデルの1つである「プリシード・プロシードモデル」を理解する。
③行政施策における各種計画は、上位から下位へと相互に関連をもつことを理解する。

公衆栄養マネジメントの基本

1　PDCAサイクル

　マネジメントとは、組織やプロジェクトを効果的に運営するための方法や技術のことで、計画、組織化、指揮、調整、評価などが含まれる。公衆栄養マネジメントは、Assessment（アセスメント）を実施後、「Plan（計画）－Do（実施）－Check（評価）－Act（改善）」のPDCAサイクルに基づき実施する（図1－1－1）。Checkは、プログラム終了時だけではなく、実施途中にも継続的に行い（継続的に評価することをモニタリングという）、その都度フィードバックする。また、Actで見直した内容を次のPlanに生かす。このようにPDCAサイクルをひと回りすると、次回は1段上のレベルに到達する。これを繰り返し向上することを「スパイラルアップ」といい、PDCAサイクルを繰り返しながらよりよい状態にレベルアップしていく。
　①アセスメント：対象の実態を把握し、課題抽出、ニーズ把握を行う。
　②Plan（計画）：アセスメント結果に基づき、目標を設定し、計画を立案する。
　③Do（実施）：計画に沿って実施する。

④Check（評価）：計画通りの実施や成果が出ているか確認・点検する。
⑤Act（改善）：評価結果を現計画の改善や次期計画に反映する。

2　プリシード・プロシードモデル

　プリシード・プロシードモデル（以下「PPモデル」、図1-1-2）は、計画実施前後の2つの部分で構成され、アセスメントから計画立案段階（第1段階から第4段階）までのプリシード（Precede）と、実施から評価（第5段階から第8段階）までのプロシード（Proceed）の全8段階より形成される、国際的に保健計画のモデルと

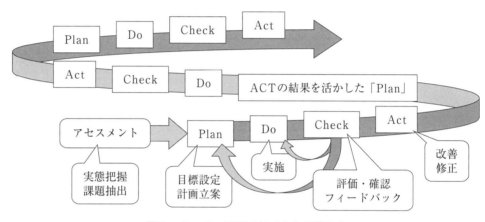

図1-1-1　PDCAサイクルの進め方

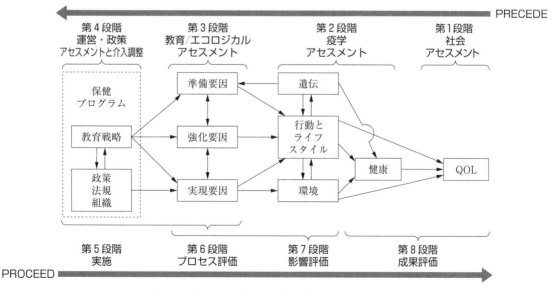

図1-1-2　プリシード・プロシードモデル

出所）ローレンス W．グリーン・マーシャル W．クロイター（神馬征峰訳）『実践ヘルスプロモーション　PRECEDE-PROCEEDモデルによる企画と評価』医学書院　2005年　p.11

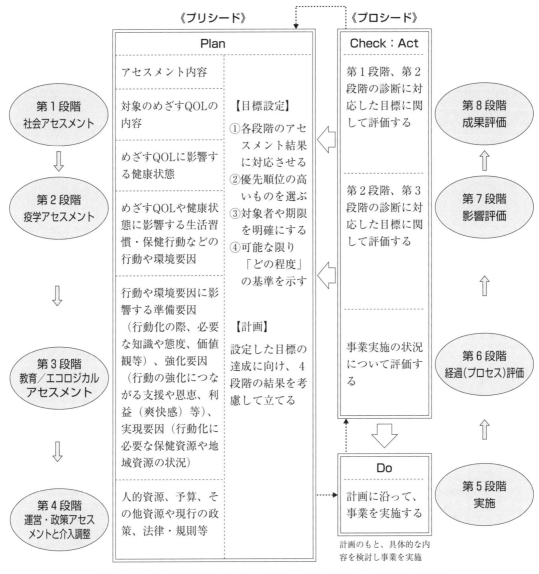

図1−1−3　PDCAサイクルとプリシード・プロシードモデルの関係

して活用されているモデル（枠組）である。

　プリシード・プロシードモデルでは、「環境」と「行動とライフスタイル」は並列の関係で配置され、健康、QOLに影響を与える要因として理論的に整理されている。この考え方に基づき、「健康日本21（第三次）」の栄養・食生活分野の目標（図1−1−4）は、「個人の行動と健康状態の改善」を促すための適切な栄養・食生活と、それを支える食環境の改善を含めた「社会環境の質の向上」の関係を並列とし、ともに取り組みを進め、相互に影響し合いながら、上位の「健康寿命の延伸と健康格差の縮小」を目指すとしている。また、「高齢者」になっても生活機能を維持して健康を保持するためには、「こども」の頃から望ましい生活習慣をつける取り組みが重要である。

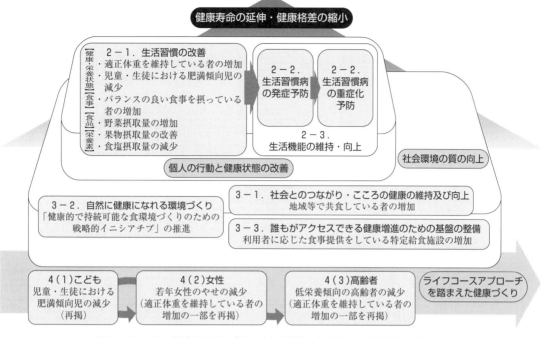

図1−1−4　健康日本21（第三次）栄養・食生活の目標設定の考え方

出所）厚生労働省健康局健康課栄養指導室「健康日本21（第三次）について〜栄養・食生活関連を中心に〜」2023年　p.10

加えて、女性ホルモンがライフステージごとに劇的に変化する「女性」の健康は、こどもや高齢者の健康にも大きな影響を与える。よって、「こども」「女性」「高齢者」といったライフコースアプローチを踏まえた健康づくりが基礎になっている。

3　計画のレベル

　図1−1−5のように、行政（自治体）が策定する各種の計画は、対象範囲・規模の大きさによって階層化されている。計画の内容はレベルの高さによって異なり、下位の計画（事業レベル）ほど具体的で詳細になる。すべての計画は相互に整合性をもち、連動するように策定する。

　計画は大きく3つに分類できる。基本計画は、国や自治体で解決すべき課題を明確にし、方向性や目的、ねらいを表明したもので、政策的な意味合いが強い。健康日本21計画や食育推進基本計画、健やか親子21、自治体が策定する計画などがこれにあたる。行動計画（アクションプラン）は、基本計画をどのような事業の組み立てで行うかを示したもので、スマートライフプロジェクトなどがこれにあたる。また、行動計画なしで事業計画を立てる場合もある。事業計画は、基本計画を実行するために必要な具体的な個別の事業に関する計画で、○○教室、○○健診、啓発活動などがこれにあたる。規模の違いはあるが、いずれも計画作成の考え方、作成方法は同じである。

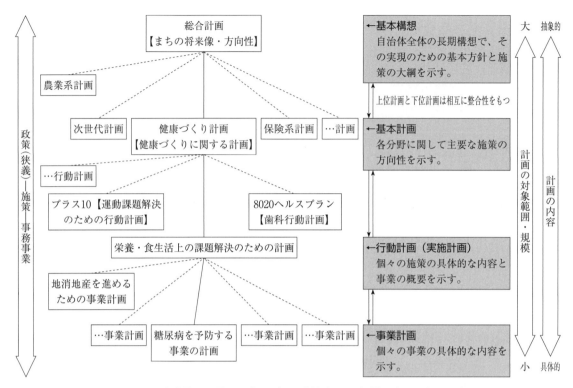

図1−1−5　自治体での計画の位置づけ、対象範囲・規模の違いと相互関係の例

注1）計画の区分は、各自治体の政策体系の階層によってさまざまである。
　2）上位計画と下位計画は、相互に目的と手段の関係を保ちながら、1つの体系を形成している。
出所）東あかね・今枝奈保美編『公衆栄養学実習ワークブック［第2版］』みらい　2022年　p.15を一部改変

Work 1−1−1

「健康日本21（第三次）」の栄養・食生活分野の目標項目を該当するPPモデルの各段階にあてはめてみよう

●進め方と推奨時間
①4〜6人のグループで行う。
②「健康日本21（第三次）」の栄養・食生活分野の目標項目を該当するPPモデルの各段階に書き入れる。　　　　　　　　　　　　　　　　【推奨時間：10分】

●用意するもの
①PPモデルシート：健康日本21（第三次）の栄養・食生活分野の目標項目
　ファイル名：UNIT 1−1.xlsx　シート名：ワークシート1−1−1
②健康日本21（第三次）の栄養・食生活分野に関する目標（「資料編」資料2を参照）

【引用文献】
1）ローレンス W．グリーン・マーシャル W．クロイター（神馬征峰訳）『実践ヘルスプロモーション　PRECEDE-PROCEEDモデルによる企画と評価』医学書院　2005年
2）厚生労働省健康局健康課栄養指導室「健康日本21（第三次）について～栄養・食生活関連を中心に～」2023年
3）東あかね・今枝奈保美編『公衆栄養学実習ワークブック［第2版］』みらい　2022年

UNIT 1-2 公衆栄養アセスメント

> **学習目標**
>
> 公衆栄養アセスメントの調査方法には「実態調査」と「既存資料の活用」がある。このUNITでは、既存資料の活用によって体系的に地域の実態を把握し、課題を分析するための方法を学ぶ。
> ①優先すべき社会・健康課題を特定する方法を学ぶ。
> ②健康課題のうち、栄養・食生活要因を特定する方法を学ぶ。
> ③ターゲット層と食生活の特徴を明確にする方法を学ぶ。

1 公衆栄養活動の成果を最大限に得るための実態把握・分析

　公衆栄養活動の中心的な担い手は行政栄養士である。行政栄養士の業務は「地域における行政栄養士による健康づくり及び栄養・食生活の改善の基本指針」(平成25年3月29日)に示されている。この指針によれば、予算や行政栄養士数などの資源が限られる中で行政として栄養・食生活改善に取り組むにあたっては、栄養・食生活の改善による「施策の成果が最大限に得られる(施策の成果がみえる)」こと、つまり施策の優先度を判断できるようにすることが強調されている。そのためには実態を把握し分析ができることが基本スキルである。

　成果のみえる施策のための実態把握・分析とは、めざす成果(ねらい)である「医療費等の伸びの抑制」とそれにつながる「疾病の発症・重症化予防」や「栄養改善」などの構造を明らかにしていく。このプロセスにおいて、①優先すべき社会・健康課題の特定、②健康課題の要因(とくに栄養・食生活要因)の特定、③ターゲット層と食生活の特徴を明確化して地域の実態を体系的にとらえる(図1－2－1)。

　この視点を行政栄養士に助言するために厚生労働省は「『地域における行政栄養士による健康づくり及び栄養・食生活の改善の基本指針』を実践するための資料集―成果のみえる施策に取り組むために、地域社会・食・身体の構造をみる―」を作成した。この資料には人口動態調査や国民健康・栄養調査などの既存資料を活用して地域の現状を把握するための具体的方法が示されている(表1－2－1)。とくに、都道府県

• UNIT 1 - 2 　公衆栄養アセスメント •

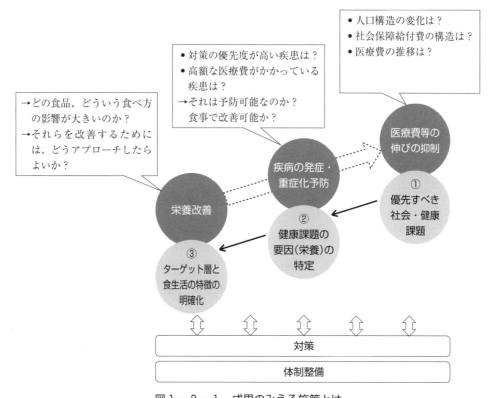

図 1 - 2 - 1　成果のみえる施策とは

出所）厚生労働省「新たな行政栄養士業務指針のねらいと健康・栄養施策の推進」（平成25年度都道府県等栄養施策担当者会議資料1）を一部改変

表 1 - 2 - 1　既存資料を活用した現状把握の視点

課題分析のプロセス	視点	現状把握の例
優先すべき社会・健康課題	①人口の構造と変化をみる	・国、都道府県、保健所管轄地域、市町村の人口規模と高齢化率をみる ・高齢化率の将来推計をみる ・年齢階級別人口の推移をみる
	②平均寿命と健康寿命をみる	・平均寿命と健康寿命の差を計算する
	③死亡の状況と原因をみる	・年齢調整死亡率をみる ・主な死因による死亡状況をみる ・主な死因による死亡状況を都道府県別にみる
	④社会保障給付費の構造をみる	・社会構造の姿をとらえる ・医療費の推移と1人当たりの医療費をみる ・要介護認定者の状況をみる ・介護給付費の推移と1人当たりの費用額をみる
健康課題の要因（栄養）の特定	⑤医療費等と疾病の関係をみる	・受療率をみる ・特定健診・特定保健指導のデータを分析する ・65歳以上の医療費と疾患の状況をみる

課題分析のプロセス	視点	現状把握の例
	⑥健康の構造と変化をみる	・子どもと成人のデータをつなげる ・高齢者の肥満と低栄養傾向の状況をみる ・子どもの肥満・食習慣・運動習慣の状況をみる
ターゲット層と食生活の特徴の明確化	⑦疾病と食事、地域との関係をみる	・疾病の状況をみる ・特定健診の結果から身体状況をみる ・食料品へのアクセス状況をみる ・地域の特性を踏まえて、食事の実態とからだの実態を結びつける

出所）厚生労働省「『地域における行政栄養士による健康づくり及び栄養・食生活の改善の基本指針』を実践するための資料集」をもとに作成

が、市町村と協働して施策の成果が最大限に得られるよう、健康や栄養・食生活に関係する情報を全国および他県と比較してその特徴をとらえることをねらいとしている。

健康日本21（第三次）では、自治体等が自ら進行管理できる目標の設定や体制づくりを行うことを重視しているが、すべての自治体が目標指標について信頼度の高い実態調査を行うことが困難であると想定しており、そのような場合には既存データを活用することを推奨している。

2 優先すべき健康課題の特定（疫学アセスメント）

対象集団の優先すべき健康課題の特定を「疫学アセスメント」という。表1-2-1における①～⑦の既存資料をもとに情報を収集し、他の地域との比較や地域内の比較、男女比較、年齢階級別比較などによる分析、年次推移や施策の前後比較を行う。

本節のWorkでは、とくに年齢調整などが必要になる「③死亡の状況と原因」については具体的な実態把握・分析の方法を取り上げ、その他の「①人口の構造と変化」「②平均寿命と健康寿命」「④社会保障給付費の構造」「⑤医療費等と疾病の関係」については、すでに分析結果が公表されている資料から特徴をとらえることとする（p.25「ポイント＆アドバイス」を参照）。

Work 1-2-1

主な死因（疾病別）による死亡の状況を都道府県別、保健所管轄地域別にみてみよう

人口動態統計による都道府県別にみた主な疾病（死因）別男女別年齢調整死亡率をもとに、都道府県別・疾病（死因）別の年齢調整死亡率を比較して評価する。さらに、

現在居住する地域や出身の都道府県のデータを用いて、保健所管轄地域別に疾病の地域比較（疾病別標準化死亡比の比較）を行う。これらの分析結果をもとに、地域の栄養・食生活の仮説を設定する。

●進め方と時間配分

①悪性新生物（総数、胃、大腸、肺）、糖尿病、心疾患、急性心筋梗塞、脳血管疾患、脳梗塞、肺炎、慢性閉塞性肺疾患、肝疾患、腎不全の中から栄養・食生活と関連する2つの疾病を選ぶ。厚生労働省のホームページよりエクセルデータをダウンロードし、47都道府県別・男女別グラフを作成する。【45分】

②男女別のグラフを降順に並べ替え、死亡率が高い都道府県と低い都道府県を男女別に比較し、男女の差、最高値と最低値の差などの現状を明らかにする。【15分】

③47都道府県を上位、中の上位、中の下位、下位の四分位数に分けて特徴を記載する。【15分】

④男女差や地域格差が生じる背景について、仮説を設定する。【10分】

⑤①で選んだ2つの疾患について、厚生労働省のホームページより、エクセルデータをダウンロードし、保健所管轄地域別・男女別の標準化死亡比のグラフを作成する。【45分】

⑥男女別のグラフを降順に並べ替え、標準化死亡比が高い地域と低い地域の比較を行う。【10分】

⑦保健所管轄地域別の標準化死亡比を上位、中位、下位の三分位数に分け、その疾患について地域間で比較を行う。【10分】

⑧健康に影響を与える栄養・食生活要因について仮説を設定する。【10分】

【推奨時間：約160分】

●用意するもの

- 死亡の状況と原因の疫学アセスメント（都道府県別）
  ファイル名：UNIT1-2.xlsx　シート名：ワークシート1-2-1
- 厚生労働省「令和5年度人口動態統計特殊報告　令和2年都道府県別年齢調整死亡率の概況」
  注）「図表データのダウンロード」からエクセルデータをダウンロードし、「参考2」のシートを使用する。年度は順次更新する（各種統計において同じ）。
  URL）https://www.mhlw.go.jp/toukei/saikin/hw/jinkou/other/20sibou/index.html
  出　所）厚生労働省ホームページ
- 死亡の状況と原因の疫学アセスメント（保健所管轄地域別）
  ファイル名：UNIT1-2.xlsx　シート名：ワークシート1-2-2

- 厚生労働省「平成30年～令和4年人口動態保健所・市区町村別統計の概況」
  注）「詳細な結果はこちら（政府統計の総合窓口（e-Stat））」から該当の調査を選択、「標準化死亡比（ベイズ推定値）、主要死因・性・都道府県・保健所・市区町村別」のエクセルデータをダウンロードする。
  URL）https://www.mhlw.go.jp/toukei/saikin/hw/jinkou/other/hoken24/index.html
  出　所）厚生労働省ホームページ

ポイント&アドバイス

1──年齢調整死亡率とは

　地域によって人口構成が異なるので、年齢調整を行ったデータを地域間で比較することが必要である。人口動態統計は、出生届、死亡届、婚姻届、離婚届および死産届に基づき、毎年作成されている。最も精度の高い健康情報である死亡診断書から年齢構成を調整した死因別年齢調整死亡率が算出され、特殊報告として性・都道府県別に公表されている。「年齢調整死亡率」とは、2015（平成27）年の国勢調査をもとに補正した人口を基準人口として、都道府県の年齢構成の差を調整して算出したものである。

　例として、全死因の男女別都道府県別年齢調整死亡率をグラフ化した（図1−2−2）。全国平均を性別比較すると、男性の死亡率は女性の約1.8倍となっている。その理由として、男性は女性よりも疾病のリスク因子である肥満、喫煙、飲酒などを多く保有しているためと考えられる。さらに性・都道府県別で比較すると、男女ともに青森県で最も高く、長野県で低い傾向にあった。その他、秋田県、福島県、岩手県の東北地方で高い傾向がみられ、滋賀県、奈良県、京都府で低い傾向がみられた。

2──標準化死亡比とは

　保健所管轄地域や市町村などの小集団内での健康状況の比較には、5年間の死亡数をもとに算出した「標準化死亡比」を用いる。全国を基準（＝100）とした場合の各地域での死亡の起こりやすさを表す。

　例として、全死因の京都府市区町村別標準化死亡比をグラフ化した（図1−2−3）。36市区町村のうち、男女ともに上位4分の1以内は、京都市南区、京都市下京区であった。男女ともに下位4分の1以内は京都市山科区、京都市北区、京都市左京区、長岡京市、木津川市、精華町であった。社会経済階層や保健医療機関へのアクセスが影響していると考えられる。

• UNIT 1-2 公衆栄養アセスメント •

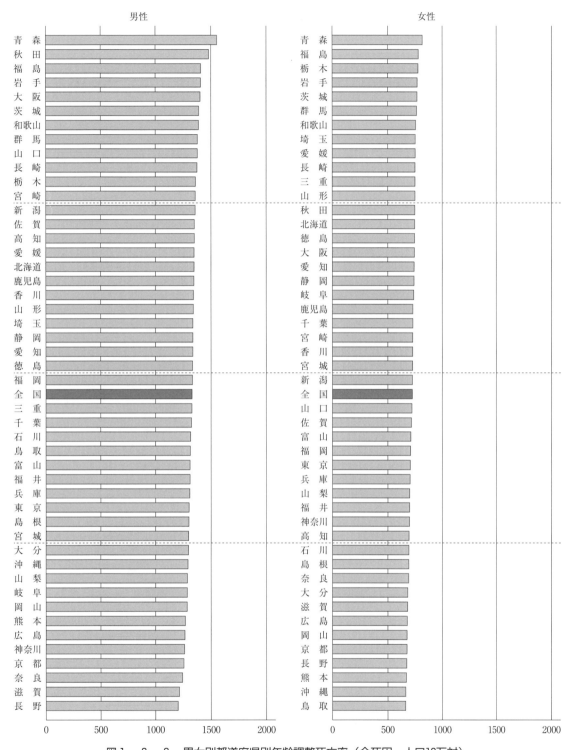

図1-2-2　男女別都道府県別年齢調整死亡率（全死因、人口10万対）

出所）厚生労働省「令和5年度人口動態統計特殊報告　令和2年都道府県別年齢調整死亡率の概況」

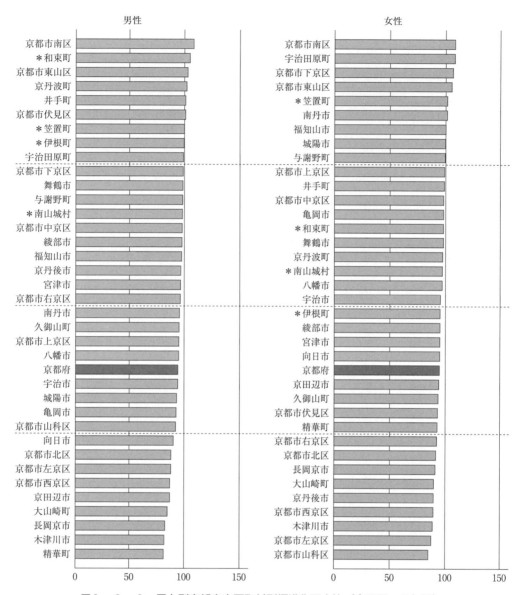

図1−2−3　男女別京都府市区町村別標準化死亡比（全死因、5年間）

注）＊人口5,000人未満
出所）厚生労働省「平成30年〜令和4年　人口動態保健所・市区町村別統計の概況」（人口動態統計特殊報告）

Work 1-2-2

Work 1−2−1 で選択した地域における人口の構造と変化、平均寿命と健康寿命、社会保障給付費の構造、医療費等と疾病の関係について調べてみよう

● **進め方と時間配分**

① 4～6人のグループになって、アセスメントを行う地域を選択する。グループワークの開始にあたり、メンバーの出身地、居住地を紹介し、その地域の健康・栄養問題を主観的、客観的にどのようにとらえているかについて1人2分間で発表する。それに基づいてメンバーで話し合い、アセスメントを行う対象地域を選択する。
【25分】

② 選択した地域の比較対照となる地域を決める。比較対照とする地域は、その地域を含む都道府県、同じような人口構成の近隣地域、国にする。【20分】

③ 対象地域の特徴（地理、気候、産業、就業人口割合など）を把握する。【20分】

④ 選択した地域の「人口の構造と変化」「平均寿命と健康寿命」「社会保障給付費の構造」「医療費等と疾病の関係」についての公表資料を探して特徴をとらえる。
【45分】

⑤ グループ全体で、Work 1－2－1で行った疾患別の死亡状況の分析結果とあわせて、選定した地域の優先すべき健康課題を特定する。【25分】

【推奨時間：135分】

● **用意するもの**

- 人口の構造と変化、平均寿命と健康寿命等の疫学アセスメント
  ファイル名：UNIT 1－2.xlsx　シート名：ワークシート1－2－3
- アセスメントの対象とした地域の既存資料（行政のホームページ、広報誌、各種パンフレットなど）
- 比較対照として選択した地域の既存資料

ポイント&アドバイス

1──疫学アセスメントで活用できる既存資料

　わが国全体の健康関連情報として利用できるのは、人口静態統計による年齢階級別人口割合、人口動態統計による疾病別年齢調整死亡率と標準化死亡比、国民生活基礎調査のほか、国民健康・栄養調査、乳幼児栄養調査、児童生徒の食事状況等調査などである（「資料編」資料3を参照）。また、都道府県が実施する健康・栄養調査、医療保険者が実施する特定健康診査・特定保健指導の結果、乳幼児健康診査、学校健康診断、要介護認定者や介護給付費などの介護情報、保育所・幼稚園や学校が実施する栄養・食生活調査などである。

2 ── 地域住民の生活にかかわる基本情報（地理、気候、産業、就業人口割合など）

　地域の地理、気候、産業、就業人口割合などは、地域住民の生活にかかわる基本情報である。とくに経済状況にかかわる情報は、健康・栄養に影響を与える大きな要因であり、平成22、23、26、30年の国民健康・栄養調査においても世帯の所得別生活習慣・食品摂取量が解析されている。地域の経済状況を示す指標には、生活保護受給率、貧困率などがある。

3 ── 人口の構造と変化

　総人口、出生数と死亡数、年齢階級別人口（年少人口、生産年齢人口、老年人口）は、健康・栄養施策を実施するうえで不可欠である。たとえば、65歳以上の老年人口割合が高いと医療・介護を必要とする人が多く、それに要する医療費・介護費が高額になる傾向がある。

　例として、2020（令和2）年の京都府長岡京市の年齢階級別人口ピラミッドを示した（図1－2－4）。男女ともに、70～74歳と、45～49歳にピークがみられる。これは、第一次ベビーブームに生まれた団塊の世代を含む1946～1950年代生まれとその子ども層の1971～1975年生まれの年代で日本全体の人口増加があったためである。

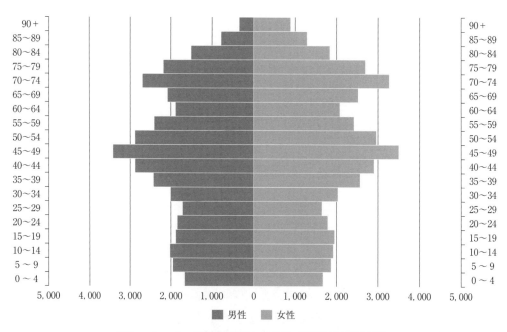

図1－2－4　年齢階級別人口分布（京都府長岡京市）

出所）総務省統計局「令和2年国勢調査　人口等基本集計」2021年より作成

図1-2-5は、同じ長岡京市の年齢区分別人口割合の推移である。今後は、年少人口割合の低下、老年人口割合の上昇により生産年齢人口割合が低下すると予測される。

4 ──平均寿命と健康寿命

選択した地域の男女別平均寿命と健康寿命（日常生活に制限のない期間）を調べ、その差を対照とする地域や国のデータと比較する。健康寿命の算出方法は2つある。健康日本21（第三次）では、国民生活基礎調査において個人が自己申告した要介護状態から算出している。もう1つの方法として、京都府では、介護保険の介護認定（要介護1以上）から算出している。そのため、健康日本21（第三次）では、平均寿命と健康寿命の差（要介護期間）が男性約9年、女性約12年であるのに対して、後者では、男性約2年、女性約4年と短い（図1-2-6、1-2-7）。

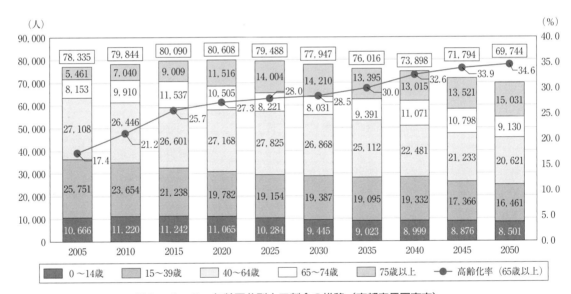

図1-2-5　年齢区分別人口割合の推移（京都府長岡京市）

注1）2020年までは国勢調査（各年）の実績値、2025年以降：国立社会保障・人口問題研究所「日本の地域別将来推計人口（令和5（2023）年推計）」
　2）実績値には年齢不詳を含むため、「0〜14歳」「15〜39歳」「40〜64歳」「65〜74歳」「75歳以上」の合計と総人口が一致しない。
出所）「長岡京市第10次高齢者福祉計画及び第9期介護保険事業計画」2024年　p.1

5 ── 社会保障給付費の構造

　図1−2−8は、2023（令和5）年の長岡京市の要介護者数を示したものである。75〜84歳で要介護認定率が大きく上昇し、介護保険給付費の増加につながっている。

　図1−2−9は、長岡京市の生産年齢人口1人当たりの医療費・介護費の推移と予測値を京都府と比較したグラフである。長岡京市は、2010（平成22）年度、医療費約41万円、介護費約10万円であったが、年々上昇すると予測されている。また、長岡京市は、京都府全体と比較して生産年齢人口割合が高いため、2025年度以降は、医療費、介護費ともに京都府全体との差が開いていくと予測されている。

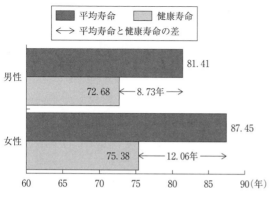

図1−2−6　平均寿命と健康寿命との差

出所）平均寿命（令和元年）：厚生労働省「令和元年簡易生命表」において算出
健康寿命（令和元年）：厚生労働科学研究費補助金「健康日本21（第二次）の総合的評価と次期健康づくり運動に向けた研究」（研究代表者：辻一郎）において算出

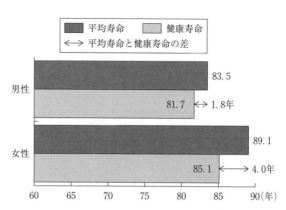

図1−2−7　平均寿命と介護保険の介護認定（要介護1以上）から算出した健康寿命（暫定値）（京都府長岡京市）

出所）京都府「令和4年度健康寿命・データヘルス推進プロジェクト報告書」地域診断シート：長岡京市

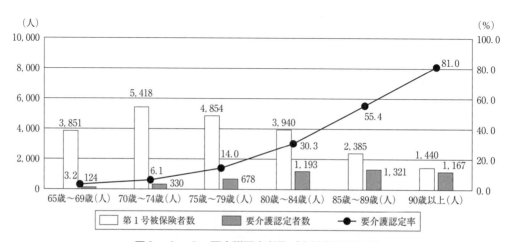

図1−2−8　要介護認定者数（京都府長岡京市）

出所）「長岡京市第10次高齢者福祉計画及び第9期介護保険事業計画」2024年　p.9

6 ── 医療費等と疾病の関係

　図1-2-10は、長岡京市の2010（平成22）年度入院医療費上位10疾病における生産年齢1人当たり入院医療費の推移と予測である。すべての疾患で入院医療費は年々上昇傾向にあるが、高齢化の進展に伴い、「肺炎、急性気管支炎、急性細気管支炎」の上昇率が最も高く、次いで「大腿骨骨折」「認知症」「心不全」「慢性腎臓病」の順に高くなると予測されている。

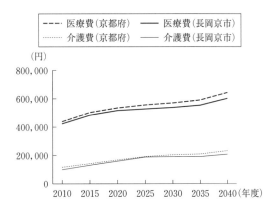

図1-2-9　生産年齢人口1人当たりの医療費・介護費の推移（京都府、長岡京市）

出所）京都府国民健康保険団体連合会「京都府戦略的健康づくり支援事業報告書」2014年　p.64

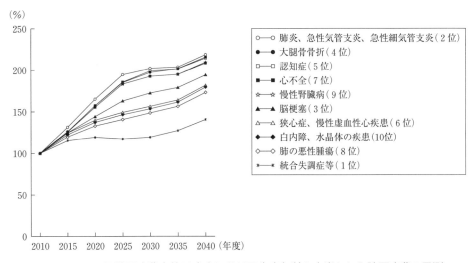

図1-2-10　入院医療費上位10疾病における生産年齢1人当たり入院医療費の予測

注1）疾病名末尾の括弧内の数値は、2010（平成22）年度時点での入院医療費の順位を表す。
　2）凡例の並び順は、上から2040年度時点での入院医療費の多い順に記載されている。
出所）京都府国民健康保険団体連合会「京都府戦略的健康づくり支援事業報告書」2014年　p.64

7──優先すべき健康課題の特定

地域の「人口の構造と変化」「平均寿命と健康寿命」「死亡の状況と原因」「社会保障給付費の構造」「医療費等と疾病の関係」から優先すべき健康課題を特定する。長岡京市では、標準化死亡比が100を超える疾患は、女性の肺がん、心疾患であった。

優先順位（プライオリティ）の考え方は、健康課題の解決に向けて「変わりやすさ（改善可能性）」と「重要性」の2つの視点から順位づけを行う。図1−2−11に課題を分類して優先順位を決定する。

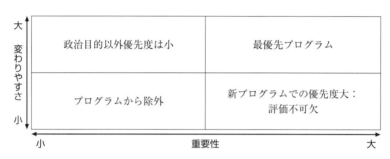

図1−2−11　優先課題を決定するためのイメージ図

出所）ローレンス W. グリーン・マーシャル W. クロイター（神馬征峰訳）『実践ヘルスプロモーション　PRECEDE-PROCEEDモデルによる企画と評価』医学書院　2005年　p.135を一部改変

3　健康課題の要因（栄養・食生活）の特定

地域の疫学アセスメントで特定された健康課題のうち、その背景となる要因が栄養・食生活に起因するものは、公衆栄養活動を行う管理栄養士が解決する方策を考える必要がある。本節では、第2節で特定した地域の健康課題について、その背景にある栄養・食生活に関する要因を分析する。分析にあたっては、UNIT 1−1で示した健康日本21（第三次）の概念図と栄養・食生活に関する目標（図1−1−4：p.15）を参考にしてほしい。

> **Work 1-2-3**
>
> 選択した地域の健康課題とその背景にある食習慣や食環境の特性を検討してみよう

• UNIT 1 − 2　公衆栄養アセスメント •

●進め方と時間配分

①Work 1 − 2 − 1、2 の分析結果から、選択した地域の食生活に起因する優先度の高い健康課題と対象者を特定し、ワークシート1 − 2 − 4に記入する。　【15分】

②特定した健康課題の「食生活の特性」と「食生活を選択する背景」の要因分析を行う。その際に、活用できそうな既存資料があるかも話し合う。　【30分】

③グループ内で分担して各要因を調べ、具体的な統計数値を含めてワークシート1 − 2 − 4に記入する。　【45分】

【推奨時間：約90分】

●用意するもの

- 健康課題の背景にある食習慣や食環境を特定するフロー図
  ファイル名：UNIT 1 − 2.xlsx　シート名：ワークシート1 − 2 − 4
  出　所）日本公衆衛生協会（平成25年度地域保健総合推進事業）「健康日本21（第二次）の推進における健康づくり及び栄養・食生活改善に関する効果的施策展開に関する研究」の枠組みを一部改変
  ＵＲＬ）http://www.hc-kanri.jp/03/pdf/2014_H26.pdf
- 既存資料（必要な資料を適宜用意する）

ポイント＆アドバイス

健康課題の背景にある食習慣や食環境の要因分析

　ワークシート1 − 2 − 4は、健康課題の背景にある食習慣や食環境を特定するフレームワークの一例である。このフレームワークでは、「食生活の特性」として、①食品選択の傾向、②料理方法の傾向、③食べ方の傾向の3つの要因と、「食生活を選択する背景」として、④食品等へのアクセス（入手環境）、⑤生活状況、⑥地域性によるもの、⑦食生活の基礎の4つの要因について検討する。食生活は、改善可能性が高い要因が多い。したがって、地域で解決すべき課題として優先度が高いと考えられる。健康課題が直接的に食生活に起因するとは限らないが、それ以外の背景要因も含めて総合的に考察する。

　図1 − 2 −12は、長岡京市の例である。

解決の優先度が高い健康課題 （食生活に起因するもの）	脂質異常症（特にLDLコレステロール120mg/dL以上）

対象

対象（世代等）	40～74歳の男性
対象とする理由	▲1件あたり医療費（入院）　：心疾患847,770円（脳血管疾患、腎不全、悪性新生物より高額） ▲要介護者の有病状況（心臓病）：国59.5%、府57.8%、市61.5%（脳疾患、筋・骨疾患より多い） ▲虚血性心疾患による医療機関受診者のうち脂質異常で管理中の割合：月平均　男性246名（4.8%） 　　　　　　　　　　　　　　　　　　　　　　　　　　　　　　　　　　　　　　　女性221名（3.3%） ■LDLコレステロール120mg/dL以上：市40～74歳男性47.0%、40代52.9%、50代59.5%、60代49.4% ■肥満者（BMI25以上）　　　　　　：市40～74歳男性28.0%

食生活の特性

予測される 栄養素摂取の状況	【総エネルギー摂取量の相対的過剰】 【脂質エネルギー比率が高い】	【飽和脂肪酸摂取量が多い】 【食物繊維摂取量が少ない】

食品選択の傾向	料理方法の傾向	食べ方の傾向
【食事バランスより嗜好を優先する】 ▼1日2食以上の主食・主菜・副菜の揃った食事（55.7%） ▼朝食は米飯よりパンが多い（米飯29.9%、パン66.4%） ▼バランスのよい昼食（30代以上約30%　20代約50%） ▼昼食に市販の弁当・総菜・レトルト食品を「ほぼ毎日」利用（30～50代男性の約40%） 【夕食で主菜が多い】 ▼魚介類より肉類が多い（魚を週3回以上食べる16.4%） ▼野菜摂取量が少ない（野菜を毎食小鉢2皿分食べる19.0%）	【洋風料理、揚げ物料理、炒め料理が多い】	■朝食欠食（府9.3%、市全体8.2%、市40代男性24.2%） ■就寝前2時間以内の夕食（市全体12.3%、40代男性26.8%） ▼夜遅くに食べない意識が低い（市64歳以下の男性平均21.0%） ■食べる速度が速い（府29.6%、市全体27.3%、市40代男性41.4%）

食生活を選択する背景

食品等へのアクセス（入手環境）	生活状況	地域特性
●パン屋が多い ●市中心部には飲食店が多く、外食しやすい ●市中心部にはスーパーが多く、加工食品・惣菜が入手しやすい ○野菜料理の惣菜が入手しやすくなった ○惣菜に「1日に必要な1/2の野菜使用」等の表示が増えた	**通勤・経済状況** ●大都市への通勤に1時間程度かかり、朝食が簡単、夕食時刻が遅い ○社会経済階級の高い人が多い。（生活保護受給率が低い）	【ベッドタウンと農地が混在】 【交通の便がよく、特急停車駅があり、地価が高い】 【農地が30%あり、近郊農業（タケノコ、花菜、茄子等）盛ん】 就業者産業割合 農林業　　　1.0% 工場勤務　 26.8% 会社勤務　 69.7%
食生活の基礎 **食生活の知識・意識・スキル** 【食事バランスに対する知識・意識が低い】 【食品表示を見ない】 【脂質に関する誤った知識（健康に良いと言われる油をとりすぎる等）】 【野菜料理のスキルが低く、野菜の摂取につながっていない】	**生活習慣** ■1回30分週2日1年以上の運動の習慣なし（府58.5%、市全体55.4%、市40代男性28.9%） ■1日1時間以上の運動なし（府51.0%、市全体50.2%、40代男性54.2%） ■喫煙者割合：市全体12.2%、男性21.5%、女性4.8% ■毎日飲酒（府27.4%、市全体25.4%、市40代男性29.9%）	

図1−2−12　健康課題の背景にある食習慣や食環境を特定するフロー図（長岡京市の例）
【ワークシート1−2−4】

注）【　】内は、調査のデータがなく、特定保健指導時等のヒアリングなどに基づく。■は令和2年度長岡京市特定健診結果、▼は令和元年度長岡京市食と健康のためのアンケート結果、▲はR2国保レセプトデータに基づく。●は危険因子　○は予防因子
出所）日本公衆衛生協会H25地域保健総合推進事業「健康日本21（第2次）の推進における健康づくり及び栄養・食生活改善に関する効果的施策展開に関する研究」（一部改変）

4　ターゲット層と食生活の特徴の明確化

　これまでの分析により、優先度の高い健康課題の栄養・食生活に関する要因について、対象とした地域の健康・栄養調査結果から栄養素、食物摂取状況の特徴と、最も改善が必要なターゲット層を明確化する。選択した地域の健康・栄養調査結果が十分に得られていない場合には、厚生労働省が実施している国民健康・栄養調査（身体の状況、栄養素等摂取量および生活習慣の状況）を用いてデータの把握・整理を行い、特徴や課題をとらえる方法について学ぶ。例として、エネルギー摂取量と脂質エネルギー比率を示す。

Work 1-2-4

国民健康・栄養調査結果をもとに、性別、年齢階級別、地域ブロック別に栄養・食品摂取状況のアセスメントをしよう

●進め方と時間配分

①栄養素（33種類）から2種類を選択する。厚生労働省「国民健康・栄養調査」のホームページより選択した栄養素摂取状況結果をエクセルデータでダウンロードし、それをもとに性別・年齢階級別摂取量（平均値）の棒グラフを作成して評価する。
【30分】

②選択した栄養素について地域ブロック別の摂取状況を比較するために、厚生労働省「国民健康・栄養調査」のホームページよりエクセルデータをダウンロードし、それをもとに棒グラフを作成して評価する。
【15分】

③選択した栄養素について過去10年間の年次推移（全国値）の傾向を把握するために、厚生労働省「国民健康・栄養調査」のホームページよりエクセルデータをダウンロードし、それをもとに折れ線グラフを作成して評価する。
【25分】

④選択した栄養素に関連する1食品について、食品群別摂取量（平均値、摂取量区分別割合など）の性別・年齢階級別摂取量をグラフ化する。
【15分】

⑤選択した栄養素と関連する食品の摂取に関して、食生活改善のターゲット層を明確化する。
【5分】

【推奨時間：約90分】

●用意するもの
- 国民健康・栄養調査による栄養素・食品群別摂取量に関する疫学アセスメント
  ファイル名：UNIT 1 － 2.xlsx　シート名：ワークシート 1 － 2 － 5
- 国民健康・栄養調査報告
  ＵＲＬ）https://www.mhlw.go.jp/bunya/kenkou/kenkou_eiyou_chousa.html
  出　所）厚生労働省ホームページ

ポイント&アドバイス

1 ── 栄養素摂取量の評価

　国民健康・栄養調査結果の栄養素摂取量は、男女別に9区分の年齢階級によって公表されている。性別・年齢階級別に栄養素摂取量を評価することによって、栄養素摂取状況に影響を与えている食物摂取状況について仮説を立てることができる。

　例として、エネルギー摂取量と脂質エネルギー比率を取り上げた（図1－2－13、1－2－14）。男女ともに15～19歳に摂取量が最も高い。成人では20～29歳の女性の総エネルギー摂取量が最も低値であり、相対的に脂質エネルギー比率が高くなっている。女性のやせと脂質異常症について注意が必要である。

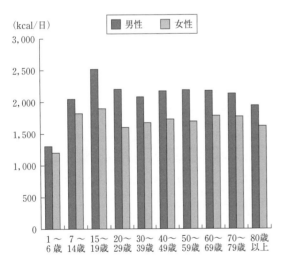

図1－2－13　性別・年齢階級別エネルギー摂取量（平均値）

出所）厚生労働省「令和元年国民健康・栄養調査」

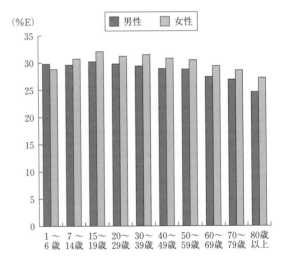

図1－2－14　性別・年齢階級別脂質エネルギー比率（平均値）

注）脂質エネルギー比率は、脂質1gあたりのエネルギー量を9kcalとして算出した。
出所）厚生労働省「令和元年国民健康・栄養調査」

2 ── 地域別による評価

　国や広域自治体が公衆栄養アセスメントを行う場合には、各都道府県や保健所管轄区域などで地域差を把握し、重点的に取り組む地域を選定することが重要である。図1−2−15は、全国を12の地域ブロックに分類して集計したエネルギー摂取量の国民健康・栄養調査結果をグラフ化したものである。エネルギー摂取量が多い地域ブロックは「近畿Ⅱ」「北陸」「四国」であり、最も低い地域ブロックは「関東Ⅱ」であった。

　図1−2−16によれば、脂質エネルギー比率が低い地域は米の一大生産地である「北陸」で27％、高い地域は食の欧米化が進んだ沖縄を含む「南九州」で31％であった。1歳以上の脂質エネルギー比率の目標量は20〜30％である。

3 ── 経年変化による傾向の把握

　栄養素摂取状況の経年変化を把握し、今後の傾向を予測してみよう。図1−2−17は、国民健康・栄養調査結果をもとにグラフ化したエネルギー摂取量の年次推移である。1975（昭和50）年から2011（平成23）年頃までは減少傾向にあるものの、ここ数年は横ばいである。同時期の食塩相当量についても年次推移を観察すると興味深いだろう。

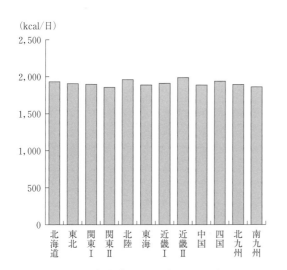

図1−2−15　地域ブロック別エネルギー摂取量（総数、平均値）

出所）厚生労働省「令和元年国民健康・栄養調査」

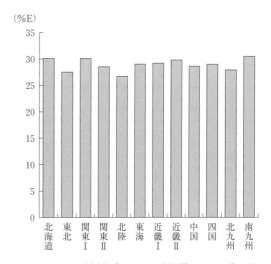

図1−2−16　地域ブロック別脂質エネルギー比率（総数、平均値）

注）脂質エネルギー比率は、脂質1gあたりのエネルギー量を9kcalとして算出した。
出所）厚生労働省「令和元年国民健康・栄養調査」

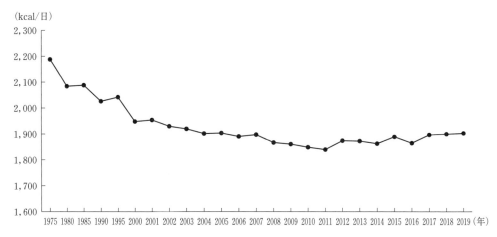

図1-2-17　エネルギー摂取量（総数、平均値）の年次推移

出所）厚生労働省「令和元年国民健康・栄養調査」

4──食品群別摂取量の把握

　選択した栄養素を多く含む食品の摂取状況を把握する。図1-2-18は、国民健康・栄養調査結果をもとに野菜類の摂取量（平均値）を性別・年齢階級別にグラフ化したものである。成人では20～29歳の摂取量が最も低い。

　国民健康・栄養調査では、性別・年齢階級別に野菜の摂取量区分ごとの結果が公表されている。健康日本21（第三次）では、2032（令和14）年度までに野菜摂取量の平均値を350gにすることが目標であり、その目標値を満たしている人の割合を算出する。

　野菜摂取量区分別にみた割合をグラフ化した図1-2-19によれば、目標量の350g以上摂取している割合は、男女ともに20～40%で、70歳以上の男女の割合が最も高い。20歳代は70g未満の割合が約10%と最も高く、20歳代を対象に野菜の摂取量を増加させる必要がある。

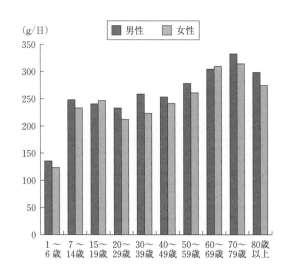

図1-2-18　性別・年齢階級別野菜類摂取量（平均値）

出所）厚生労働省「令和元年国民健康・栄養調査」

• UNIT 1-2 公衆栄養アセスメント •

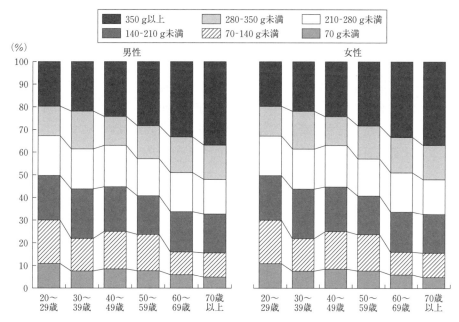

図1-2-19 成人の性別・年齢階級別・野菜摂取量区分別（平均値）の割合

出所）厚生労働省「令和元年国民健康・栄養調査」

Work 1-2-5

食行動のアセスメントとして、朝食の摂取状況を調べてみよう

● 進め方と時間配分

① 各調査の「朝食欠食」の定義を把握する。【5分】
② 最近の児童生徒の食事状況等調査結果より、小学生と中学生の朝食欠食率を明らかにする。【10分】
③ 近隣の3か所の都道府県食育推進計画から小学生と中学生の朝食欠食率と目標値を明らかにする。【15分】
④ 近隣の3か所の市町村食育推進計画から小学生と中学生の朝食欠食率と目標値を明らかにする。【15分】

【推奨時間：約45分】

● 用意するもの

・食行動（朝食摂取状況）のアセスメント
　ファイル名：UNIT 1-2.xlsx　シート名：ワークシート1-2-6

- 国民健康・栄養調査（朝食の欠食率）
  URL）https://www.mhlw.go.jp/bunya/kenkou/kenkou_eiyou_chousa.html
  出　所）厚生労働省ホームページ
- 食に関する子供の基本的な生活習慣の状況（小・中学生の朝食欠食率の推移）
  URL）https://www.maff.go.jp/j/syokuiku/r5_wpaper.html
  出　所）農林水産省『令和5年度食育白書』2024年　p.57
- 都道府県、市町村食育推進基本計画のベースライン値

ポイント＆アドバイス

食生活の特徴や食環境の把握

　栄養素摂取量や食品群別摂取量の把握に次いで、「どのように食べるか」という食行動を把握するためには、主に質問紙法によって実施する。すなわち、欠食、外食、夜食、間食、共食、偏食の状況、食べる速さ、夕食時刻、食事の規則性、味つけの嗜好などである。これらの項目は、児童生徒の食生活状況調査、特定健康診査の問診、国民健康・栄養調査の生活習慣調査で用いられている。

　また、食知識・態度・食の技術などを把握するための項目には、健康と食に関連する知識とその入手方法、適正体重の知識、食事バランスの知識、食生活改善の意欲、健康増進に対する自己効力感、献立作成や調理の技術などがあり、プリシード・プロシードモデルでは教育／エコロジカルアセスメントにあたる。国民健康・栄養調査においてこれらは、生活習慣調査として実施されている。

　「何を、どれくらい食べるか」に加えて、「どのように食べるか」という人間の食行動や、食料が供給される食環境に着目してその重要性を明らかにし、人間の生活の質と環境の質の向上をめざす学問を「食生態学」という。食生活の背景となるフードシステムの状況、食料自給率、食情報提供の状況などの食環境の把握は、農林水産省の既存統計資料などで行う。

　国民健康・栄養調査で継続的に把握している食行動は、唯一、朝食摂取状況である。図1-2-20に朝食欠食率の年次推移を示した。男性は20〜30歳代の欠食率が約30％と高かったが、2003（平成15）年ごろより40〜60歳代の欠食率の上昇がみられている。女性においても20歳代の欠食率が最も高く、約25％で推移していたが、近年は30〜50歳代の欠食率の上昇がみられる。社会環境の変化との関連を検討する必要がある。

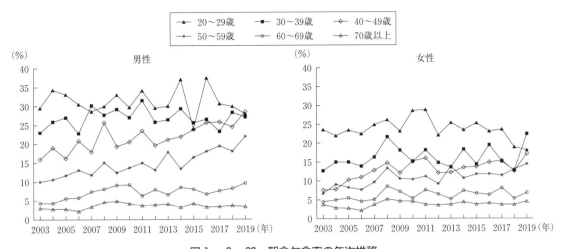

図1-2-20 朝食欠食率の年次推移

出所)厚生労働省「令和元年国民健康・栄養調査」

UNIT 1-3 公衆栄養プログラムの目標設定と計画の立案

> **学習目標**
> ①成果のみえる施策を行うための目標設定の方法について学ぶ。
> ②目標を達成するための計画立案の考え方および計画書の作成方法について学ぶ。

1 目標設定の方法

　公衆栄養や公衆衛生のゴールは、健康の維持増進と疾病予防であり、社会全体の人間集団を対象とする。つまり、入院している個人に対して治療・回復プランを試みる領域ではない。したがって、公衆栄養の実践活動は、国全体、地域や職域などの集団の特徴により、目標達成の期間や目標評価の考え方が変わってくる。表1－3－1では、その考え方を長期目標、中期目標、短期目標に大まかに分類して、目標の特徴、

表1－3－1　公衆栄養プログラムの目標の特徴・指標の例

目標の種類	長期目標	中期目標	短期目標
期間*	10～20年	3～10年	1～2年
特徴	QOL向上の達成や健康問題の解決など、事業実施による最終結果を評価するための目標	・健康問題に影響を及ぼす「行動とライフスタイル」および「環境」の要因を改善するための行動に関する目標 ・事業実施による影響を評価するための目標	・生活習慣や環境因子に影響を与える要因について、取り組みやすく、短期間で変化が期待できる目標 ・事業実施状況を評価するための目標
対応する評価	結果（成果）評価 Outcome evaluation	影響評価 Impact evaluation	経過（プロセス）評価 Process evaluation
指標となる項目例	・平均寿命の変化 ・健康寿命の変化 ・有病率の変化 ・死亡率の変化 ・医療費の変化 ・QOLの変化　など	・健診受診率の変化 ・受療行動の変化 ・生活習慣の変化 ・健康状態の変化 ・栄養素摂取量の変化　など	・行動の変化 ・意識の変化 ・食知識・食態度・食スキルの変化 ・事業の進捗、スタッフ・参加者の状況　など

注）＊　期間は大まかな目安として示している。

• UNIT 1-3 公衆栄養プログラムの目標設定と計画の立案 •

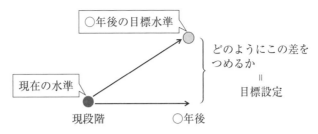

図1-3-1 目標設定の考え方

出所）健康・体力づくり事業財団「地域における健康日本21実践の手引き」2000年 p.43を一部改変

指標になる項目、期間を例示した。公衆栄養プログラムを立案する前には、現状の水準を把握（事前アセスメント）して、将来の水準との差をいつ頃までに、どの程度に縮めるかを検討（目標設定）する（図1-3-1）。目標が到達できたかについては、再び評価するので、モニタリングや評価をしやすい目標を設定することが肝要である。

〈望ましい目標を設定するポイント（ルンバ：RUMBA）〉

①Real：科学的根拠があるリアルな目標にする
②Understandable：対象者が理解できるわかりやすい表現の目標にする
③Measurable：到達度が評価・測定できるように数値目標にする
④Behavioral：対象者の意欲や態度ではなくて、行動を示す目標にする
⑤Achievable：現状値や他の地区の値を把握し、到達可能な水準の目標にする

Work 1-3-1

健康課題を解決するための長期目標、中期目標、短期目標を設定してみよう

疫学アセスメントから得られた地域の情報や現状をふまえて、具体的な目標項目と目標とする数値、そして評価する期間を設定する。

●進め方と時間配分

①ワークシート1-3-1に優先課題を記入して疫学アセスメントの結果をまとめ、優先課題の選定を行ったワークシート1-2-1～6をもとに、課題解決に向けた健康や疾病予防の視点から長期目標を考える。【30分】
②対象者の行動やライフスタイル、対象者を取り巻く環境の視点から中期目標を考える。【30分】
③中期目標を達成するための具体的な手段を考えながら、短期目標について考える。【30分】

【推奨時間：約90分】

●用意するもの
- UNIT 1 – 2 で使用したワークシート
  ファイル名：UNIT 1 – 2.xlsx　シート名：ワークシート 1 – 2 – 1 ～ 6
- 優先課題を解決するための目標設定
  ファイル名：UNIT 1 – 3.xlsx　シート名：ワークシート 1 – 3 – 1
- 既存資料（必要な資料を適宜用意する）

ポイント&アドバイス

1──長期目標の設定

　長期目標は、公衆栄養活動の最終目的であるQOLの向上や健康寿命の延伸を達成するために、最終的にめざす目標であることを念頭に置き、優先課題の解決に向けた目標を設定する。

2──中期目標の設定

　優先課題の解決に向けて、対象者集団のどのような行動やライフスタイルが変化すればよいか、対象者を取り巻く環境の中で、どの環境要因の改善が必要なのかという視点で考える。栄養改善計画の目標を設定する場合、食品の選択、食べ方、それらを改善するためのアプローチ法をふまえて考える。

3──短期目標の設定

　対象者の食行動、ライフスタイルおよび食環境を改善するために、どのような知識・技術、意識形成・動機づけ、環境づくりが必要か、具体的な目標を設定する。

4──目標項目を設定する際の留意点

　優先課題としてあげた健康問題が生じている背景要因について、性、年齢層、職種など、対象者の情報をなるべく多く把握するように心がける。また、健康課題と関連が深い食行動、食習慣や生活習慣を見出すことが重要である。食習慣においては、その地域の郷土料理や伝統的な料理法などにも着目する必要がある。その他、地理的な条件や食物へのアクセス（買い物の利便性、飲食店の数など）といった食環境の視点で分析することも大切である。

　ワークシート 1 – 3 – 1 の記入例を表 1 – 3 – 2 に示した。また、実例として、京

• UNIT 1 − 3　公衆栄養プログラムの目標設定と計画の立案 •

都府長岡京市の食育推進計画の数値目標の一覧を表 1 − 3 − 3 に示した。

表 1 − 3 − 2 　「優先課題を解決するための目標設定」の記入例【ワークシート 1 − 3 − 1】

優先課題	循環器疾患関連の医療費の減少			
目標	目標項目	現状値	目標値	目標値設定の根拠
長期目標	循環器疾患による受療率の低下	脳血管疾患 （人口10万対） △△ 虚血性心疾患 （人口10万対） △△ （令和△年度）	脳血管疾患 （人口10万対） ○○ 虚血性心疾患 （人口10万対） ○○ （令和○年度）	・年齢調整死亡率の年次推移 ・性・年齢階級別の死亡数 ・受療率の年次推移
中期目標	主食・主菜・副菜を組み合わせて食べる人を増やす（主食・主菜・副菜の組み合わせが1日2回以上の割合） ・ ・ ・　【考え方の例】 　循環器疾患有病者が多いのはなぜか、地域の栄養摂取状況や食習慣などの背景を考えながら設定する。	△％ （令和△年度）	○％ （令和○年度）	・□□県食育推進計画
短期目標	栄養成分表示等の食環境整備の推進（栄養成分表示を行っている飲食店の増加） ・ ・ ・　【考え方の例】 　循環器疾患有病者は40歳以降の男性が多く、昼食も夕食も外食する傾向にある。メニューを選ぶときに栄養成分表示を参考にしてもらう。	△△△ 店舗 （令和△年度）	○○○ 店舗 （令和○年度）	・□□県食育推進計画 ・□□県健康増進計画

表1-3-3 長岡京市食育推進計画数値目標一覧

項目番号	目標項目		第1次計画策定時（平成22年度）	第2次計画策定時（平成27年度）	第3次計画策定時（令和元年度）	目標値（令和7年度）
◆「食を通じての健康な体づくり」						
1	食育に関心を持っている市民の割合[*1]	「関心がある」「どちらかといえば関心がある」の合計	75.8%	77.6%	82.2%	90%以上
2	朝食を食べている市民の割合[*1]	16歳以上の市民	―	―	87.7%	90%以上
3	主食・主菜・副菜が揃っている食事を1日2食以上食べている市民の割合[*1]		―	―	55.7%	58%以上
4	やせや肥満者の割合[*2]	3歳6か月児 肥満度±20%以上	―	肥満2.1% やせ0.4%	肥満1.5% やせ0.0%	肥満3%未満 やせ1%未満
		小学生	肥満3.5% やせ1.1%	肥満2.8% やせ0.4%	肥満5.5% やせ2.0%	肥満3%未満 やせ1%未満
		30歳代 女性 やせ（BMI18.5未満）	―	22.1%	21.4%	15%未満
		40～60歳代 肥満（BMI25以上）	男24.9% 女17.0%	男31.2% 女15.4%	男28.9% 女19.0%	男20%未満 女15%未満
		75歳以上 低栄養傾向者（BMI20以下）	―	―	21.6%	22%未満[*3]
◆「食を通じたコミュニケーションづくりと豊かな人間性の育成」						
5	家族等と一緒に食事をとっている割合[*1]	ほぼ毎日	65.6%	68.8%	62.2%	70%以上
		ほとんどない	7.8%	6.7%	5.3%	5%未満
◆「地域の食育推進と食文化の伝承」						
6	食育推進イベント「食育ひろば」への参加者数		―	382人	616人	700人以上[*4]
7	地元産農林産物の利用を心がけている人の割合[*1]		24.8%	27.7%	17.2%	30%以上
8	次世代に地元特産品や行事食を伝えている人の割合[*1]		31.2%	31.5%	26.3%	30%以上

注） [*1] 平成22・27年度市民食育アンケート、令和元年度長岡京市食と健康に関するアンケート
　　[*2] 3歳6か月児健診、小学校身体計測結果、20・30歳代の健康審査、国保特定健診（40～60歳代）、長寿健診
　　[*3] 健康日本21第2次における低栄養傾向（BMI20以下）の高齢者の割合の増加抑制目標に合わせた。
　　[*4] 第4次総合計画第2期基本計画実施計画事業の目標値。
出所）「長岡京市第3次食育推進計画 ～すくすく育て！ 心と体のびやかに 食でつながる ながおかきょう～」令和3年 p.18

2 計画の立案

　行政が策定する計画は、上位から基本構想、基本計画、行動計画（実施計画）、事業計画などがある（p.16、図1-1-5参照）。都道府県や市町村における健康増進計画や食育推進計画などは「基本計画」にあたる。また、保健所や保健センターで行

• UNIT 1−3 公衆栄養プログラムの目標設定と計画の立案 •

う具体的な公衆栄養活動に関する計画は、下位に位置づけられる「事業計画」にあたる。

優先的に取り組むべき健康課題を解決するための長期目標、中期目標、短期目標が設定できた後は、目標を達成するために実施する事業について計画を立案する。公衆栄養プログラムでは、さまざまな職種や関係者がかかわることが多い。そのため、計画のめざすところや役割分担を明確にし、事業の内容、流れ、評価などを関係者間で共有するために計画書を作成する。事業計画を立案する際には、対象とする年齢層、予算、社会資源の活用、事業実施に対する評価の計画も含めて考える。

Work 1-3-2

短期目標を達成するための事業計画書を作成してみよう

Work 1−3−1で設定した短期目標の中から1つ選び、目標達成に向けての具体的な事業を考えて計画書を作成する。

●**進め方と時間配分**
① ワークシート1−3−1にあげた短期目標の中から、とくに優先的に取り組むべき目標を1つ選ぶ。【10分】
② ワークシート1−3−2の6W3Hにしたがって、それぞれの項目について具体的に記入する。【30分】
③ ワークシート1−3−2で具体化した6W3Hを参考にしながらワークシート1−3−3の事業計画書を埋めていく。最後に対象者に興味をもってもらえるような、事業内容にふさわしい事業の名称を考える。【20分】
④ 事業実施中の経過評価に関する項目を考える。【30分】
【推奨時間：約90分】

●**用意するもの**
- 優先課題を解決するための目標設定
 ファイル名：UNIT 1−3.xlsx　シート名：ワークシート1−3−1
- 6W3Hシート
 ファイル名：UNIT 1−3.xlsx　シート名：ワークシート1−3−2
- 事業計画書
 ファイル名：UNIT 1−3.xlsx　シート名：ワークシート1−3−3

ポイント&アドバイス

1 ── 平易な文章表現を心がける

　公衆栄養プログラムには、行政栄養士などの専門職だけでなく食生活改善推進員や健康づくりサポーターなどのボランティアがかかわることが多い。そのため、事業計画書は専門家以外の者が読んでも理解しやすいように平易な文章で記載する。

2 ── 項目の設定

　計画書に記載する項目は、図1-3-2に示す6W3Hの観点で構成するとよい。公衆栄養アセスメント結果に基づく目標を設定し、計画へと発展させるためには、6W3Hの要素をすべて具体的にしていく必要がある。その中でも、事業を計画するうえで重要な3要素Whom-What-How（誰に、何を、どのように）が図の中心を占めており、公衆栄養プログラムの要素であることを示している。また、たとえば2行目のWho-What-How many（誰が、何を、どのくらい必要か）のように、横どうしの要素はそれぞれ関連性が強いことを示している。したがって、全体として各要素間は整合性がとれていなければならない。

　事業計画書の各項目（ワークシート1-3-3）と6W3Hの各要素（ワークシート1-3-2）を対応させると、「Who：事業実施者、スタッフ」「What：内容」「How many：回数・人数」「Why：事業の目的」「Whom：対象者」「How much：予算」「When：時期」「How：方法、内容」「Where：場所」となる。「方法」の欄には、たとえば「調理実習を含む集団指導」「専門家による講演会」など大まかな手段を記入する。「その他」の欄には、適宜必要と思われる項目を追加する。

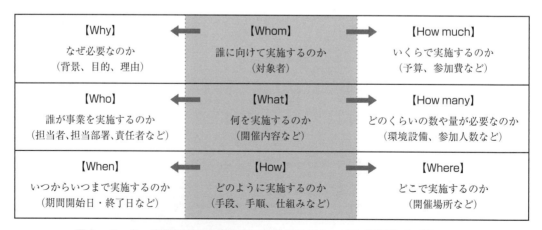

図1-3-2　事業計画を立案するための6W3H　―アイデアからプランへ―

出所）石井力重『アイデア・スイッチ』日本実業出版社　2009年　p.134を一部改変

3──地域の社会資源の把握

　地域における社会資源とは、組織、集団、施設、人々のことをいう。具体的には、保健医療施設（病院、診療所、保健所・保健センターなど）、運動・スポーツ施設（スポーツクラブ、体育館など）、地域住民が健康づくりに活用できる施設（公民館、コミュニティーセンターなど）、学校、マスコミ、関係機関・団体（栄養士会や学会組織など）、各種マンパワー（医療関係の専門職・管理栄養士養成校の学生・ボランティアなど）があげられる。

　事業を運営するためには、限られた予算内で実施しなければならない。地域の施設・設備などのハード面の社会資源を把握して有効に活用する必要がある。また、行政栄養士だけでは事業の実施は困難であることから、組織・団体・人材などの人的な側面からも社会資源を把握する。

4──運営面のアセスメント

　事業を運営するためには、社会資源（物的資源、人的資源）のほかにも時間や予算を検討する必要がある。予算は、状況に応じて受益者負担（事業の参加者がかかった費用を負担すること）も考えながら事業計画書を作成する。計画を策定する際には、企画評価、経過評価についても計画する。

5──経過評価をするためのポイント

　経過評価（プロセス評価、過程評価）は、事業実施に伴うプロセスの評価である。事業実施の状況を把握して評価するためには、次の①～④の視点で評価計画を考える。経過評価を行うことにより、次の事業に向けての改善点を把握することができ、より効果的な事業を実施することができる。

①事業の進捗状況
　時間配分、人的資源・物的資源の活用状況、予算の使用状況など
②スタッフ
　能力が活かされているか、スタッフ間の連携は取れているかなど
③参加者
　参加状況、事業内容への満足度・理解度など
④社会資源の活用状況
　社会資源が有効に活用できているかなど

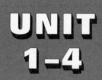

公衆栄養プログラムの評価

学習目標

①公衆栄養プログラムにおける評価の枠組み（企画評価、経過評価、影響評価、結果評価（成果評価）、経済評価）を学ぶ。
②公衆栄養プログラムにおける経過評価に関する評価基準と評価の方法を学ぶ。
③公衆栄養プログラムにおける評価事例をもとに、効果の高い評価デザインの設定方法を学ぶ。

1 経過評価における評価基準と評価方法

　公衆栄養マネジメントにおけるプログラムの評価は、マネジメントサイクルの枠組みに沿って行われる。図1-4-1に評価の種類と項目を示した。
　評価の種類にはさまざまな考え方や分類方法が存在するが、主にプログラムの計画立案段階で行う「企画評価」、プログラムの実施期間中に行う「経過（プロセス、過程）評価」、プログラムの実施終了後に行う「影響評価」「結果評価（成果評価）」「経済評価」、すべての評価を総合的に行う「総合評価」に大別することができる（表1-4-1）。
　行政では、公衆栄養プログラム等の施策を「事業」という。この事業評価の考え方を図1-4-2に示した。事業評価は、事業終了時に行う影響評価や事業実施数年後に行う結果評価（成果評価）だけでなく、事業の企画内容や実施体制が事業目的に応じて適切であったか、事業の実施過程が適切であったかを評価する経過評価も重要な視点である。

• UNIT1−4　公衆栄養プログラムの評価 •

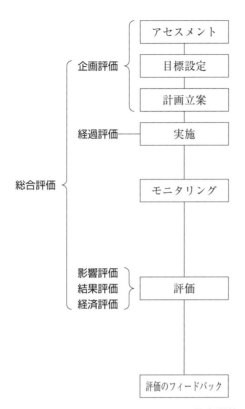

図1−4−1　公衆栄養マネジメントにおける評価の種類と項目

表1−4−1　公衆栄養マネジメントにおける評価

分類	評価の具体例
企画評価 マネジメントサイクルにおける「プログラム」に関する評価であり、アセスメント、目標設定、計画立案までを評価する。	□ 参加者のニーズを的確に把握できているか □ 問題の緊急性や重要性を考慮しているか □ 適切な目標、プログラムの内容を設定しているか □ プログラムに適応した人的資源、予算が確保できているか □ 実施プログラムについて、どのような項目を、いつ、どのように評価するかを計画しているか
経過評価（プロセス評価、過程評価） プログラムの実行に伴うプロセスの評価であり、計画したプログラムの実施状況を把握し、課題や改善点を明らかにするために実施する。プログラム実施状況を評価し、必要に応じて計画を見直し、よりよい展開につなげるための評価である。	□ プログラムが計画通りに進行しているか □ 参加者は満足しているか □ 脱落者はいないか □ スタッフがプログラムの目的や内容を理解しているか □ 指導者として必要な能力を備えているか □ 計画時に想定された社会資源を有効に使っているか □ 対象者の意識や態度、技能、価値観、行動などの「準備要因」の変化 □ 周囲の支援や理解度の「強化要因」の変化 □ 社会資源の利用度の変化などの「実現要因」の変化

分類	評価の具体例
影響評価 中期的なプログラムの効果を評価する。プログラム実施の直接的な効果として、対象者の生活習慣や環境改善の程度を客観的に評価する。	□ 「行動とライフスタイル」の変化
結果評価（成果評価） 長期的なプログラムの効果を評価する。対象集団の健康状態やQOLの改善・向上にどの程度寄与したか達成状況を評価する。評価の最終段階にあたるため、評価するまでに10年、あるいはそれ以上の長い時間を要する。	□ 疾病の罹患率、有病率、死亡率などの健康指標の変化 □ 客観的・主観的健康度 □ 平均寿命 □ 健康寿命 □ 医療費　など
経済評価 プログラムの優先順位や効果を経費の面から評価するもので、代表的なものに、費用効果分析と費用便益分析がある。	□ 費用効果分析 □ 費用便益分析　など

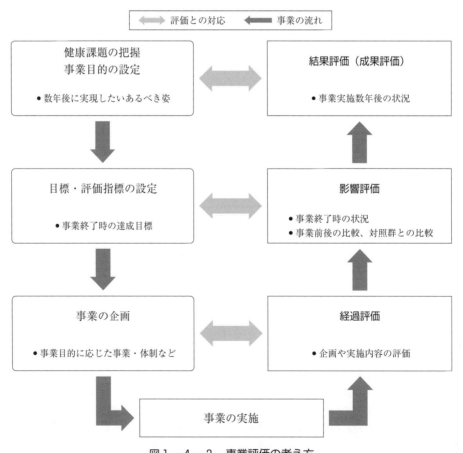

図1-4-2　事業評価の考え方

◇◆コラム◆◇

保健事業の評価の観点

　特定健康診査・特定保健指導のように、医療保険者が加入者を対象として実施する保健事業の評価は、地域全体を対象とする公衆栄養プログラムに示す評価「経過評価（プロセス、過程）、影響評価、結果評価（成果評価）」と評価の観点に違いがあり、区別する必要がある。

　保健事業の評価は、医療保険者が行った健診・保健指導事業の成果について評価を行うことであり、糖尿病等の生活習慣病の有病者や予備群の減少、医療費適正化の観点から評価を行っていくことになる。このような健診・保健指導事業の最終評価は、生活習慣病の有病者数や予備群、生活習慣病に関わる医療費の推移等によって評価されるが、これらの成果が、数値データとして出現するのは数年先となる。最終評価のみでは問題点が明らかにできず、健診・保健指導事業の改善方法を見出せない場合が多い。そこで、最終評価のみではなく、保健事業の基盤となる構造や結果に至る過程を評価することが必要となる。

　保健事業の評価の観点は、一般にストラクチャー（構造）、プロセス（過程）、アウトプット（事業実施量）、アウトカム（結果）の4つがある。具体的には、ストラクチャー（構造）からアウトプット（事業実施量）を通して保健事業の活動の見直しや改善を行い、アウトカム（結果）を通して保健事業の活動の効果を確認する。

○ストラクチャー（構造）：保健事業を実施するための仕組みや体制の評価
　例）職員の体制、予算、施設・設備状況、他機関との連携体制など
○プロセス（過程）：保健事業の過程（手順）や活動状況の評価
　例）保健指導の実施過程（情報収集、アセスメント、問題点の分析など）、指導手段、保健指導実施者の態度、記録状況など
○アウトプット（事業実施量）：保健事業の結果の評価
　例）健診受診率、保健指導実施率・継続率など
○アウトカム（結果）：保健事業の目的・目標の達成度、成果の数値目標の評価
　例）保健指導前後のリスク要因の変化、翌年のリスク要因の変化、生活習慣病の有病者・予備群、医療費の変化など

参考資料
・厚生労働省健康・生活衛生局「標準的な健診・保健指導プログラム（令和6年度版）」2024年
・国民健康保険中央会「国保・後期高齢者ヘルスサポート事業ガイドライン（令和5年4月改訂版）」2023年

Work 1-4-1

経過評価のための評価基準を参考にして、UNIT1-3で作成した計画の内容を確認しよう

　UNIT1-3で作成した事業計画書の「経過評価計画」について、企画・立案の過程や計画内容を振り返り、計画段階で取り組むべき事項、検討すべき事項を確認する。

●進め方と時間配分

①国民健康保険中央会「国保・後期高齢者ヘルスサポート事業ガイドライン」の参考資料「9．保健事業の手順に沿った評価基準」に示される評価項目の「基本的な考え方」および「判断基準」を確認する。「判断基準」に記載されている内容を参考に、事業の企画・立案の段階で取り組むべき事項、検討するべき事項を確認する。

【15分】

②各評価項目が、以下のa）～c）の3段階による判定基準からいずれに該当するかを評価し、ワークシート1-4-1に記入する。　　　　　　　　【15分】
　a）最も望ましい状態：必須項目および下位項目の3分の2以上に☑がつく。
　b）概ね望ましい状態：必須項目に☑がつく。
　c）課題が残っている状態：必須項目に☑がつかない。

【推奨時間：約30分】

●用意するもの

- 事業計画書
  ファイル名：UNIT1-3.xlsx　シート名：ワークシート1-3-3
- 事業企画・立案における評価基準チェックリスト
  ファイル名：UNIT1-4.xlsx　シート名：ワークシート1-4-1
- 国民健康保険中央会「国保・後期高齢者ヘルスサポート事業ガイドライン」令和5年4月　p.112　参考資料（リンク先）「保健事業の手順に沿った評価基準」
  ＵＲＬ）https://www.kokuho.or.jp/hoken/lib/R5HSguideline.pdf
  出　所）国民健康保険中央会ホームページ

ポイント&アドバイス

経過評価のための項目

評価基準を構成する企画評価・経過評価の項目一覧を表1－4－2に示した。この一覧は、主に地域において生活習慣病の予防を目的とした保健事業を計画・実施・評価する際に考えられた評価項目である。このWorkでは、実際に事業を実施しないため、作成した事業計画書の内容によっては評価できない項目もあり、すべての評価項目を使用するわけではない。

図1－4－3は、国民健康保険中央会「国保・後期高齢者ヘルスサポート事業ガイドライン」の参考資料「9．保健事業の手順に沿った評価基準」における評価基準の構成とその中の「基本的な考え方」および「判断基準」のイメージである。評価基準の使い方については、表1－4－3を参考にされたい。

事業の企画立案者は、企画・立案前にあらかじめ、評価基準について確認しておくことが望ましい。企画・立案段階で取り組むべき事項、検討すべき事項を事前に把握することで効果的な事業を組み立てることが可能となる。

表1－4－2 事業の評価基準を構成する企画評価・経過評価の項目

段階		番号	評価項目
企画評価	Ⅰ 事業準備	Ⅰ－1	健診結果、レセプト等のデータに基づいて現状分析をしている
		Ⅰ－2	関係機関・関係課と連携・調整の上、実施体制を構築している
		Ⅰ－3	個別事業の具体的な実施手順を明らかにし、保健指導実施関係者間で共有している
		Ⅰ－4	苦情処理の体制を確保している
		Ⅰ－5	計画に基づいた参加者の募集を実施している
経過評価	Ⅱ 事業実施	Ⅱ－1	事業開始より関係者間で情報共有を行っている
		Ⅱ－2	参加者個人の目標を設定している
		Ⅱ－3	保健指導実施者が参加者個人の状況をモニタリングしている
		Ⅱ－4	事業実施責任者が事業実施状況をモニタリングしている
		Ⅱ－5	脱落防止のために、対象者にフォローを行っている
		Ⅱ－6	安全管理に留意している
		Ⅱ－7	個人情報を適切に管理している
		Ⅱ－8	個人目標の達成状況を評価している
		Ⅱ－9	保健指導終了後のフォローアップをしている
	Ⅲ 事業評価	Ⅲ－1	事業評価を実施している
		Ⅲ－2	事業結果を取りまとめている
		Ⅲ－3	外部アドバイザーから評価を受けている
		Ⅲ－4	事業結果を公表している
		Ⅲ－5	次年度計画等に向けた改善点を明確にしている

出所）国民健康保険中央会「国保・後期高齢者ヘルスサポート事業ガイドライン」令和5年　参考資料「保健事業の手順に沿った評価基準」pp.52－90より作成

```
┌・・・・・・・・・・・・・・・・・・・・・・・・・・・・・・・・・・・・・・・┐
: Ⅰ　事業企画・立案　　[大項目]
: ＜企画・立案に係るもの＞
: ┌─────────────────────────────────────────┐
: │ Ⅰ－1　健診結果、レセプト等のデータに基づいて現状分析をしている │　[評価項目]
: └─────────────────────────────────────────┘
: ┌─────────────────────────────────────────┐
: │【評価】                                   │
: │　　a）データに基づいて多面的な現状分析をしている。          │　[評　価]
: │　　b）データに基づいて現状分析をしている。              │
: │　　c）データに基づいた現状分析をしていない。             │
: └─────────────────────────────────────────┘
: 【基本的な考え方】
: 　　本評価項目では、各種データに基づいて現状分析をしているか否かを評価する。
: 　○保健事業（保健指導）立案のためには、まず地域の現状を正確に分析し、把握することが
: 　　必要。初めから特定の疾患や集団に着目するのではなく、地域全体の住民の健康状態、疾　　[基本的な
: 　　患構成等の全体像を把握することが重要。　　　　　　　　　　　　　　　　　　　　　　　考え方]
: 　○現状分析の結果は、地域の健康課題を明確にし、保健指導の対象の優先順位を明らかにす
: 　　るための基礎資料となる。
: 　・・・
: 【判断基準】
: 　□健診データにより、受診率や各種検査項目の有所見率を明らかにしている。
: 　□レセプト（医療費データ）により、医療費の負担額が大きい疾患を明らかにしている。　　[判断基準]
: 　□人口動態統計により、地域（被保険者）の人口構成や死亡動向を把握している。
: 　□健診データにより、将来的に医療費負担が大きくなる項目を明らかにしている。
: 　・・・
└・・・・・・・・・・・・・・・・・・・・・・・・・・・・・・・・・・・・・・・┘
```

図1－4－3　評価基準の構成と「基本的な考え方」および「判断基準」のイメージ

出所）国民健康保険中央会「国保・後期高齢者ヘルスサポート事業ガイドライン」参考資料「保健事業の手順に沿った評価基準」pp.52-90

表1－4－3　事業の各段階における評価基準の使い方

段階	評価基準の使い方
企画・立案前	・「基本的な考え方」や「判断基準」を参考に、企画・立案の段階で取り組むべき事項、検討すべき事項を確認する。 ・また、事業中、事業終了後に実施すべき内容についても確認する。
企画・立案	・「判断基準」を参考にしながら、企画・立案の過程や計画内容を随時振り返り、検討事項に漏れが無いか確認する。
事業実施中	・「判断基準」を参考にしながら、実施事項に漏れが無いか適宜チェックを行う。 ・実施期間中に問題が発生したら、企画・立案の項目を振り返り、どうすればよいかの再確認を行う。
事業終了後	・事後評価等が適切に行われたか否か、事業全体を評価する。 ・各評価項目について「基本的な考え方」や「判断基準」を基に、「評価」の3段階のいずれに該当するかを判定する。 評価で不十分と判断された項目について、改善案を検討する。

出所）国民健康保険中央会「国保ヘルスアップ事業評価事業報告書」平成26年　p.93

2 評価デザインの設定と評価方法

　事業終了後の評価には、プログラムの短期的・中期的な効果を評価する「影響評価」とプログラムの長期的な効果を評価する「結果評価（成果評価）」がある。プログラムを効果的に評価するためには、プログラムの目的に応じた適切な目標とその達成度を評価するための評価指標を設定し、指標（データ）の収集方法や指標の評価時期まで見越した評価デザインを設定する。

　評価デザインには、プログラムの実施前後で対象者の状況がどのように変化したかを把握するデザインが一般的であるが、重要なことは、「社会経済環境などの影響による変化」と「プログラムの効果」とを区別することである。そのためには、対照群（コントロール群、非介入群）を設定する必要がある。代表的なデザインを図1－4－4に示す。

　公衆栄養プログラムを実施する際には、地域住民に平等にサービスを実施する必要があるため、介入群と対照群を無作為に割り付けることは難しい。この場合、介入による比較が終了した時点で、対照群に同様のプログラムを実施する交互法を行うことで、希望する対象者すべてにプログラムを実施することができる。

　評価の例として、UNIT1－3で取り上げた「長岡京市食育推進計画」の第2次（平成28－令和2年度）の最終評価を示した（表1－4－4）。設定時の値と直近の値を比較するとともに、関連する調査研究の動向もふまえ、目標に対する達成状況について「A：数値目標を達成している場合」「B：数値目標は達成していないが改善がみられた場合」「C：策定時に比べて目標から遠ざかっている場合」の区分で分析・評価を行っている。

1. 無作為化比較試験

　　＜並行法＞

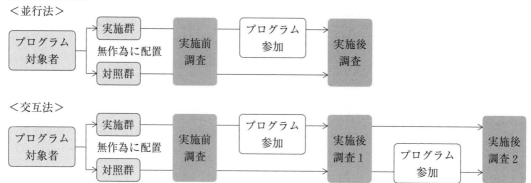

　　＜交互法＞

2. コホート研究の応用

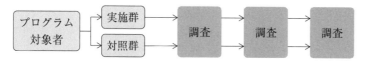

3. 症例対照研究（ケース・コントロール・スタディ）の応用

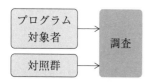

4. 介入前後の比較

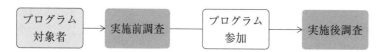

5. 事例評価（個別評価）

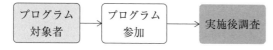

図1－4－4　公衆栄養プログラムの代表的な評価デザイン

出所）加島浩子・森脇弘子『ウエルネス公衆栄養学　2020年版』医歯薬出版　2020年　p.158

• UNIT 1－4　公衆栄養プログラムの評価 •

表1－4－4　長岡京市第2次食育推進計画（平成28－令和2年度）最終評価

評価区分	内容
A	数値目標を達成している場合
B	数値目標は達成していないが、改善が見られた場合
C	策定時に比べ、目標から遠ざかっている場合

項目番号	目標項目		策定時（平成27年度）	最終評価（令和元年度）	目標値	達成状況
◆「食を通じての健康な体づくり」						
1	食育に関心を持っている市民の割合*1	「関心がある」「どちらかといえば関心がある」の合計	77.6%	82.2%	90%以上	B
2	朝食を欠食する市民の割合*1	学童期（6年生）	2.8%	3.5%	0%	C
		学童期（中学3年生）	4.6%	5.5%	3%未満	C
3	主食・主菜・副菜が揃っている朝食を食べている市民の割合*1		45.6%	47.1%	55%以上	B
4	非適正体重者の割合*2	3歳6か月児	肥満2.1%	肥満1.5%	肥満3%未満	A
			やせ0.4%	やせ0%	やせ1%未満	A
		小学生	肥満2.8%	肥満5.5%	肥満3%未満	C
			やせ0.4%	やせ2.0%	やせ1%未満	C
		30歳代 女性 やせ	22.1%	21.4%	15%未満	B
		40～60歳代 肥満	男31.2%	男28.9%	男20%未満	B
			女15.4%	女19.0%	女15%未満	C
◆「食を通じたコミュニケーションづくりと豊かな人間性の育成」						
5	家族と一緒に食事をとっている割合*1	ほぼ毎日	68.8%	62.2%	70%以上	C
		ほとんどない	6.7%	5.3%	5%未満	B
6	食に関するイベントや農業体験などに参加する市民の数	ながおかきょう食育ひろば来場者数	382人	616人	400人	A
		観光農園での芋ほり、みかん狩り体験者数及び観光竹林でのタケノコ堀り体験者数	6,078人	3,635人	8,000人	C
◆「地域の食育推進と食文化の伝承」						
7	学校給食における地元産農林産物を使用する割合（令和元年度より調査なし）	京都府産（うち長岡京市産）	27.5%（13.4%）	17.1%（7.2%）※H30実績	30%以上（長岡京市産含む）	C
8	地元産農林産物の利用を心がけている人の割合*1		27.7%	17.2%	40%	C
9	次世代に地元特産品や行事食を伝えている人の割合*1		31.5%	26.3%	40%	C
◆「食のネットワークづくり」						
10	食育推進活動に参加・協力する関係者・団体等の数		4団体	9団体	5団体	A

注）＊1　平成27年度市民食育アンケート、令和元年度長岡京市食と健康に関するアンケート
　　＊2　乳幼児健診（3歳6か月児健診）、20・30歳代の健康診査、国保特定健診（40～60歳代）
出所）「長岡京市第3次食育推進計画～すくすく育て！　心と体のびやかに食でつながるながおかきょう」令和3年　p.5

Work 1-4-2

公衆栄養プログラムの評価デザインを考えよう

　プログラムの効果を評価するための評価指標を設定し、収集方法や評価時期を含めた評価のデザインを考えて、ワークシート1−4−2に記入する。

● **進め方と時間配分**

①評価対象を設定する。ワークシート1−3−3の事業計画書に記載した対象を使用してもよい。　　　　　　　　　　　　　　　　　　　　　　　　　　　【10分】

　a）特定の集団を対象とする保健指導を実施した場合（ハイリスクアプローチ）
　　　→保健指導の効果を正しく評価するために指導前後のデータがそろっている人を集計することが望ましい。

　b）集団全体を対象とする事業の場合（ポピュレーションアプローチ）
　　　→集団全体について事業前後のデータを比較して評価する。

②ワークシート1−3−1で設定した優先的に取り組みたい健康課題について、評価項目の指標と評価時期、評価指標の収集方法を検討する。　　　　　　　【15分】

③プログラムの評価デザインを考えて概要図を記載する。　　　　　　　　【20分】

④プログラムの実施前後で対象者の変化を把握するために、以下のいずれの指標を用いるか、評価の仕方を考える。　　　　　　　　　　　　　　　　　　　【10分】

　a）平均値の比較
　　　栄養素等摂取量、検査値、医療費など

　b）変化した割合の比較
　　　体重が改善した人の割合、参加者の満足度の割合、指導者側の意識変容など

　　　　　　　　　　　　　　　　　　　　　　　　　　　【推奨時間：約55分】

● **用意するもの**

・優先課題を解決するための目標設定
　　ファイル名：UNIT 1−3.xlsx　シート名：ワークシート1−3−1
・事業計画書
　　ファイル名：UNIT 1−3.xlsx　シート名：ワークシート1−3−3
・影響評価および結果評価（成果評価）指標の計画表
　　ファイル名：UNIT 1−4.xlsx　シート名：ワークシート1−4−2

ポイント&アドバイス

1 ── 評価指標の設定

目標の達成度を評価するために、事業目的や事業特性に応じて適した評価指標を選定する必要がある。公衆栄養プログラムにおける評価の指標として、表1-4-5の項目例があげられる。

表1-4-5 公衆栄養プログラムにおける評価指標の例

評価項目		評価指標の例
食に関する項目	食知識	・主食・主菜・副菜の語句の意味 ・自分にとって適切な食事量や内容　など
	食意識	・食事が楽しいと感じる ・食事に対する満足度　など
	食態度	・食生活に関する改善意欲 ・食材や生産者への感謝の気持ち　など
	食支援	・友人や家族など仲間の協力 ・職場や学校での協力 ・職場や学校、地域での食育の取り組み状況　など
	食環境	・健康・栄養情報の入手状況 ・食材の入手状況 ・フードシステムの状況　など
	食行動	・主食・主菜・副菜を揃えた食事の状況 ・朝食の喫食状況 ・外食の摂取頻度 ・共食の状況　など
	食事摂取量	・エネルギーおよび栄養素等摂取量 ・食品群別摂取量 ・脂肪エネルギー比率　など
生活習慣		・飲酒習慣 ・喫煙習慣 ・運動習慣 ・睡眠状況　など
健康・栄養状態	身体測定とその変化	・身長・体重 ・体脂肪率 ・腹囲　など
	検査値	・HbA1c ・血糖値 ・LDLコレステロール値 ・中性脂肪値 ・血圧　など
健診・受療状況		・健診受診状況 ・受療状況　など
健康・疾病状況		・特定健診・がん検診結果 ・生活習慣病等の有病率 ・年齢調整死亡率 ・健康寿命 ・平均寿命　など

2 ── 評価デザインの設定

　公衆栄養プログラムの実施においては、計画段階からどのような評価デザインを用いて評価するかを考慮しておく必要がある。評価デザインの概要図を記載することで視覚的にイメージしやすくなり、評価項目と評価の仕方を明確に把握できる。公衆栄養の現場においては、介入群と対照群に個人を無作為割付するのは難しいことが多い。その場合、学校、職域または地域などの集団（クラスター）単位で介入群をA学校、対照群をB学校のように割り付け、介入群と対照群とすることがある。

　京都府船井郡京丹波町における小学生を対象とした食育の評価デザイン（介入前後の比較）の例を表1－4－6に示す。京都府中部に位置する京丹波町は農山村地域である。本事例では、2017（平成25）年度に2つの小学校を介入群、3つの小学校を対照群とし、プログラムの効果として、食育前後の果物摂取頻度を比較した。

表1－4－6　公衆栄養プログラムの評価デザイン（介入前後の比較）の例

項目	内容
プログラム実施の経緯	小児期からの循環器疾患予防と健康づくりを推進するため、小学生を対象に食育を実施し、食習慣について、測定のみ行った対照群との比較を行い、食育の効果を評価する。
成果目標	果物摂取の増加と尿中ナトリウム／カリウム比の低下
対象者	京都府京丹波町小学6年生104人
プログラムの評価デザイン	5つの小学校を介入群と対照群に割り付ける。 平成29年7月：食育前調査（6年生、n＝104） → 介入群：2校　男子 n＝21、女子 n＝27／対照群：3校　男子 n＝17、女子 n＝25 → 食育／観察 9月：食育後調査／観察期間後調査（6年生、n＝104） 尿検査（6年生、n＝104） 解析除外者 n＝25　・無記名 n＝24　・尿検査未測定 n＝1 解析対象者（n＝79、76.0％）（介入群 n＝47、対照群 n＝32） ※解析後に、公平性を図るため、対照群にも食育を実施した。

• UNIT 1-4　公衆栄養プログラムの評価 •

プログラムの概要	小学6年生を対象とした果物摂取推進の食育の目的、内容、時間、スタッフ及び教材 食育のめあて：果物のよさを知ろう				
	目的	内容	時間(分)	スタッフ	教材
	果物摂取状況を知る	食育前調査の結果報告	5	管理栄養士	フードモデル(バナナ、りんご、みかん等)
	果物の栄養素を知る	カリウムの体の中での働き	15	管理栄養士	スライド(大学院生作成)
	Na/K比がどのようなものか知る	Na/K比の説明	10	管理栄養士 栄養教諭 又は養護教諭	料理カード(ラーメン、ハム、サラダ、生果等)
	果物の色々な食べ方を知る	果物の食べ方	10	管理栄養士	料理カード(フルーツポンチ、ヨーグルト和え等)
	果物でカリウムをとることを思い出す	町の食育キャラクターを用いた「カリウムをとろう」の缶バッジの配布	5	町の保健師	缶バッジ(保健師作成)
			計45		

評価の指標	【尿検査】尿中Na、尿中K、尿中Na/K比 【生活習慣と食習慣に関するアンケート調査】果物と健康との関連の認知、果物摂取に関する行動変容段階、果物摂取頻度など

プログラムの効果（一部抜粋）

●食育後の小学6年生の身体特性と尿検査結果（男女比較、群間比較）

	全体 中央値	介入群(n=47) 中央値	対照群(n=32) 中央値	男女比較 p 値†	群間比較 p 値†
男子(n=37)					
身長(cm)	146.9	149.2	144.6	0.55	0.79
体重(kg)	38.8	39.0	38.6	0.29	0.82
尿中Na(mmol/L)	119.0	139.5	116.0	0.17	0.07
尿中K(mmol/L)	36.0	36.5	33.0	0.025	0.90
尿中Na/K比(mEq比)	4.0	4.3	3.3	0.38	0.24
女子(n=42)					
身長(cm)	148.3	148.8	146.9	—	0.84
体重(kg)	39.9	41.5	39.1	—	0.29
尿中Na(mmol/L)	108.5	118.0	100.0	—	0.27
尿中K(mmol/L)	25.5	28.0	23.0	—	0.27
尿中Na/K比(mEq比)	4.3	4.5	3.8	—	0.39

† Mann-WhitneyのU検定

●果物と健康との関連の認知（男女別、群別／食育前後比較、群間比較）　　　人数（%）

a 男子 (介入群n=20、対照群n=17)	介入群			対照群			群間比較	
	食育前	食育後	p† 食育前後	食育前	観察期間後	p† 観察期間前後	p‡ 食育前	p‡ 食育観察期間後
果物と健康との関連の認知								
とてもそう思う	14 (73.7)	16 (84.2)	0.13	9 (52.9)	7 (41.2)	1.00	0.10	0.006
そう思う	5 (26.3)	3 (15.8)		5 (29.4)	9 (52.9)			
あまり思わない	0 (0.0)	0 (0.0)		2 (11.8)	0 (0.0)			
思わない	0 (0.0)	0 (0.0)		1 (5.9)	1 (5.9)			

b 女子 (介入群n=27、対照群n=15)	介入群			対照群			群間比較	
	食育前	食育後	p† 食育前後	食育前	観察期間後	p† 観察期間前後	p‡ 食育前	p‡ 食育観察期間後
果物と健康との関連の認知								
とてもそう思う	21 (77.8)	21 (77.8)	0.56	10 (66.7)	10 (66.7)	0.32	0.43	0.33
そう思う	5 (18.5)	6 (22.2)		4 (26.7)	3 (20.0)			
あまり思わない	1 (3.7)	0 (0.0)		1 (6.7)	1 (6.7)			
思わない	0 (0.0)	0 (0.0)		0 (0.0)	1 (6.7)			

† Wilcoxonの符号付順位検定
‡ Mann-WhitneyのU検定

● 果物摂取頻度（男女別、群別／食育前後比較、群間比較）

a 男子 (介入群n=20、対照群n=17)	介入群			対照群			群間比較	
	食育前	食育後	p† 食育前後	食育前	観察期間後	p† 観察期間 前後	p‡ 食育前	p‡ 食育 観察期間後
1週間の果物摂取頻度								
毎日	3 (15.8)	1 (5.3)	0.078	0 (0.0)	0 (0.0)	0.95	0.072	0.001
週4〜6日	4 (21.1)	5 (26.3)		1 (5.9)	2 (11.8)			
週2〜3日	7 (36.8)	11 (57.9)		10 (58.8)	6 (35.3)			
週1日未満	2 (10.5)	2 (10.5)		0 (0.0)	5 (29.4)			
食べなかった	3 (15.8)	0 (0.0)		6 (35.3)	4 (23.5)			

b 女子 (介入群n=27、対照群n=15)	介入群			対照群			群間比較	
	食育前	食育後	p† 食育前後	食育前	観察期間後	p† 観察期間 前後	p‡ 食育前	p‡ 食育 観察期間後
1週間の果物摂取頻度								
毎日	0 (0.0)	2 (7.7)	0.82	1 (6.7)	0 (0.0)	0.096	0.18	0.018
週4〜6日	9 (34.6)	5 (19.2)		1 (6.7)	0 (0.0)			
週2〜3日	11 (42.3)	14 (53.8)		8 (53.3)	8 (53.3)			
週1日未満	6 (23.1)	2 (7.7)		2 (13.3)	4 (26.7)			
食べなかった	0 (0.0)	3 (11.5)		3 (20.0)	3 (20.0)			

† Wilcoxonの符号付順位検定
‡ Mann-WhitneyのU検定
※「1週間に摂取した果物」のp値解析方法は異なる。
† McNemar検定、‡ Fisherの直接法

①果物と健康との関連の認知

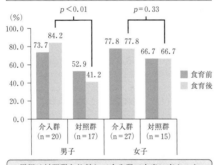

「果物を食べることは健康と関係があると思いますか」の質問に「とてもそう思う」と回答した割合

・男児は対照群と比較して介入群で有意に高かった。
・女児は介入群と対照群に、差は認めなかった。
Wilcoxonの順位和検定：群間比較

②1週間の果物摂取頻度

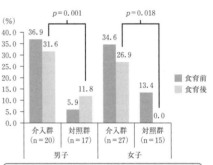

「毎日」「週4〜6日」と回答した割合

男女とも対照群と比較して、介入群で週4回以上摂取する者の割合が有意に高値
Wilcoxonの順位和検定：群間比較

出所）山城美琴・瀬古千佳子・小谷清子・和田小依里・吉本優子・東あかね「小学6年生を対象にした果物摂取頻度の増加をめざした食育の評価」『栄養学雑誌』第78巻第3号　2020年　pp.102-111をもとに作成

UNIT 1-5 公衆栄養プログラムに関連する関係者・機関との合意づくり

> **学習目標**
> ①地域の健康課題とめざすべき目標、具体的な解決策に関連する関係者・機関とその役割をあげることができる。
> ②地域の健康課題とめざすべき目標を関係者・機関に提示し、協議・共有するための資料を作成することができる。
> ③事業計画書について、関係者・機関、地域住民の参画を得るために情報を提供し、意見交換を行うことができる。

1　関係者・機関との健康課題、目標の共有

　健康日本21（第三次）では、健康日本21（第二次）の考えを踏襲し、健康寿命の延伸が最終的な目標とされている。目標項目は健康に関するエビデンスがあることが原則とされ、設定する目標は計画期間の諸活動の達成状況を評価の目的としている。これにより、合理性、説得力、実現性、実効性の高い取り組みが可能となる。

　さらに、「地域・職域連携推進協議会等において案を提示し、意見を聴取することなどを通じ、関係者間での合意形成を図ることも重要である」としている。地域・職域連携推進協議会とは、都道府県および2次医療圏を単位として設置し（図1-5-1参照）、地域・職域連携共同事業の企画・実施・評価等において中核的役割を果たす協議会であり、各地方公共団体の健康増進計画の推進に寄与することを目的としている。地域・職域での連携協働事業の意義を図1-5-2に示す。健康寿命の延伸や生活の質の向上、健康経営等を通じた生産性の向上、医療費の適正化が期待される。

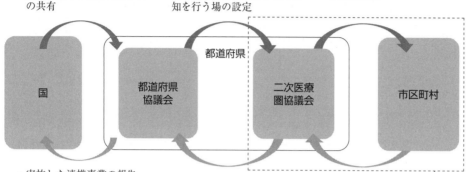

図1-5-1　地域・職域連携推進における国・都道府県・市町村の関係
出所）これからの地域・職域連携推進の在り方に関する検討会「地域・職域連携推進事業ガイドライン」2019年　p.14

Work 1-5-1

UNIT1-2、3で検討した健康課題と目標を関係者・機関に提示するための資料を作成してみよう

　UNIT1-2でターゲット層と食生活の特徴を明確化するときに国民健康・栄養調査結果を用いた場合には、健康日本21（第三次）で目標値が設定されている「野菜・果物類の摂取」「肥満とやせ」など自治体が定期的に把握しているデータから資料を作成してもよい。その際には、解決の優先度が高い健康課題（たとえば、メタボリックシンドローム対策などの健康教育プログラム）に活かすのかを想定しておく。

●進め方と時間配分
①復習（宿題）：UNIT1-2～4でまとめた計画素案とその下位計画の1つである事業計画書を実施する際の関係者・機関とその役割を検討する。　　　　【宿題】
②グループで、UNIT1-2で行った優先すべき地域の健康課題、目標を協議・共有する関係者・機関を具体的に検討し、ワークシート1-5-1に記入する。その際には、関係者・機関と連携したときにどのような効果やメリットがあるのかを含め

• UNIT 1-5 公衆栄養プログラムに関連する関係者・機関との合意づくり •

図1-5-2 地域・職域連携推進事業の意義

出所）これからの地域・職域連携推進の在り方に関する検討会「地域・職域連携推進事業ガイドライン」2019年 p.9

て検討する。【20分】

③UNIT 1-2、3で使用したワークシートを参考にして、想定した関係者・機関に合った資料（A4判1枚程度）を作成する。【60分】

④グループごとに公表し、評価する。【30分】

【推奨時間：約110分】

● 用意するもの

- UNIT 1-2で使用したワークシート
  ファイル名：UNIT 1-2.xlsx　シート名：ワークシート1-2-1～1-2-6
- 優先課題を解決するための目標設定
  ファイル名：UNIT 1-3.xlsx　シート名：ワークシート1-3-1

・関係者・機関のリストと役割

　　ファイル名：UNIT 1 − 5.xlsx　シート名：ワークシート 1 − 5 − 1

ポイント&アドバイス

1──関係者・機関との合意形成の手法と体制の整備

　公衆栄養プログラムの推進役は、都道府県、保健所設置市、特別区、市町村といった行政のほか、保健・医療機関、教育機関、ボランティア、地域住民、民間企業、NPOといった関係組織・団体などである。行政内部においても職員間での合意を図り、既存の他の施策との整合性を図るなど計画策定に向けて協議・調整を行い、協働関係を構築する。

　公衆栄養マネジメントのプロセスにおいては、それぞれの段階で、さまざまな手法で関係者・機関に対して情報提供、意見収集を行う。立場の異なる関係者・機関のすべての人が専門知識を有しているわけではないため、その場として学習会を兼ねた研修などを行い、それを通じてより深い知識を身につけてもらう機会を設ける場合がある。それによって、計画を実施するために必要な関係者の体制を整備できる。

2──資料の作成

　関係者に配付する資料は、内容を詰め込み過ぎたり、必要以上に長過ぎたりせずに、図や表を用いて整理し、一目でわかるようにまとめ、協議する相手の状況に合わせて作成することが重要である。とくに地域の健康課題間の要因と関連（因果関係、並列関係など）について構造的にまとめ、関係者が共通の認識をもてるように作成する。参考までに、読み手の状況に合わせて資料の書き方を工夫するポイントを表 1 − 5 − 1 に示す。

表 1 − 5 − 1　読み手の状況に合わせて書き方を工夫するポイント

読み手の特徴	書き方
じっくり検討型	・記述は多少長くなっても、目的・趣旨・状況などを理路整然とまとめる。 ・資料やデータ類をできるだけそろえて添付する。
多忙型（即断即決）	・テーマと結論だけで判断できるように内容を工夫する。 ・ポイントがわかるように短文や箇条書きで構成、強調する。
様式重視型	・様式（フォーム）が決まっている場合は、それを利用する。 ・同じ様式で作成された前例を参考にする。

注）下條一郎監『仕事の基本　正しい報告書・レポートの書き方』日本能率協会マネジメントセンター　2012年も参照。
出所）下條一郎『すぐに使える報告書・レポートの書き方』PHP研究所　2005年　p.33を一部改変

3──調査結果の公表、報告書について

　UNIT 1 − 2 で述べた通り、地域の実態把握と課題分析の初期段階では、既存資料の活用によって大きな負担をかけずに行い、それによって自治体などが自ら進行管理できる目標を設定する。既存資料で入手できなかった項目や、さらに踏み込んだより詳しい現状分析が必要であると判断される場合には、範囲を広げた聞き取り調査や、独自のアンケート調査、現地調査などの実態調査を企画・実施することになる。

　調査を実施した場合には、インターネットなどで結果を公表するが、詳しい調査結果については報告書にまとめて、都道府県や市（区）町村の窓口、図書館などに配付して地域住民のだれもが閲覧できるようにする。調査報告書を作成することになった場合には最低限、表 1 − 5 − 2 の内容を盛り込む。

　調査報告書は、読み手をイメージしてわかりやすい文章表現と見やすい紙面（余白の活用、レイアウト）になるように工夫する。統計のグラフ化にあたっては、自分が伝えたい目的に応じて適切なグラフを使う。たとえば、大きさや量を比較する場合には「棒グラフ」、量が増えているか減っているか、その連続的な変化をみる場合には「折れ線グラフ」、全体の中での構成比をみる場合には「円グラフ」、全体の中で構成比を比較する場合には「帯グラフ」などを用いる。

表 1 − 5 − 2　調査報告書に盛り込む内容

調査目的	何のための調査なのか、調査で明らかにしたいことなどを明確にする。
調査概要	テーマ、調査対象、調査機関、調査項目、調査方法、費用などを簡潔に記す。
調査結果	仮説を検証する。調査結果はグラフ化して客観的に正確に記述する。
知見、今後の課題	仮説検証を含めて調査で明らかにできたことを論じる。明らかにできなかったことや分析した結果、新たに生じた仮説などは今後の課題としてまとめる。
資料、付録	調査票の写し、単純集計の結果、調査依頼状、調査スケジュール、調査チームなど。

2　事業への参画要請

　本節では、事業計画書を関係者・機関に提示し、確かな共通理解を図りながら連携・協働して事業を実施するための体制整備を図ることを想定してワークを行う。

> **Work 1-5-2**
>
> UNIT1-3で作成した事業計画書について、対象者（例：関係機関、地域住民など）を設定してプレゼンテーションシナリオと資料を作成して発表しよう

●進め方と時間配分

①グループで、地域の行政栄養士の立場からUNIT1-3で立案した事業計画書を確認し、プレゼンテーションの対象者を具体的に検討する。　　　　　　　【10分】

②グループで、対象者の状況に合わせてプレゼンテーションの組み立てと要点を確認し、シナリオを作成する。さらに、シナリオにそってスライド、配付資料を作成する。グループ内でシナリオ作成のメンバーとスライド・資料作成のメンバーの2つに分けて進めてもよい。　　　　　　　　　　　　　　　　　　　　【90分】

③各グループでプレゼンテーションのリハーサルを行い、役割、時間配分などについて確認する。リハーサルをグループ内で評価して問題点があれば修正しておく。
　　　　　　　　　　　　　　　　　　　　　　　　　　　　　　　　　　【20分】

④完成したシナリオと資料を発表し、評価を行う。　　　　　　　　　　　【60分】

【推奨時間：約180分】

●用意するもの

- 6W3Hシート
  ファイル名：UNIT1-3.xlsx　シート名：ワークシート1-3-2
- 事業計画書
  ファイル名：UNIT1-3.xlsx　シート名：ワークシート1-3-3

ポイント&アドバイス

1――事業への参画を要請する対象者

　Work1-5-1と同様に、プレゼンテーションの対象となる関係者・機関は、その事業計画とどのような関連性があり、また、連携・協働したときにどのような効果があるのか検討する。

　地域住民の参画を得る場合には、とくに情報の提供は重要であり、計画策定過程のそれぞれの段階で、できるだけ地域住民が考えたり、多様な意見を表明できるような方法（住民座談会、ワークショップ、シンポジウム、セミナー、公聴会、パブリック

• UNIT 1−5 公衆栄養プログラムに関連する関係者・機関との合意づくり •

コメントなど）を多彩に設定することが大切になる。たとえば、地域住民、ボランティア団体、NPOなどの自主的な活動を計画の中に位置づけ、相互に連携できるように調整する。そのために、食生活改善推進員などのボランティアには地域住民とのパイプ役になってもらえるように説明会を開催し、意見交換や協議を進める。また、基本計画の策定委員会で検討・作成した計画素案の段階から地域住民などに具体的に説明し、幅広く意見の集約を行い、実際に計画が策定されたときには地域住民に公表し、周知を図る。この場合、地域住民はプログラム策定の参加者であるとともに、自らが公衆栄養プログラムの担い手になる。このような活動が地域のエンパワメントを高めていくプロセスとなる。

2──シナリオ、スライド、資料作成の留意点

シナリオ作りにあたっては、まず、UNIT 1−3で事業計画書の項目に記載する内容を検討したときの「6W3H」（p.46）の観点で再確認し、その中で相手が最も知りたいと思われる情報を予測して優先的に伝えるようにする。

次に構成を組み立てる。何を課題としてとらえ、何をめざしてどう解決していこうとしているのか、そして、相手にとってのメリットは何かを裏づけとともにしっかりと把握しながら組み立てる。

構成を決めたら、そこにシナリオを落とし込んでいく。その中で、図解することで理解しやすい、印象に残りやすい内容や、キーワード化することでポイントを伝えやすい内容を考えてスライドや配付資料にしていく。図解では、とくに関係性や手順を示すフローチャートや座標軸のように4つの領域（象限）で考えるマトリックスなどの方法を活用できるとさらに効果的となる。

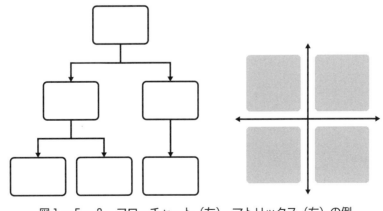

図1−5−3　フローチャート（左）、マトリックス（右）の例

3 ── 事業計画実施後の報告と評価について

　事業を実施した後の計画の評価（事業評価）では、とくに公民協働で計画が策定されている場合、行政内部の自己評価と並行して地域住民の評価により最終的に総合評価が行われる。その際には、評価対象となった事業に関して各事業の担当者や、専門的な知識と経験を有する専門家、あるいは一般住民、利用者、主体的な参画者といった各階層の地域住民などに対して評価にかかわる情報を提供する。

【引用文献】
1 ）下條一郎『すぐに使える報告書・レポートの書き方』PHP研究所　2005年　pp.31－42、p.130
2 ）永山嘉昭『伝わる！　図表のつくり方が身につく本』高橋書店　2012年　pp.10－11、pp.144－145

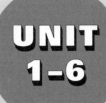

UNIT 1-6 公衆栄養プログラムの展開事例

> **学習目標**
> ①都道府県ならびに市町村における公衆栄養プログラムの事例検討を通して、これまで学習してきた公衆栄養マネジメントを総合的に理解する。
> ②目的別の公衆栄養プログラムの特徴について理解する。
> ③事例を読みとる力を養い、実施したプログラムを事業報告書にまとめるための知識・技術を高める。

1 公衆栄養マネジメントの総合的学習

　事業の事例を通して公衆栄養マネジメントの枠組みや考え方を総合的に学習する。事例は、日本栄養士会「行政栄養士による活動事例集」から抜粋したもので、「事業名」「指標と目標値」「現状と課題」「事業の目的」「対象」「連携機関」「実施時期」「事業内容」「評価」「課題」が記されている。

　健康教育は、単発的な事業では効果が期待しにくい。PDCAサイクルに基づき、継続的に事業を実施するように努めることが重要である。公衆栄養マネジメントの具体的な事例から読みとって検討する。

Work 1-6-1

モデル事例を読み、具体的な活動内容と評価指標を検討してみよう

●進め方と時間配分

①4～6人のグループで、表1-6-1のモデル事例と記入の要点を確認しながら読みとり、具体的にどのような活動が行われたかについて話し合う。　【20分】
②対象やアプローチ方法などを変えた場合、どのような事業内容に変更するべきかを

検討する。【15分】
例）ポピュレーションアプローチとハイリスクアプローチの場合

【推奨時間：約35分】

●用意するもの

- 事業事例：市民の生活習慣病予防を推進するための事業
  表1-6-1　モデル事例と記入の要点
- 参考資料
  巻末の参考文献（第1部）やインターネットなどから必要な資料を適宜用意する。

表1-6-1　モデル事例と記入の要点

項目	内容	記入の要点
事業名	生活習慣病予防総合推進事業 〜健康寿命と健診受診率アップを目指して〜	実施した実際の事業名（事業内容がイメージできる事業名）
指標と目標値	短期目標（○○年度）：特定健診の周知度 中期目標（○○年度）：特定健診受診率 長期目標（○○年度）：【指標】高血圧といわれたことのある40〜69歳の市民が治療を受けている割合を61.5%（○○年度）から65.0%以上（○○年度）とする。（○○市健康づくり計画（○○〜○○年度）より）	めざすところ、ある程度の期間を経て到達する長期目標、計画の指標と目標値（到達予定年を含む）
現状と課題	・2006年から2010年の○○市の性別主要死因別標準化死亡比をみると男性では脳卒中・がん・心疾患が高く、女性では脳卒中・心疾患・腎不全が高かった。さらに男性50〜69歳の主要死因別標準化死亡比をみると、がん・心疾患・脳卒中で高い状況にあり、壮年期の脳血管疾患と心疾患を含む循環器疾患予防が大きな課題である。 ・○○市健康づくりアンケート（○年6〜7月実施）においては、高血圧といわれたことのある人の割合は、男性45%・女性35%であり、そのうち治療を受けている割合は、40〜69歳の男性60%、女性63%という状況にあった。 ・○○市国保特定健診受診率は、全国市町村国保特定健診受診率と比較すると低く、かつ、○年度25.7%、○年度24.6%と低迷が続いている。また、特定保健指導実施率も○年度7.4%、○年度6.7%と全国と比較するとかなり低いことから、特定健診受診と保健指導の必要性を周知する必要がある。	当事業立案のもとになったデータ分析など（ニーズ）
事業の目的	健診結果説明会、個別保健指導や健康教育事業を通じ、対象者が健診結果の数値から自らの体の状態がわかり、生活習慣の改善のきっかけとすることができる。また、継続して健診を受診する必要性を理解し、生活習慣病の発症及び重症化予防に向けて対象者一人ひとりが自らの健診結果の経年的な変化に気づき、自らの意思で生活習慣改善行動をとることができる。	当事業により達成する事項など、具体的で比較的短期で到達可能な目標（対象となる住民に対して、どのような成果を得てもらうことを目的としたのか）
対象	○○市民　概ね○○○○○○人	当事業の対象（より詳細であることが望ましい）
連携機関	○○市食生活改善推進協議会、○○県国保連合会、○○県栄養士会	当事業においてかかわりのあった機関の部署名や団体の名称など（事業をより効果的に実施するための連携機関）

• UNIT1−6 公衆栄養プログラムの展開事例 •

実施時期		○○年4月〜○○年3月	← 当事業の実施年月日
事業内容		• 生活習慣病予防推進協議会（仮称）の設置 　○○市の状況をふまえた生活習慣病予防対策を推進するために、各関係機関と現状・課題の共有を図り、具体的方策を協議することを目的に協議会を設置し、生活習慣病予防を推進する。 • 食生活改善事業の実施 　健康づくりや食生活に関する情報提供のため、地域で料理講習会や食育活動等の実施について○○市食生活改善推進議会に委託を行う。委託事業内容には、家庭血圧測定の重要性、健診結果からみる体（血管）の変化、生活習慣病予防に関する学習の機会とする。また、地域での料理講習会等の活動時に地域住民への生活習慣病予防に向けた情報発信を依頼する。 • ショッピングモールを活用した健康教育の開催 　市内にあるショッピングモールを活用し、9月の健康増進月間の毎週土曜日・日曜日に健康増進に関するブースを設置し、運動機器体験・バランスのとれた食事モデル展示・健康相談を実施する。 • 出前健診結果説明会の実施 　10人以上の集団に対して、出前の健診結果説明会を行う。受診者を対象に健診結果構造図を使用した健診結果の数値から理解する体の状態、また、重症化予防に向けた生活習慣改善の必要性を説明する。	← 具体的な内容（第三者が読んでイメージできるようにわかりやすい事業内容であることが望ましい）
評価	企画評価	• 地域のニーズを的確に把握できているか • 問題の緊急性や重要性を考えているか	← 事業プログラムが合理的に立案され、効率的に運営できるかを評価
	経過評価	• 生活習慣病予防推進協議会（仮称）の設置 　【経過評価項目】実施回数及び参加人数 　【結果】実施回数：2回 　　　　　参加者数：○○人×2 • 食生活改善事業の実施 　【経過評価項目】実施回数及び参加人数 　【結果】○○回：延べ○○○○人 • ショッピングモールを活用した健康教育の開催 　【経過評価項目】実施回数及び参加人数 　【結果】○○回：延べ○○○○人 • 出前健診結果説明会の実施 　【経過評価項目】実施回数及び参加人数 　【結果】○○回：延べ○○○○人	← 協力率や参加率、実施率などから手順通りに実行されているか、あるいは目的を達成するための対象者の行動変化の評価（実施後にその項目の結果を評価する）
	影響評価	• 評価方法及び評価時期 　○○年度の特定健診受診率及び特定保健指導実施率により評価する予定。	← 事業の目的そのものが達成できているかの評価（具体的な方法で、数値による評価が望ましい）
	結果評価 （成果評価）	• 健康寿命の変化	← 事業の達成すべき目的の評価および最終段階にある、めざす健康状態の評価
課題		ショッピングモールを活用したことで、健康づくりを家族にアピールすることができた。今後継続的に実施することで、健康診査及び生活習慣病予防の無関心層への働きかけを強化していきたい。また、食生活改善推進協議会から提案された中高年層の男性への参加促進を関係機関と協議し啓発を行う。	← 上記の評価をふまえて、新たな課題やニーズ、次回につなげる事項（本事業を実施したことで浮かび上がった課題）
その他		―	

2　行政栄養士が推進する施策の事例検討

　「地域における行政栄養士による健康づくり及び栄養・食生活の改善の基本指針」（平成25年3月29日）には、当時の健康日本21（第二次）の推進をふまえて、行政栄養士が健康づくりや栄養・食生活の改善に取り組むための基本的な考え方とその具体的な内容が示されている（図1－6－1）。この基本指針では、行政栄養士の配置数が限られている状況ではあるが最大限の施策成果を得るために、⑴組織体制の整備、⑵健康・栄養課題の明確化とPDCAサイクルに基づく施策の推進を重視し、健康日本21（第二次）に基づき、⑶生活習慣病の発症予防と重症化予防の徹底、⑷社会生活を自立的に営むために必要な機能の維持及び向上、⑸食を通じた社会環境の整備の促進に関する指針が示されている。

　本節の事例は、日本栄養士会「行政栄養士による活動事例集」から、上記⑶⑷⑸の観点で3つの施策を抜粋した。本節の事例を読みとる力を養い、目的別の公衆栄養プログラムの特徴を理解するとともに、実施したプログラムを事業報告書にまとめるための知識・技術を修得する。

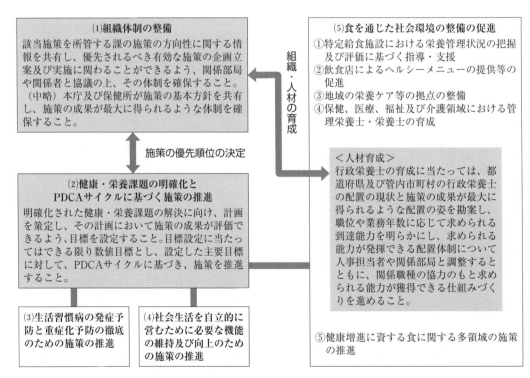

図1－6－1　施策の成果を最大に得るための枠組み

出所）厚生労働省「新たな行政栄養士業務指針のねらいと健康・栄養施策の推進」平成25年度都道府県等栄養施策担当者会議（資料1）　2013年

• UNIT 1-6 公衆栄養プログラムの展開事例 •

　公衆栄養プログラムを運営するには行政だけではなく、民間企業、学校、病院、NPO、ボランティア団体などさまざまな組織・団体がかかわることによって効果が発揮される。多くの人々の協力を得るためには、実際の運営にあたり、実施する時期から逆算して準備を進める作業工程が必要である。そして、計画立案の段階から日程や会場、スタッフの人数、準備する道具や機器など具体的な事柄をしっかりと考えて進行管理に努めなければならない。さらに、行政栄養士の仕事は、広域的・専門的・技術的業務を行う都道府県の事業と、一般的な栄養・保健指導業務を行う市町村の事業では、内容が異なる。

　以上のような点から、それぞれの事例がどのような機関と連携・協働しているか、また、運営上どのようなことに留意する必要があるのかなどについても検討する。

事例1：生活習慣病の発症予防と重症化予防の徹底のための施策の推進

　「生活習慣病の発症予防と重症化予防の徹底のための施策の推進」に関する行政栄養士の役割と内容は、表1－6－2の通りである。表1－6－3の事例は、県の保健所が主体となり、管内の市町と連携した事業である。

表1－6－2　生活習慣病の発症予防と重症化予防の徹底のための施策の推進

都道府県	保健所設置市及び特別区	市町村
■適切な栄養・食生活を実践することで予防可能な疾患についての予防の徹底 ・市町村や保険者等の協力を得て、特定健診・特定保健指導等の結果を共有し、施策に活かすための体制の整備 ・共有された情報を集約・整理し、市町村の状況の差に関する情報を還元する仕組みづくり ・地域特性を踏まえた疾病の構造と食事や食習慣の特徴を明らかにし、その結果を広く周知・共有し、発症予防の効果的な取組を普及拡大する仕組みづくり	■適切な栄養・食生活を実践することで予防可能な疾患についての予防の徹底 ・集団全体の健康・栄養状態の特徴を特定健診・特定保健指導の結果をはじめ、レセプトデータ、介護保険データ、その他統計資料等に基づいて分析し、優先的に取り組む健康・栄養課題を明確にし、効果が期待できる目標を設定し、効率的かつ効果的に栄養指導を実施 ・対象者が代謝等の身体のメカニズムと食習慣との関係を理解→食習慣の改善を自らが選択→行動変容 実施後：検査データの改善度、行動目標の達成度、食習慣の改善状況等の評価→より効率的かつ効果的な指導方法となるよう改善 ■健康・栄養課題を明確にした戦略的取組の検討 ・設定した目標に対する評価・検証 ・課題解決に向けた計画の修正 ・戦略的取組の検討	

出所）厚生労働省「新たな行政栄養士業務指針のねらいと健康・栄養施策の推進」平成25年度都道府県等栄養施策担当者会議（資料1）　2013年

表1－6－3 「生活習慣病の発症予防と重症化予防の徹底のための施策の推進」に関する事例

項目		内容
事業名		地域の健康づくりの機運醸成を目指す「いしのまき・スマート・プロジェクト」
指標と目標値		【短期目標】市町や関係機関と健康課題を共有し、それぞれの機関で取組ができる。 【中期目標】課題となっていた生活習慣等の要因が改善する。 【長期目標】成人のメタボ該当者、予備群の割合や、肥満傾向児の割合が減少する。
現状と課題		石巻圏域は心疾患と脳血管疾患による死亡が多く、メタボリックシンドロームの該当者・予備群、肥満、血圧高値のいずれも男性は石巻圏域が県内ワースト1位である。また、生活習慣の状況では、運動習慣がない人、喫煙習慣のある人の割合も県内で高い状況にあり、健康課題が山積している。
事業の目的		石巻圏域のメタボ予防・改善の実現に向け、子どもから大人まで生涯にわたる健康的な生活習慣の定着が図られるよう、地域住民が健康づくりを実践しやすい環境の整備等ポピュレーションアプローチの取り組みを推進する。
対象		石巻圏域の住民及び保健医療関係機関、労働安全関係機関、子育て関係機関、マスコミ関係機関等
連携機関		市町村、保育・教育関係機関、労働基準監督署、労働基準協会、商業施設、医師会、歯科医師会、薬剤師会、栄養士会
実施時期		平成29年度～
事業内容		(1)事業検討会議……圏域の課題を共有し事業の推進目標を達成するために、関係機関・団体等の担当者を参集し会議を開催。当事業が効果的に推進されるよう事業検討・評価を行う。 (2)働く人の健康づくり推進事業……事業所における健康づくりの機運をつくるため、労働基準監督署・労働基準協会と連携し、事業所単位の取組を支援する事業を実施（歩数UPチャレンジ、運動セミナー、出前講座等）。R2からは「働く人の健康かわら版いしのまきスマート通信」を発行。 (3)子どもの健康なからだづくり推進事業……教育事務所と連携し、子どもの健康課題解決について関係機関等と協議を行い、基本的生活習慣の定着を目的に保育・教育機関の職員を対象に研修会を開催。また、各保育・教育機関における取組を支援する事業を実施（媒体の貸出等）。 (4)関係機関との連携による情報提供……重点的に取り組むべきスローガン「歩こう！ あと15分」「朝・昼・夕「いただきます」は野菜から」を連携機関とともに協議し決定、その後いしのまき・スマート・プロジェクトポスター作成し配布。その他、地元新聞に健康に関する記事の掲載、同プロジェクトホームページによる関係機関向けの情報を発信中。
評価	企画評価	
	経過評価	・いしのまき・スマート・プロジェクトポスターの作成・配布 1,000部（R1） ・働く人の健康かわら版「いしのまきスマート通信」の配布 700事業所×3回（R2～） ・地元新聞に記事掲載 毎月1回（H30～） ・ホームページアクセス数 3,584件（前年比＋1,102件）（R1年度末時点）
	影響評価	
	結果評価 （成果評価）	・メタボリックシンドローム該当者・予備群の減少。
課題		事業の推進目標達成のための具体的な改善策の検討と、健康経営の理念の普及、関係機関と連携したメタボ対策に取り組む必要がある。

出所）日本栄養士会「2020年度行政栄養士による活動事例集」p.14を一部改変

• UNIT 1-6 公衆栄養プログラムの展開事例 •

Work 1-6-2

Work 1-6-1に準じて、地域の公衆栄養プログラム事例の評価指標を考えよう

●進め方と時間配分

①各自で事例（表1-6-3）の活動を理解する。　　　　　　　　　　　　【5分】
②4〜6人のグループで以下の事項について相互に意見を交換し合い、事例の理解を深める。　　　　　　　　　　　　　　　　　　　　　　　　　　　　　　　【15分】
  ・ライフステージに応じた接点のある「連携機関」について調べ、連携機関としてどのような公衆栄養活動ができるのかについて話し合う。
  ・「事業内容」から1〜4つの具体的活動内容を検討する。
③他の自治体で実施している「生活習慣病の発症予防と重症化予防の徹底のための施策の推進」に関する事業事例を調べて、取り組みの方法や条件について比較検討する。　　　　　　　　　　　　　　　　　　　　　　　　　　　　　　　【20分】
  例）減塩＆野菜・果物もう1品運動（秋田県）、おいしく減塩！ 推進事業（茨城県）など
④空欄になっている評価指標を考えてみる。　　　　　　　　　　　　　【20分】
　　　　　　　　　　　　　　　　　　　　　　　　　　　【推奨時間：約60分】

●用意するもの
・事業事例：「地域の健康づくりの機運醸成を目指す「いしのまき・スマート・プロジェクト」」（宮城県）
　表1-6-3「生活習慣病の発症予防と重症化予防の徹底のための施策の推進」に関する事例
・参考資料
　巻末の参考文献（第1部）やインターネットなどから必要な資料を適宜用意する。

事例2：社会生活を自立的に営むために必要な機能の維持及び向上のための施策の推進

「社会生活を自立的に営むために必要な機能の維持及び向上のための施策の推進」に関する行政栄養士の役割と内容は、表1-6-4の通りである。高齢者の健康は、特に保健所設置市ならびに市町村が施策推進を担うが、表1-6-5の事例は、県の保健所が主体となり、管内の市町と連携した事業である。

表1-6-4 社会生活を自立的に営むために必要な機能の維持及び向上のための施策の推進

都道府県	保健所設置市及び特別区	市町村
■市町村の状況の差に関する情報について還元する仕組みづくり ■児童・生徒における健康・栄養状態の課題解決については、教育委員会と調整 ■子どもの健やかな発育・発達、高齢者の身体及び生活機能の維持・低下の防止に資する効果的な栄養・食生活支援の取組事例の収集・整理を行い、市町村の取組に役立つ情報について還元する仕組みづくり	①次世代の健康 ■乳幼児健診で得られるデータ：子どもの栄養状態を反映する代表的な指標である身体発育状況の集計・解析 ・集団の年次推移の評価を通して、肥満や栄養不良など優先される課題を選定 ・個人の状況の変化の評価を通して、栄養・食生活の個別支援が必要とされる子どもの特定 ■低出生体重児：減少に向けては妊娠前の母親のやせや低栄養など予防可能な要因について、他職種と連携し、その改善に向けた取組 ■児童・生徒：肥満ややせなど将来の健康にも影響を及ぼす課題がみられた場合は、教育委員会と基本的な対応方針にかかる情報を共有した上で、家庭、学校及び関係機関と連携した取組 ②高齢者の健康 ■健康増進、介護予防及び介護保険等での栄養・食生活支援を効果的に行う体制の確保 ■低栄養傾向や低栄養の高齢者の実態把握及びその背景の分析等を進め、改善に向けた効果的な計画の立案、取組 ■地域包括ケア体制全体の中で、優先的に解決すべき栄養の課題について、他職種と連携し取り組む体制を確保、必要な栄養・食生活支援について関係部局や関係機関との調整	

出所）厚生労働省「新たな行政栄養士業務指針のねらいと健康・栄養施策の推進」平成25年度都道府県等栄養施策担当者会議（資料1） 2013年

Work 1-6-3

低栄養予防プログラム事例の企画を理解するために、介護保険制度や介護予防・日常生活支援総合事業について調べて評価指標を考えよう

●進め方と時間配分

①各自で事例（表1-6-5）の活動概要を理解する。【10分】

②事例の理解を深めるために、4～6人のグループで以下の事項について調べて相互に意見を交換し合う。【30分】

- 介護保険制度の仕組みについて理解する。
- 2017（平成29）年度から新しい介護予防・日常生活支援総合事業がすべての市町村で実施され、低栄養に関する事業は、「介護予防・日常生活支援総合事業」の「一般介護予防事業」の中で展開される仕組みとなった。住所地の市町村では、低栄養に関する事業がどのように実施されているのかについて調べる。
- 実施されている低栄養に関する事業について、意見交換する。

③表1-6-5の評価指標を考えてみる。【20分】

【推奨時間：約60分】

• UNIT 1 - 6　公衆栄養プログラムの展開事例 •

表 1 - 6 - 5　「社会生活を自立的に営むために必要な機能の維持及び向上のための施策の推進」に関する事例

項目		内容
事業名		高齢者のフレイル・低栄養予防に向けた食支援体制と食環境整備
指標と目標値		・低栄養傾向（BMI≦20 kg/m²）の地域高齢者の割合の維持（ひょうご食生活実態調査） ・高齢者の食支援に関わる関係機関における低栄養予防の取組の充実および連携の強化 　市町食育主管課と高齢福祉所管課の庁内会議、啓発に取り組む中食販売店：なし（平成29年）→増加
現状と課題		管内地域は県内でも特に高齢化率が高い（豊岡市34.3％、香美町41.5％、新温泉町40.7％(令和2年)）。平成29年度に実施した管内モデル地域の実態調査では、地域高齢者の約2割は低栄養傾向にあること、また、配食や中食、ボランティア給食、通所介護といった様々な支援やサービスが高齢者の食生活を支える重要な要素の1つとなっていることが分かった。このことから、地域全体で高齢者を支え、フレイル・低栄養予防に繋がるような食支援体制の構築が必要と考えた。
事業の目的		地域の関係機関と食支援サービスに関する課題を共有し、協議の上、以下のねらいを設定した。 ・高齢者が食知識と実践力を身につける ・食支援体制整備（関係機関の連携強化、必要な支援に繋げられる体制の整備） ・食環境整備（低栄養予防を意識した配食、通いの場等での食事提供や食品購入ができる環境づくり）
対象		地域高齢者およびその支援者、中食販売店、配食事業者、介護サービス事業所等
連携機関		管内市町食育主管課・高齢福祉所管課、社会福祉協議会、地域包括支援センター、食生活改善推進員協議会、中食販売店（スーパーやコンビニ）、配食事業者、介護サービス事業所等
実施時期		平成29年4月～令和4年3月（5年）
事業内容		平成29・30年度に香美町村岡区をモデル地域として事業を行い、以降は管内全域へ取組を展開し、充実を図っている。 (1)体制整備……食育推進会議の開催（年1～2回） (2)実態把握……地域高齢者の食生活や食支援課題に関するアンケート調査（平成29年、モデル地域、72人）、配食や介護サービス事業所等における食事提供に関する実態調査（50箇所） (3)普及啓発……地域高齢者や支援者向け啓発リーフレットの作成・普及、スーパーやコンビニでの啓発POPの作成・普及（現在32店舗に配布）、配食や介護サービス事業所、サロン等の献立作成・栄養管理を支援するツールの作成・普及 (4)人材育成……配食事業者や通いの場スタッフ、食事ボランティア等向けの栄養管理研修会の開催、「地域高齢者向け配食事業の栄養管理ガイドライン」の普及啓発
評価	企画評価	
	経過評価	
	影響評価	
	結果評価 （成果評価）	
課題		・食環境整備の取組が継続的なものとなるよう、既存事業を活用し、取組を進める必要がある。 ・低栄養予防を意識した献立作成・栄養管理の支援ツールは作成中。特に、給食施設でない小規模の管理栄養士・栄養士未配置施設（通所施設や小規模多機能型居宅介護施設等）において栄養管理面に課題があることから、これらの施設を中心に活用を広めるとともに、効果の検証が必要である。

出所）日本栄養士会「2020年度行政栄養士による活動事例集」p.37を一部改変

●用意するもの
- 事業事例:「高齢者のフレイル・低栄養予防に向けた食支援体制と食環境整備」(兵庫県)
表1−6−5「社会生活を自立的に営むために必要な機能の維持及び向上のための施策の推進」に関する事例
- 参考資料
巻末の参考文献(第1部)やインターネットなどから必要な資料を適宜用意する。

事例3:食を通じた社会環境の整備の促進

「食を通じた社会環境の整備の促進」に関する行政栄養士の役割と内容は、表1−6−6の通りである。表1−6−7の事例は、県庁健康増進課が主体となり、保健所と連携し食育関連事業者の参加を求める事業である。

表1−6−6　食を通じた社会環境の整備の促進

推進施策	都道府県	保健所設置市及び特別区	市町村
特定給食施設における栄養管理状況の把握及び評価に基づく指導、支援	○	○	−
飲食店によるヘルシーメニューの提供の促進 ●ヘルシーメニューの提供:より効果のあがる取り組みを ●栄養表示の活用:健康増進に資するよう制度の普及に努める	○	○	−
地域の栄養ケア等の拠点の整備 ●在宅での栄養・食生活に関するニーズの実態把握の仕組みを検討 ●地域のニーズに応じた栄養ケアの拠点の整備 ●大学等と連携し、地域の技術力を生かした栄養情報の拠点の整備	○	−	−
保健、医療、福祉及び介護領域における管理栄養士・栄養士の育成	○	○	○
健康増進に資する食に関する多領域の施策の推進	○	○*	○*
健康危機管理への対応	○	○	○

※食育推進のネットワーク構築
出所)厚生労働省「新たな行政栄養士業務指針のねらいと健康・栄養施策の推進」平成25年度　都道府県等栄養施策担当者会議(資料1)　2013年を一部改変

• UNIT 1－6　公衆栄養プログラムの展開事例 •

表1－6－7　「食を通じた社会環境の整備の促進」に関する事例

項目		内容
事業名		民間企業との協働で行う自然に健康になれる食環境整備
指標と目標値		くま食健康マイスター店の指定数の増加、野菜くまモリ運動協力店の増加、県民の野菜摂取量の増加
現状と課題		本県は、男女とも全ての年齢において、空腹時血糖およびHbA1cの数値について保健指導や受診勧奨の対象と判定された人の割合が、全国平均を大きく上回っている。また、県民の健康的な生活習慣の1つとして、野菜を1日に350g摂取することが推奨されているが、県民の野菜摂取量は259.4gと約100gの野菜が不足している状況にある。生活習慣病の発症予防や健康寿命の延伸に向けて健康的な食生活を送る県民を増やしてくためには、健康に関心がない県民であっても自然に健康になれるような食環境を整備していくことが重要となる。
事業の目的		外食する際や食事を購入する際に、主食・主菜・副菜がそろった食事、野菜がたっぷり入った食事など、栄養バランスのとれた適切な量の食事を選択できるように、飲食店、弁当店、スーパーマーケット、コンビニエンスストア、社員食堂等で健康に配慮した食事を手に入れやすい食環境を整備する。
対象		県内の飲食店、弁当・惣菜店、コンビニエンスストア、スーパーマーケット等
連携機関		熊本県食環境整備推進連絡会議構成団体（16団体）、味の素株式会社、カゴメ株式会社
実施時期		令和2年度〜
事業内容		・外食料理店等をくま食健康マイスター店へ指定する。今年度は大手企業と連携することで、県民に身近な店舗を指定につなげ、店舗数を大幅に増加させた。また、指定店舗を熊本県ホームページや広報誌等へ掲載し啓発している。 ・野菜の日（8/31）にあわせて民間企業とともに野菜摂取促進のメッセージをメディアを活用して発信。 ・愛菜の日（1/31）にコンビニエンスストア、カゴメ株式会社、県栄養士会とイベントを実施するとともに、県内スーパーマーケットやお弁当店等でのPOP掲示や野菜たっぷりメニューの提供。
評価	企画評価	
	経過評価	・マイスター店指定に向けた大手企業への説明・野菜の日や愛菜の日に向けた民間企業との打ち合わせの実施・SNSを活用した啓発の実施・野菜くまモリ運動にかかる食環境整備推進連絡会議構成団体への働きかけの実施
	影響評価	・主食・主菜・副菜がそろった食事をする人の増加 ・野菜がたっぷり入った食事をする人の増加 ・栄養バランスの取れた食事を提供する飲食店・お弁当店の増加
	結果評価 （成果評価）	・くま食健康マイスター店指定数170店舗（令和6年2月22日現在） ・野菜くまモリ運動に協力した店舗数・関係機関数　500店舗・関係機関 ・野菜摂取量の増加（県健康食生活・食育推進計画評価指標）
課題		・今後、減塩にも力を入れていくため、民間企業や大学と協同し減塩メニューの開発を行う予定。 ・SNS等を効果的に活用し、健康無関心層に対するアプローチを強化していく必要がある。食環境整備推進連絡会議構成団体を巻き込んださらなる環境整備が求められている。
その他		くま食健康マイスター店紹介サイト（熊本県ホームページ）： https://www.pref.kumamoto.jp/soshiki/44/176577.html

出所）熊本県健康福祉部資料を一部改変

Work 1-6-4

Work 1-6-1に準じて、食を通じた社会環境整備のプログラム事例の評価指標を考えよう

●進め方と時間配分

①各自で事例（表1-6-7）の活動を理解する。【5分】

②4～6人のグループで以下の事項について相互に意見を交換し合い、事例の理解を深める。【15分】
- 望ましい食環境とはどのようなものなのか、具体例をあげて話し合う。
- 食環境を整えるうえでの「連携機関」は具体的にどのような施設かを考え、どのような取り組みが可能なのかについて話し合う。
- 「対象」とする提供施設に応じた食事内容とは何かについて話し合う。

③他の都道府県で実施している「食を通じた社会環境の整備の促進」に関する事業事例を調べて、取り組みの方法や環境整備を進めるうえでの認定条件などについて比較検討する。【20分】
例）食育推進協力店（愛知県）、健康づくり協力店（群馬県）など

④空欄になっている評価指標を考えてみる。【20分】

【推奨時間：約60分】

●用意するもの
- 事業事例：民間企業との協働で行う自然に健康になれる食環境整備（熊本県健康福祉部）
表1-6-7「食を通じた社会環境の整備の促進」に関する事例
- 参考資料
巻末の参考文献（第1部）やインターネットなどから必要な資料を適宜用意する。

第2部 食事調査の実際

　健康の維持・増進、生活習慣病の予防や発症にかかわる要因として、食習慣は、喫煙、アルコール、運動習慣などとともに重要である。食習慣とは、料理、食品の摂取頻度・摂取量、エネルギー・栄養素摂取量、食べ方（時間・回数・共食など）などの習慣的な摂取状況や食行動を意味する。

　公衆栄養、栄養疫学、栄養教育、臨床栄養の場では、調査対象者の食習慣を科学的に適正に把握することが求められている。

　第2部「食事調査の実際」では、①日々の食事摂取の特徴を理解し、習慣的な食事摂取量の概念を知る、②代表的な食事調査の特徴、長所・短所を理解し、標準化された精度の高い調査法を習得する、③食事調査から得られたデータの統計解析法を知る、④公衆栄養活動・栄養疫学などの領域で、目的に合った食事調査法と解析方法が選択できる、また、食事調査の結果を適正に評価できる、⑤食習慣調査を企画・設計する方法を習得することなどを目的としている。

UNIT 2-1 食事調査の概要

学習目標

食事調査の概要と、人を対象とした調査における調査倫理の概要について以下の点から学ぶ。

①目的に適した食事調査法を選択することができる。
　代表的な食事調査法、とくに「食事記録法」「24時間思い出し法」「食物摂取頻度調査法」について、それぞれの概要とメリット・デメリットについて理解する。
②個人内変動と習慣的な食品・栄養素等摂取量（以下「栄養素等摂取量」）について説明できる。
　食事調査について学習する前に、日々の食事（栄養）摂取の特徴を把握し、健康・疾病の重要な要因として、習慣的な摂取量とは何かを理解する。
③調査・研究倫理とインフォームド・コンセントについて説明できる。
　人を対象とした調査における調査倫理の遵守と調査対象者のインフォームド・コンセントをとることの必要性について理解する。

　食事調査は、「対象者が個人なのか、集団なのか」「詳細な摂取量調査なのか、概量なのか」「ある限られた日の摂取量なのか、あるいは習慣的な摂取量なのか」など、対象者と目的によりその調査方法を選択する必要がある。
　健康増進あるいは生活習慣病との関連で必要な食事調査の情報は、個人あるいは集団のある1日の正確な摂取量ではなく、「習慣的な栄養素等摂取量」から得られる。個人の摂取量は日々変化し、また、その変化量は栄養素によって異なる。このような変動を「個人内変動」あるいは「日間変動」という。この変動のため個人の真の習慣的な摂取量はとらえがたい（わからない）。しかし概念として、習慣的な摂取量とは、複数日の平均摂取量と考えてよい。このUNITでは、いろいろな食事調査法の特徴とその適用について理解する。

1 いろいろな食事調査法の特徴

　食事調査法には、「食事記録法」(「秤量記録法」「目安量記録法」)「陰膳法(かげぜん)」「24時間思い出し法」「食物摂取頻度調査法」「食事歴法」などがある。栄養関連の生体指標を用いた調査（尿中ナトリウムなど）もあるが、ここでは取り上げていない。

　各食事調査法の特徴、メリット、デメリットなどについて考えてみよう。

●進め方と時間配分
①復習（宿題）：主要な食事調査法の特徴については既に学習しているので、復習のためにまとめてくる。　　　　　　　　　　　　　　　　　　　　　　　【宿題】
②グループ内で司会者と発表者を決める。
③食事調査法について、概略をグループ内で担当者が説明する。　　　　　【30分】

●用意するもの（ツール・参考資料）
- 食事調査法の種類と概要
  ファイル名：UNIT 2 - 1.xlsx　シート名：ワークシート 2 - 1 - 1
- Willett, W.: Nutritional Epidemiology, 2nd ed.（1998）／田中平三監訳『食事調査のすべて―栄養疫学― 第2版』第一出版　2003年
- 日本栄養改善学会監修『食事調査マニュアル　はじめの一歩から実践・応用まで 改訂4版』南山堂　2024年
- レポートの様式

Work 2-1-1

代表的な食事調査法の特徴について、グループ内で発表してみよう

　食事調査法の特徴を理解するために、それぞれの調査の方法、長所、短所、問題点、妥当性、運用について表2－1－1を参考にして、空欄部について**ワークシート2－1－1**にまとめ（宿題）、グループ内で担当を決めて説明する。

表2−1−1　食事調査法の種類と概要【ワークシート2−1−1】

※記入するスペース（セル）は、内容に応じて広げてまとめる。

クラス：＿＿＿＿＿＿＿＿　　学籍番号：＿＿＿＿＿＿＿＿＿　　氏名：＿＿＿＿＿＿＿＿＿

【リアルタイムの食事調査】

1．食事記録法

a．秤量記録法（Weighed Dietary Record：WDR）

方　法	
長　所	
短　所	
問題点	
妥当性	
運　用	

b．目安量記録法（Dietary Record：DR）

方　法	記録する時点は、秤量記録法と同じであるが、計らずに目安量（ご飯1杯、肉1切れなど）を記録する。専門家が重量換算して、食品成分表に基づいて、栄養摂取量を計算する。
長　所	記録期間中、食べながら記録するので、記入漏れが少なく、食物摂取情報（食べた食品・調理法）は正確である。秤量記録法に比較して調査対象者の負担は軽い。
短　所	摂取量の見積もり（目安量の申告とその重量換算）によって、実際の摂取量との差が大きくなる可能性がある。正確性は秤量記録法より低い。目安量の重量換算に時間・人手・コストがかかる。
問題点	目安量の重量換算を複数の担当者で行うと、担当者間のばらつきが問題となる。ほかは秤量記録法と同じ。
妥当性	食べた物をリアルタイムで記録するので、食品や調理法などの情報は精度が高いが、真の摂取量に関する妥当性は、秤量記録法より低くなる。
運　用	1日調査は集団の平均値や中央値を求めることができる。調査対象者の負担が秤量記録法より少ないので、高齢者、学童、生徒などによく用いられている。調査日数は目的により異なるが、1〜3日間調査がよく行われている。

2．陰膳法

方　法	調査対象者が摂取した同じ食べ物・料理を提供してもらい、ミキサーで混和したものについて、栄養成分を化学的に分析する（分析法）。
長　所	摂取したものを分析するので、最も正確である。
短　所	コストが高い（試料の買い取り、分析料など）。調査対象者ならびに分析に手間がかかる。
問題点	経費が高いため、複数日、多数の調査対象者には適用しにくい。
妥当性	真の摂取量に関する妥当性は、最も高い。
運　用	ミネラル・ビタミンなど微量栄養素や成分表に記載されていない成分の調査に用いられる。

【過去の食事に関する調査】

1．24時間思い出し法（24-hour Dietary Recall）

方　法	
長　所	
短　所	
問題点	
妥当性	
運　用	

2．食物摂取頻度調査法（Food Frequency Questionnaire：FFQ）

方　法	
長　所	
短　所	
問題点	
妥当性	
再現性	
運　用	

3．食事歴法（Dietary History）

方　法	一般的には食事歴法は調査対象者に過去の食事を報告させる食事調査法を意味する。Burkによって開発され、①日常の食事様式に関する詳しい面接、②日常的に摂取する食品の量と頻度、③3日間の食事記録の3つの要素を含んでいる。現在では、さまざまな食事歴法が開発されている。
長　所	短期間の食物摂取量（記録法や思い出し法）とその頻度だけではなく、日常の食事様式と詳細な食物摂取評価ができる。
短　所	調査対象者は多くの判断が求められるので、調査対象者には大きな負担となる。面接には熟練した栄養士を必要とする。この方法で得られた栄養素摂取量は、絶対量ではなく相対的なものである。
妥当性	個人の長期的食物摂取量に関する確かな知識がないので、食事歴法の妥当性を評価するのは難しい。
運　用	思い出しが困難な高齢者や幼児には向かない。詳細な聞き取りは、大きな集団への適用は難しい。

4．簡易食事評価法

方　法	この方法は、簡易食物摂取頻度調査法であったり、特定の食物摂取頻度ではなく食習慣に注目したものであったりする。ある特定の栄養素に注目した簡易な質問票、栄養教育のためのスクリーニング用質問票などがある。
長　所	簡便である。経費がかからない。
短　所	定性的で、定量的ではない。特定の栄養素をターゲットにしているので、食事全体の評価はできない。
運　用	臨床現場や健康増進・栄養教育における特定の栄養素の評価など。

2 個人内変動（日間変動）と習慣的な栄養素等摂取量

　栄養素等摂取量は、日々変化している。個人の日々の変化を個人内変動あるいは日間変動という。疾病と栄養素等摂取量との関連を明らかにする栄養疫学や摂取量の評価には、個人の習慣的な摂取量が必要である。個人内変動は、その習慣的な摂取量の把握に関係している。また、摂取量の変動には、個人内変動のほかに、個人間変動★、季節間変動、曜日間変動などがある。しかし、摂取量の大きな変動の要因は、個人内変動と個人間変動である。個人間変動とは、個人と個人（たとえば、AさんとBさん）の摂取量の差を示し、集団における分布の程度を示している。一般的に、多くの栄養素は個人間変動より個人内変動のほうが大きい。

　なお、集団については、1日調査でも集団の習慣的な摂取量の把握は可能である。

★──個人間変動
　　個人間変動とは、集団内の個人間の差を示している。個人間変動は、個人の平均値と集団の平均値の差の分散、標準偏差、変動係数などで表され、その値の大小は分布の程度を示す。

その際の分布（摂取量データの散らばり程度）は、真の習慣的な摂取量の分布より大きくなる。

> **Point**
> 1．習慣的な摂取量とは……
> 　個人あるいは集団の複数日の食事調査の平均摂取量と考えてよい。
> 2．個人内変動とは……
> 　日々変動する個人の摂取量のことをいう。人によって、栄養素によって変動の大きさは異なる。
> 3．個人間変動とは……
> 　個人と個人の差を示す。集団においては分布の程度を示す。
> 4．習慣的な摂取量を求めるために必要な食事調査の日数は……
> 　必要な日数は、個人内変動を示す変動係数より計算できる。

● 進め方と時間配分

①栄養摂取量の個人内変動を理解する。　　　　　　　　　　　　　　【60分】
②習慣的な摂取量の把握に必要な日数を求める。　　　　　　　　　　【40分】
③個人内変動と習慣的な摂取量についてまとめる。　　　　　　　　　【15分】
　　　　　　　　　　　　　　【推奨時間：Work 2 − 1 − 1 と合計して145分】

● 用意するもの（ツール・参考資料）

- エネルギー摂取量の個人内変動・個人間変動
  ファイル名：UNIT 2 − 1.xlsx　シート名：ワークシート 2 − 1 − 2
- エネルギー摂取量の基本統計量の計算法
  ファイル名：UNIT 2 − 1.xlsx　シート名：ワークシート 2 − 1 − 3
- 習慣的な摂取量を求めるために必要な調査日数
  ファイル名：UNIT 2 − 1.xlsx　シート名：ワークシート 2 − 1 − 4
- 個人内変動と習慣的な摂取量に関するまとめ
  ファイル名：UNIT 2 − 1.xlsx　シート名：ワークシート 2 − 1 − 5

Work 2-1-2

16日間のエネルギー摂取量の変動をグラフ化してみよう

　ワークシート2−1−2のデータ（表2−1−2）は、地域の中高年女性2名（A、B）の16日間のエネルギー摂取量を示している。このデータを用いて、16日間のエネルギー摂取量の変動グラフを、図2−1−1を参考に作成する。

なお、Excelによるグラフ作成については、**ワークシート2－1－2**に示しているので、参照して作成しよう。

図2－1－1は、エネルギーと同じ調査対象者のビタミンA摂取量変動のグラフである。エネルギー摂取量のグラフ作成の様式として活用する。

また、Work2－1－2の実習を省略する場合は、このグラフを用いて栄養素摂取量の個人内変動・個人間変動を理解する。

表2－1－2　16日間のエネルギー摂取量【ワークシート2－1－2】

調査日数	エネルギー(kcal) A	エネルギー(kcal) B	差(A－B)
1	1879	1580	
2	1994	1669	
3	1980	2363	
4	1936	1893	
5	2305	2232	
6	2201	1273	
7	1613	2541	
8	1670	2206	
9	1423	2742	
10	1513	3007	
11	1784	2241	
12	1785	2134	
13	1705	2137	
14	1494	2279	
15	2044	1819	
16	1754	2417	

（対象者　中高年女性）

Point
1．エネルギー摂取量の個人内変動・個人間変動の大きさは？

　　　　最大値－最小値　　差
　A　（　　　－　　　）（　　）
　B　（　　　－　　　）（　　）

2．A、Bの摂取量を比較して
　A＞Bの日は（　　　）日
　A＜Bの日は（　　　）日

3．個人の習慣的な摂取量（平均値）に近づくためには、調査日数は1日間でよいか考えてみよう。

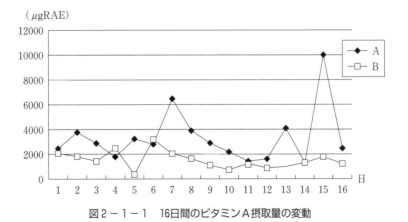

図2－1－1　16日間のビタミンA摂取量の変動

Work 2-1-3

エネルギー摂取量の基本統計量を計算してみよう

ワークシート2-1-2ではエネルギー摂取量、そして図2-1-1ではビタミンAの摂取量の変動について、グラフで視覚的に観察した。ここでは、変動の指標に基づいて検討する。

なお、このワークはUNIT 2-7（データ解析）を学習した後に進めてもよい。

Point
- A、B、どちらの個人内変動が大きいか。
- 表2-1-3に、エネルギーと同じ調査対象者のビタミンA摂取量の基本統計量を示している。

エネルギーとビタミンAの変動について比較してみよう。

変動の指標として標準偏差・変動係数、最大値・最小値などがある。ワークシート2-1-3を用い、A、Bの平均値・標準偏差・変動係数、最大値・最小値を計算し、結果をワークシートの表にまとめる。

なお、Excelによる基本統計量の計算法はワークシート2-1-3に示しているので、参照して進める。

標準偏差は、16日間の各データ（摂取量）と平均値の差（偏差という）の平方値の平均値のような値である。平均値を中心にどの程度の範囲（±）で、データがばらついているのかを示している。

変動係数は、標準偏差／平均値×100（％）で求められる。すなわち、標準偏差が平均値の何倍かを示しているので、ほかのデータの変動係数と比較できる。

この変動係数が大きいと、日々の摂取量には大きな差があり、しかも、摂取量の多い日、少ない日が非連続的（ばらばら）に出現する可能性があるので、個人の習慣的な摂取量を求めるための調査日数は増加する。逆に変動係数が小さいと、ばらつきが小さいので、少ない調査日で習慣的な摂取量を推定することができる。

この変動係数を使って、習慣的な摂取量を推定する数式が開発されている。

なお、基本統計量の詳細は、UNIT 2-7で学ぶ。

表2-1-3　ビタミンA摂取量の基本統計量

		ビタミンA	
		A	B
平均値	μgRAE	3305	1500
標準偏差	μgRAE	2197	697
変動係数	％	66.5	46.5
最大値	μgRAE	9980	3149
最小値	μgRAE	1185	332

Work 2-1-4

選択課題 エネルギーについて、個人の習慣的な摂取量を求めるために必要な食事調査日数を計算しよう

下記の例題2-1を参照して計算し、結果をワークシート2-1-4の表に記入する。なお、計算に必要なA、Bのエネルギーの変動係数は、ワークシート2-1-3の結果を用いる。

Point
- 習慣的な摂取量を求めるための調査日数と変動係数の関連について理解する。
- 習慣的な摂取量を求めるための調査日数は、栄養素等によって異なることを理解する(表2-1-4参照)。
- 調査日数と栄養素等摂取量の評価との関連を考えてみよう。

個人の習慣的な摂取量(真の摂取量)は、変動係数から計算できる。

習慣的な摂取量を求める式　　$n = (Z_\alpha \times CV_w / D_a)^2$

n	必要な調査日数
Z_α	$\alpha \times 100\%$点における基準型正規分布の確率変数 (例:$Z_{0.05} = -1.645$　$Z_{0.025} = -1.960$　$Z_{0.01} = -2.326$)
CV_w	個人内変動係数
D_a	誤差範囲(長期間の真の摂取量に対する百分率で表す)

●例題2-1●

95%のデータが、真の平均値の10%以内に入るのに必要な調査日数を計算してみよう(エネルギーの場合(±10%以内))。

$Z_\alpha : Z_{0.025} = 1.960$
CV_w:個人内変動係数　16.1%
D_a:10%

$$\begin{aligned}必要な調査日数(n) &= (1.96 \times 16.1/10)^2 \\ &= 9.9578113 \\ &\fallingdotseq 10\end{aligned}$$

◇◆コラム◆◇

95%のデータが、真の平均値の10%以内に入るために必要な調査日数とは

ある集団の複数日の栄養摂取量の計算を繰り返して、その計算値の95%（$Z_{0.025}$）が真の習慣的摂取量の±10%の範囲内に収まるために必要な日数を計算する。必要な日数が10日間とは、10日間調査すると、どの10日間をとっても、その平均値は、95%の確率で真の習慣的摂取量の±10%以内に入るという意味である。

表2－1－4は、個人の習慣的な摂取量を推定するために必要な調査日数について、中高年女性80名に関する結果を示している。栄養素等について、習慣的な摂取量を求めるために必要な調査日数などについて検討してみよう。

表2－1－4　95%のデータが真の平均値の±10%あるいは±20%以内に入るために必要な調査日数

(n＝80)

	平均値	変動係数（%）		95%のデータが真の平均値の±10%あるいは±20%以内に入るために必要な調査日数	
		個人内	個人間	10%平均	20%平均
エネルギー	1820 [kcal]	16.1	10.8	10	3
タンパク質	74.3 [g]	19.4	13.1	15	4
脂質	56.3 [g]	29.8	15.6	35	9
炭水化物	243.6 [g]	17.7	12.4	13	4
カルシウム	632 [mg]	31.8	23.4	39	10
鉄	10.8 [mg]	25.0	16.7	25	7
ビタミンA	756 [μgRAE]	88.6	23.5	302	76
ビタミンC	144 [mg]	45.8	27.2	81	21

出所）Tokudome Y.et al, J.Epidemiol. Vol.12：85－92, 2001（一部改変）

Work 2-1-5

選択課題

個人内変動と習慣的な摂取量についてまとめよう

ワークシート2－1－5にワークシート2－1－2～ワークシート2－1－4の結果を貼り付け、個人内変動と習慣的な摂取量について検討・考察する。

● UNIT2－1　食事調査の概要 ●

表2－1－5　個人内変動と習慣的な摂取量に関するまとめ【ワークシート2－1－5】

クラス：　　　　　　　　　学籍番号：　　　　　　　　　　氏名：

1．テーマ　個人内変動と習慣的な摂取量（真の摂取量）を求めるために必要な調査日数
2．目　的　ここでは、個人について16日間の食事記録をもとに、以下の点から考察する。
　　　　　　①個人内変動について、その大きさと栄養素によって異なることを理解する。
　　　　　　②習慣的な摂取量を求めるには、複数日の調査が必要なことを理解する。
　　　　　　③習慣的な摂取量を求める方法を学ぶ。
3．結果および考察

●ワークシート2－1－2より

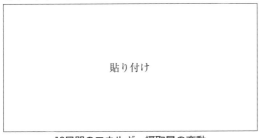

16日間のエネルギー摂取量の変動

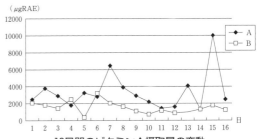

16日間のビタミンA摂取量の変動

●ワークシート2－1－3より

エネルギー摂取量の基本統計量

貼り付け

ビタミンA摂取量の基本統計量

		ビタミンA	
		A	B
平均値	μgRAE	3305	1500
標準偏差	μgRAE	2197	697
変動係数	%	66.5	46.5
最大値	μgRAE	9980	3149
最小値	μgRAE	1185	332

●ワークシート2－1－4より

習慣的な摂取量を求めるために必要な調査日数

貼り付け

95%のデータが真の平均値の±10%あるいは±20%以内に入るために必要な調査日数　　（n＝80）

	平均値	変動係数（%）		95%のデータが真の平均値の±10%あるいは±20%以内に入るために必要な調査日数	
		個人内	個人間	10%平均	20%平均
エネルギー	1820 [kcal]	16.1	10.8	10	3
タンパク質	74.3 [g]	19.4	13.1	15	4
脂質	56.3 [g]	29.8	15.6	35	9
炭水化物	243.6 [g]	17.7	12.4	13	4
カルシウム	632 [mg]	31.8	23.4	39	10
鉄	10.8 [mg]	25.0	16.7	25	7
ビタミンA	756 [μgRAE]	88.6	23.5	302	76
ビタミンC	144 [mg]	45.8	27.2	81	21

Tokudome Y.et al, J.Epidemiol. Vol. 12：85－92, 2001（一部改変）

3 調査倫理とインフォームド・コンセント

　研究目的で食事調査を行う場合は、採血など侵襲的な検査を伴わなくとも、調査対象者に調査の目的、意義、方法、研究参加あるいは離脱の自由などについて十分に説明を行い、調査協力に同意を得るインフォームド・コンセントをとることが重要である。

　その際には、「人を対象とする生命科学・医学系研究に関する倫理指針（文部科学省、厚生労働省、経済産業省）（令和3年／令和5年一部改正）」（https：//www.mhlw.go.jp/content/001077424.pdf）にしたがい、所属機関における倫理審査を受けることが必要である。審査申請を行うための書式などは機関によって異なるが、基本となる項目を以下に示す。

---

1 ）研究テーマ
2 ）研究目的
3 ）研究実施計画
　①実施期間　②実施場所　③調査対象　④調査内容　⑤調査実施者
4 ）研究における倫理的配慮
　①緊急時の処置
　②データの管理・保管について
　③インフォームド・コンセント
5 ）研究従事者
6 ）添付資料（食事調査票、同意書など）

　また、研究・調査目的でなくても、調査で知り得た個人情報については守秘義務がある。そのために、次のような点に留意する。
①データは、情報が漏洩しないように鍵のかかるところに保管する。
②データをまとめたり、解析する際には、個人名がわからないように番号などを用いて匿名化する。
③調査で知り得た個人情報については、守秘義務があるので関係者以外には漏らさない。

　インフォームド・コンセントの例を表 2 − 1 − 6 に示す。

表2−1−6　インフォームド・コンセントの例

ID ☐

「地域高齢者の生活習慣と健康長寿に関する研究」協力への同意書

所属

研究代表者

　私は、高齢者を対象にした「生活習慣病予防と健康長寿に関する研究」について、説明書を用いて説明を受けました。

　説明を受けて理解した項目に☑をしてください。

☐　この研究の目的は、地域高齢者の健康・食事・生活習慣調査を実施し、生活習慣病予防・介護予防をとおして健やかな長寿のための方策を検討することです。

☐　調べるものは、生活習慣調査、食事記録調査、血液・尿検査、骨密度、味覚調査、身体測定です。

☐　研究への参加は、自由参加で、参加しなくても不利益を受けません。

☐　研究に参加した場合でも、いつでもやめることができます。

☐　食事調査、血液検査、身体測定の結果については、各個人に報告されます。他はデータ解析のためにのみ使用されます。

☐　研究成果は多数の人をまとめた形で、学会、論文などを通じて社会に公表されます。

☐　健康教室等の開催や健康情報を案内されることがあります。

☐　郵便等でその後の健康状態を尋ねられることがあります。

☐　特許権などは、国あるいは研究機関に属します。

☐　希望すれば、研究計画の詳しい内容を見ることができます。

☐　問い合わせ、苦情などの受付先を確認しました。

　以上、私はこの研究の目的、内容、方法について、また、調査により得られた個人的な情報が守られることについての説明を受けましたので、調査および検査を受けることに同意します。

　　令和　　　年　　　月　　　日

　　　　署　名　＿＿＿＿＿＿＿＿＿＿＿＿＿＿＿

　　　　住　所　〒

　　　　　　　　＿＿＿＿＿＿＿＿＿＿＿＿＿＿＿

4　UNIT 2 - 1のまとめ

　UNIT 2 - 1は、「第2部　食事調査の実際」の導入として、各種食事調査法の概略の理解と、健康・疾病との関連における個人・集団の栄養素等「摂取量」とは「習慣的な摂取量」であることの理解をめざした。

　「習慣的な摂取量」は、具体的には複数日の平均摂取量と考えてよい。食事は日々変動（個人内変動）する。その変動の大きさが「習慣的な摂取量」を求めるために必要な調査日数と関係し、それは個人・集団により、栄養素により異なっている。

　栄養・食事調査を疫学研究や公衆栄養活動に使用する場合は、方法・特徴をよく理解し、目的に適した方法を選ぶことが大切である。

UNIT 2-2 食事記録調査法

> **学習目標**
>
> 　食事記録調査（秤量記録法・目安量記録法）の特徴を理解し、食事記録のコード化に必要な食品の知識、調理損失の取り扱い、日本食品標準成分表にない場合の取り扱いなどの標準化の方法を演習する。また、食事記録調査を依頼するときの説明方法について学ぶ。
>
> ①調査対象者に食事記録の書き方のポイントについて説明できる。
> ②食事記録を点検して、確認すべき点を指摘できる。
> ③適切な食品番号をつけること（コード化）ができる。
> ④目安量・重量換算表や吸油率・調味濃度などの標準化の必要性について説明できる。
> ⑤調理による栄養損失の計算手順について説明できる。

1　食事記録サンプルのコード化[★1]

●進め方と時間配分

①食事記録調査の方法、長所・短所を復習する。　　　　　　　　　　　　　　　【15分】
②食事記録サンプルをコード化する。　　　　　　　　　　　　　　　　　　　　【20分】
③調味料の割合、日本食品標準成分表の留意点、調理損失などコード化を理解する。
　　　　　　　　　　　　　　　　　　　　　　　　　　　　　　　　　　　　【30分】
④調査対象者に食事記録調査の書き方を説明する。　　　　　　　　　　　　　　【40分】
　　　　　　　　　　　　　　　　　　　　　　　　　　　　【推奨時間：約105分】

●用意するもの（ツール・参考資料）

- 食事記録調査記入例
　ファイル名：UNIT 2 - 2.xlsx　シート名：ワークシート 2 - 2 - 1
- 食事記録をコード化する際の日本食品標準成分表の留意点（40項目）
　ファイル名：UNIT 2 - 2.xlsx　シート名：ワークシート 2 - 2 - 2

★1――通常、調査対象者には、調査を行う前に調査の目的、時期、記録の書き方などについて説明するが、この演習の進め方としては、まず食事記録のコード化を演習した後に食事記録調査の書き方のポイントについての理解を進めることとした。

- 食品番号表
  「資料編」資料5を参照
- 日本食品標準成分表（八訂）増補2023年版
  ＵＲＬ）https：//www.mext.go.jp/a_menu/syokuhinseibun/mext_00001.html
  出　所）文部科学省ホームページ

Work 2-2-1

食事記録調査のコード化作業のポイントを理解して、記入例を実際にコード化しよう

1　食事記録調査の留意点

　食事記録調査の目的は、調査対象者が摂取した栄養量を把握することである。したがって、調査員は使用された食品を同定し、食品の形態（生、乾燥、戻し、調理形態）を区別して適切な食品番号を選択しなければならない。また、重量に関しては、料理をつくるときの必要量ではなく摂取された量（純摂取量）を見積もることが重要である。

食事記録調査の留意点
- 実際に食べたのに記入漏れがある
- 調味料が不明
- 計量したときの食品形態が不明
- 日本食品標準成分表にない食品がある
- 調理損失を考慮した栄養摂取量が知りたい

❶このような料理を食べましたという申告を

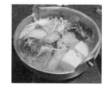
❷このようにコード化

　栄養の計算は、日本食品標準成分表を搭載した計算ソフトを使って行う。その際に記録された食品に適切な食品番号をつける。これを「食品のコード化」という。食事の記録をする調査対象者は、一般の人であり専門家ではない。調査員は、正確にコード化するために必要事項を限られた時間で調査対象者に確認しなければならない。

　また、食事記録調査と栄養指導は、別の機会に行うべきである。食事記録を確認しながら、野菜の分量やカルシウムの摂取量をもっと増やすべきであるといった旨の栄養指導をすると、調査対象者は摂取状況について真実を申告しづらくなる可能性があるからである。

2　食事記録調査のコード化作業のポイント

　ここでは、ワークシート2-2-1の昼食と夕食の食事記録調査記入例を用い、次のポイント1から8の項目について演習してみよう。各項目に記されている□マークのチェックポイントは、調査対象者に質問したり、食品や料理をコード化したりする

場面でよく出てくる事例である。

Point 1 適切な食品番号をつける（日本食品標準成分表、水など）

❶一般的な食品

　日本食品標準成分表には、1種の食品に対して、複数の類似した食品が収載されている場合がある。たとえば、みそには、赤色辛みそ（17046）、淡色辛みそ（17045）、豆みそ（17048）、甘みそ（17044）、ペーストタイプ即席みそ（17050）などがあり、それぞれ塩分や脂肪酸組成が異なる。どのくらい詳細に食品を区別してコード化するかは、調査の目的による。重要なことは、調査員全員が同じ程度の聞き方で質問をするように統一しておくことである。質問しても詳細が区別できない場合は、既存の食事調査や一般的な流通状況をあらかじめ調べておき、出現頻度の高い食品の食品番号を選択するように標準化する。

　なお、食品の詳細な区別を知るためには、日本食品標準成分表の備考欄を読もう。

表2-2-1　食事記録調査記入例（昼食）【ワークシート2-2-1】

第1・2・③・4日目の朝食・⦿昼食・夕食・その他						
令和◯年3月31日　火曜日　12時00分							
料理名	食品名	重量または目安量	調理法*	備考 残した分量や 食品の説明	スタッフ記入欄	
ごはん	ごはん	茶碗1杯	2	1杯150g		
肉じゃが煮	じゃがいも	⎫ ⎬深皿1杯 ⎭	2 ↓	肉はできあがり時に計量したら30gだった		
	にんじん					
	豚肉					
	干しシイタケ					
	糸こんにゃく					
	しょうゆ					
	さとう					
エビフライ	えび	小2匹20g	4			
	線キャベツ　生	小鉢半分	3			
ゆでブロッコリー	ブロッコリー	小鉢1杯	2			
	マヨネーズ	小さじ1杯	3			
みそ汁	大根	⎫ ⎬椀1杯 ⎭	2 ↓			
	わかめ					
	みそ					
緑茶	緑茶	ゆのみ1杯	4			
牛乳	牛乳	1パック（200mL）	4			

注）＊国民健康・栄養調査は、B、R、X（文字列）と空白（"生"で摂取する場合は入力しない）の調理コードで整理しているが、この演習では、半角、全角、大文字、小文字の混在や入力し忘れることを避けるために、数値ですべて入力するルールにした。
　　1…焼く　2…ゆでる、煮る、蒸す　3…生、そのまま　4…その他

表2－2－2　食事記録調査記入例（夕食）【ワークシート2－2－1】

第1・2・③・4日目の 朝食・昼食・夕食・その他						
令和○年3月31日　火曜日　18時00分					
料理名	食品名	重量または目安量	調理法	備考 残した分量や食品の説明	スタッフ記入欄
豆ごはん	ごはん	60 g	2		
	豆	20 g	2		
	塩		2		
アジ干物	アジ干物	150 g	1	干物は骨ごと計量した	
ゆでアスパラガス	アスパラ	3本	2		
	線キャベツ　生	小鉢半分	3		
	マヨネーズ	小さじ1杯	3		
切り干し大根の煮物	切り干し大根	⎫ ⎬小鉢1杯 ⎭	2 ↓		
	にんじん				
	しょうゆ				
	さとう				
ほうれん草のおひたし	ほうれん草	⎫ ⎬小鉢半分 ⎭	2 ↓		
	かつお節				
	しょうゆ				
焼酎お湯割り	焼酎	⎫コップ1杯 ⎭	3	6対4	
	お湯		3		

☑ **チェックポイント**

☐ 種類が不明なえび

☐ 種類が不明なヨーグルト

☐ 部位が不明な豚肉

ヒント　調べたい食品だけを素早く参照するには

　日本食品標準成分表には、食品の品種や製法などを示した詳細な資料（食品群別留意点）が数多く収載されている。大量のページから調べたい食品だけを素早く参照するには、コンピューターの検索機能が便利である。全文は文部科学省のホームページにPDFファイルとして公開されている。ぜひPDFファイルも入手して、さまざまな食品の留意点を把握し、正しくコード化できるようスキルアップに努めよう。

❷水のコード化

　飲み物のできあがりの重量を把握したり、食品群別の重量情報を整理するために、飲料を希釈する水を把握する。

　水の食品番号は日本食品標準成分表に収載されていないが、お茶用、乳製品用などの用途を区別してコード化（90011－90016、90001）することによって、詳細な食品群別重量が集計できる。なお、料理に使用する水・だし汁などの水は、煮詰め方がさまざまで誤差が多いので、原則的にコード化しなくてもよい。しかし、みそ汁などの

汁物やめん類の汁・つゆなどの場合は、だし汁をコード化することによって、味つけの調味料の重量を濃度で換算することができるので便利である。

☑ チェックポイント
　□　コーヒーブラック
　　　例１）缶コーヒー190 gの場合→　　　　16047　コーヒー飲料190 g
　　　例２）インスタントコーヒー２gの場合→　16046　インスタントコーヒー２g
　　　　　　　　　　　　　　　　　　　　　　90015　水140 g

　□　焼酎のお湯割り　コップ１杯
　　　焼酎と湯の割合が６対４の場合→　16015　焼酎25度116 g
　　　　　　　　　　　　　　　　　　　90013　水80 g
　　　注意）焼酎の容量を重量換算するには比重を考慮する（120 mL＝120×比重0.97＝116 g）。

Point 2　重量があいまいな場合はフードモデルや型紙で分量を確かめる

　重量があいまいな場合は、調査員が勝手な判断をせず、フードモデルや型紙を使って分量を確認しよう。３Ｄ（立体）食品模型は高価であるが誤差は少ない。スケールを写した写真、使い捨ての容器、型紙、方眼紙などは安価なので、多種類を準備しやすい。

☑ チェックポイント
　□　ごはん：ごはんの摂取量は栄養摂取量に大きく影響するので、必ず確認する。
　□　エビフライ：えびの大きさはさまざまなので、重量の確認は重要である。

💡 ヒント　**重量の把握**
　調査対象者に確認するときには、「フードモデル」「食品の写真」を積極的に活用する。直感に頼らないこと。

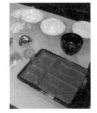 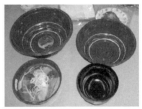

Point 3　重量を確定する

❶液体の食品の重量換算
　液体の食品が容量（mLやcc）で記録されている場合は、比重を考慮して重量に換算しなければならない。留意すべき食品は、比重の軽いものとしてビールや焼酎など

のアルコール類、アイスクリーム、比重が重いものとして牛乳、ヨーグルトドリンク、ヤクルト（乳酸菌飲料）、しょうゆなどがある。

☑ チェックポイント
- ☐ 牛乳
- ☐ ヤクルト（乳酸菌飲料）1本（65 mL）は、比重を考慮して70 gに換算する。
- ☐ 焼酎のお湯割りの焼酎の比重：前述の通り。

❷「目安量・重量換算表」を使う

重量がわからなくて目安量が書いてある場合は、流通食品の規格データや調理の文献データを整理した「目安量・重量換算表」を参考に標準化する。

☑ チェックポイント
- ☐ あさり汁のあさり5個　　（　）g？
- ☐ アスパラガス3本　　　　（　）g？

 コード化の便宜に配慮した秤量の工夫

ごはん	ごはんは、炊きあがった状態を重量で計測する。 米（炊く前の状態）の重量に換算しない。 →もし秤量されていなかった場合は、実物大の写真や食品模型を活用して、調査対象者に分量を確認すべきである。 なぜならば、主食はエネルギーをはじめ多くの栄養素の寄与度が高いためである。
ひじき、切り干し大根	水で戻してゆでた状態の食品番号を適宜使う。
香辛料	食事記録に記載されていてもコード化しない。 →香辛料は微量で直接的に栄養価に影響しないので省略する。

Point 4　廃棄量や食べ残しを確認する

購入してきた食品を調理して摂取するプロセスには、野菜の皮や魚の骨などの廃棄される部分がある。食事記録調査では、どのような状態で食品（料理）が秤量されたのかが重要な情報となる。廃棄部分を含んで秤量されてしまいやすい事例としては、とうもろこしの芯、果物（スイカ、柑橘類、バナナなど）の皮、煮魚・焼魚の骨、フライドチキンの骨、貝類の殻などがある。調査員は、食事記録に一通り目を通しただけで、廃棄量を含む値か、純摂取量なのかなどの調査対象者に確認すべきポイントを見つけられるように、スキルアップをめざしたい。また、記録されている料理でも、実際は一部を残しておいて、次回の食事で摂取する事例も散見される。1回分の摂取

量が普通より多い事例を見つけた調査員は、「この料理は残さずに全部食べましたか」「1人で食べた分量ですか」などのように確認すべきである。

☑ **チェックポイント**
   ☐ アジの重量は骨付きか、身の正味重量か

Point 5　吸油率や調味料の割合に留意する

　揚げ物の油や料理の調味料の秤量は容易ではない。不明確な場合は、素材に対する重量割合で標準化する。このときの注意点は、料理をつくるために必要な量ではなく、摂取される量を見積もることである。標準的な調味料の割合（調味パーセント）の考え方を採用し、調味料の摂取量を推定する方法の標準化が試みられている。しかし、味つけには個人差、地域性があるので、調査対象者の日常的な味の好みや味の濃さを聞いておくことも重要である。

【調味料の割合の基本的な考え方】（p.218「資料編」資料5の「6　調味料の割合・吸油率表」を参照）

①煮物、炒め物・焼き物などの調理法→　"生の素材重量"に対する割合

$$濃度 = \frac{調味料の食塩相当量}{生の素材重量} \times 100$$

　例）煮物：素材の重量100 gに、約1.2%の食塩相当量で味つけをした場合
　　　素材100 g×1.2% = 1.2 gの精製塩
　　　しょうゆに換算すると、1.2 g×7 ≒ しょうゆ8 gとなる。
　　　砂糖は100 g×3% = 3 gを見積もる。
　例）炒め物の場合：炒め油は"生の素材重量"に対して約7%の油を見積もる。

②揚げ物の吸油率→　"生の素材と衣の合計重量"に対する割合

$$吸油率 = \frac{揚げ油の重量}{生の素材と衣の合計重量} \times 100$$

　例）フライ：素材の重量60 gに、普通の衣を想定した場合
　　　下味として、0.6%の塩（コショウは香辛料なので省略する）をコード化してから、小麦粉、卵、パン粉を5%、すなわち3 gずつコード化する。揚げ油は、素材と衣の合計値に対して10%の重量を見積もる。

③汁物、たれ・めん類の汁→　"汁の重量"に対する割合

$$濃度 = \frac{調味料の食塩相当量}{汁の重量} \times 100$$

☑ **チェックポイント**
- ☐ 肉じゃが煮の調味料
- ☐ エビフライの衣と揚げ油
- ☐ 豆ごはんの調味料
- ☐ 切り干し大根の煮物の調味料

Point 6 調理コードの取り扱いと調理による栄養損失に留意する

　料理には、調理方法に応じて調理コードをつけ、調理損失を考慮した栄養価を求めるための工夫を行う。例として「生のほうれんそう」100 g（6267）を「おひたし」にして摂取した場合は調理コードB（UNIT 2-3　p.113参照）をつけ、加熱によって重量が70 gに変化したと推定し、その栄養価は、「ほうれんそう（ゆで）」（6268）の成分値で栄養計算する。

☑ **チェックポイント**
- ☐ エビフライの線キャベツ（生なので無印）
- ☐ ゆでブロッコリー
- ☐ ほうれん草のおひたし

【栄養素の調理損失を推定するための標準化】
生のほうれんそう100 gをゆでて食べた場合の計算

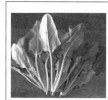

食品番号：6267
重　量：100 g
　　　　（生：35 mg／100 g）
ビタミンC：35 mg

→

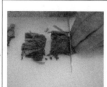

食品番号：6268
重　量：70 g
　　　　（ゆで：19 mg／100 g）
→重量変化率：70%
ビタミンC：19 mg×70 g／100

摂取するビタミンC＝13 mg

Point 7 日本食品標準成分表に未収載な食品の取り扱い方法を理解しておく

　野草や輸入野菜などで日本食品標準成分表に収載されていない食品、また、「減塩梅干し」などで収載されていても実際の成分値と日本食品標準成分表の成分値が大きく異なる食品が出現したときには、以下の対応方法がある。
①複数の食品番号を組み合わせる方法
②類似した食品番号に読み替える方法
③新しく食品番号とそれに対応した成分表をつくる方法（例：19XXXX減塩梅干し）

• UNIT2－2　食事記録調査法 •

Point 8　コード化の判断が困難な事例を標準化するための工夫をする

　　コード化の判断に迷うときは、調査員各自が勝手に判断するのではなく、スタッフ全員で同じような対応ができるように情報を共有し、処理を統一できる工夫が必要である（調査員間の標準化）。そのために、コード化困難事例は「カード化」「分類」「ルール化」「蓄積」することが大切である。また、標準化は、複数の管理栄養士で行う。

```
┌─────────────────────────────────────────────────────┐
│           食事記録調査の判断困難事例の報告フォーム         │
│                                                       │
│ 食事記録調査のコーディングで判断に困った事例をWebに集めます。①どのような事例│
│ か、②とりあえず担当者はどのように入力したかなどを簡潔に記述してください（＊は必│
│ 須項目）。報告を送信すると、食事記録調査スタッフと情報を共有することができます。│
│ ◆タイトル＊（簡単に内容がわかるように15文字程度でタイトルを入力してください。）│
│ [                                          ]について  │
│ ◆どのような事例ですか＊                               │
│ [                                                   ] │
│                                                       │
│ ◆この事例が影響を及ぼす栄養素は何だと思いますか（複数選択可能）│
│ ┌─────────────────────────────────────────────────┐ │
│ │ □水分と重量見積　□エネルギー　□脂肪や脂肪酸、コレステロール│ │
│ │ □食塩相当量　□ビタミン　□ミネラル　□食物繊維　□調理損失率 │ │
│ └─────────────────────────────────────────────────┘ │
│ ◆担当者氏名＊                                         │
│ [         ]                                           │
│ ◆対象ID_何日_朝昼夕間（原票を探すときに便利です。対象ID情報をメモしてください。）│
│ [         ]                                           │
│ ◆とりあえず担当者はどのように入力しましたか            │
│ [                                                   ] │
│                                                [送信] │
└─────────────────────────────────────────────────────┘
```

図2－2－1　ウェブ入力フォームを活用したコード化困難事例の蓄積方法（例）

　コード化困難事例を蓄積する方法

- コード化に迷った事例は、メモしておく（カード化、ウェブ入力フォームの活用）。
- 処理方法を均質にするために、複数事例をまとめて検討する。
- 調査員全員が閲覧できるように工夫する。

> Work 2-2-2

選択課題

食事記録を適切にコード化するために日本食品標準成分表の活用方法を整理しよう

　食事記録原票を適切にコード化するためには、日本食品標準成分表をくわしく知っておく必要がある。とくに、2020年版（八訂）では、新規収載食品が多いだけでなく、同一の食品について調理形態が異なる成分値が充実した。さらにエネルギー計算の方法が変更され、成分値が全面改訂されている（最新は、（八訂）増補2023年版）。

　表2-2-3に、食事記録をコード化する際の留意点（40項目）を挙げている。演習として、この留意点を説明するスライドを作成しよう。1人あたり1～2項目を担当し、20人程度のグループで40項目を予定時間50～70分で仕上げてみよう。食品の詳細情報や栄養量は、文部科学省Foodデータベース（https://fooddb.mext.go.jp）を活用すると、根拠の正しい情報を得ることができる。紛らわしい食品を区別するには、スライドに写真と食品番号を併記すると便利な説明資料ができる。完成したスライドは、教員の点検★2を受けてからグループで発表会をして知識を共有しよう。

表2-2-3　食事記録をコード化の際の日本食品標準成分表の留意点【ワークシート2-2-2】

分担	No	食品群	内容
A班	1	0	食品成分表の目的及び特徴を教えてください。
	2	0	2020年版（八訂）の全面改訂された特徴を教えてください。
	3	0	食品群について、分類や順番を教えてください。
	4	0	食品の調理条件や重量変化率は載っていますか？
	5	1	ビーフンと春雨は何が違うのですか？
	6	1	クロワッサンのエネルギーは、なぜ食パンより高いのですか？
	7	1	うどんやそうめんは「ゆで」か「乾麺」のどちらをコード化するのですか？
	8	1	とうもろこしは、穀類ですか？　野菜群ですか？　区別を整理しよう。
	9	2	タピオカジュースのタピオカの食品番号はありますか？
	10	3	砂糖の種類は区別してコード化するべきですか？
	11	4	豆腐の木綿、絹ごし、ソフト等の特徴と成分値の違いを整理しよう。
	12	4	甘く炊いてある「煮豆」のおたふくまめ、金時豆、ぶどう豆の食品番号は何ですか？
	13	5	らっかせいの種類と食品番号の区別をしよう。
B班	14	6	さやいんげん豆、えんどう豆は野菜類か豆類か、どちらですか？

★2──教員用のスライド採点規準は、みらいホームページの書籍サポートページ「指導者用解説書等ダウンロード申し込みフォーム」よりダウンロードできる。
　　　筆者は、この演習をweb上のGoogle Slideで実施した。40項目を3つのファイルに分けて、15人程度の学生が同時にアクセスしても編集可能であった。教員は1台のコンピュータで複数のスライドが編集されていく様子を監督できる。スライドにスピーカーノートをつけるには、各自のスマートフォンから簡単に音声入力が可能である。

	15	6	レタスの種類を教えてください。どれが緑黄色野菜ですか？
	16	6	食品成分表の「ピーマンの油いため」には、食塩は入っていますか？
	17	6	食事記録データに「野沢菜・生」の食品番号があった。これは入力ミスですか？
	18	7	しらすぼしの種類と番号、留意すべき栄養素
	19	7	おでんの具、はんぺん、さつま揚げ、黒はんぺん、ちくわぶの特徴を整理しよう。
	20	9	煮物になった「ひじき」を秤量した場合、適切な食品番号は何番ですか？
	21	9	わかめの種類と食品番号の留意点
	22	9	のりの佃煮は、食品成分表に載っていますか？
	23	10	粕漬け焼きや煮つけにする「赤魚」は、食品成分表に載っていますか？
	24	10	「さば・焼き」、「鮭・焼き」の成分値は、何gの食塩を使って焼いたものですか？
	25	10	おにぎりに入れる塩辛い鮭の食品番号は、何番ですか？
	26	11	牛肉・豚肉の脂身付きとは、食品成分表での定義を教えてください。
	27	11	肉料理等の下味「塩・こしょう」は、コード化するのですか？
	28	11	牛・豚の内蔵の別名を整理しよう。
	29	11	「鶏肉の成鶏」の食品番号は、食事調査に使えますか？
C班	30	13	アイスクリームなどの区別を整理しよう。
	31	13	チーズの種類を整理しよう。
	32	14	植物油なのに、飽和脂肪酸が多い油は何でしょうか？
	33	15	和菓子の「桜餅」に地域性があるのは本当ですか？
	34	15	ポテトチップ（写真A、B）の食品番号を教えてください。
	35	15	チョコの種類と写真Cの食品番号を整理しよう。
	36	16	「玉露いり緑茶」は、玉露の浸出液で計算すべきでしょうか？
	37	16	カレー（写真D、E）の食品番号を教えてください。
	38	17	2020年版、増補2023年版（八訂）で、追加された食品を紹介しよう。
	39	17	みその種類ごとに食塩相当量を整理しよう。
	40	99	水の取り扱い、コード化の留意点

注）写真A～Eは、ダウンロードしたExcelワークシート上にある。
出所）筆者作成資料

Work 2-2-3

調査対象者に食事記録調査の書き方を説明しよう

　食事記録調査を実施するときには、調査の目的および食事アセスメントの必要性を調査対象者に丁寧に説明する。食事を記録するのは一般の人であり、専門家ではないので、事前説明会を開催したり、問い合わせ先を明示するなどの工夫が必要である。また、生活習慣病のアセスメントを目的とした調査では「いつもと同じような食事」をすることが重要である。調査をすることで普段と異なる「特別な食事」をしてしまっては、調査の目的自体が達成できなくなってしまう。調査対象者とはコミュニケーションを十分に図り、次のポイントを中心に説明しよう。

①いつもと同じような食事を記録する。

②食べたもの、飲んだものをすべて記録する。
③自分だけではわからない料理や食品は、調理を担当する家族（外食店）にも協力してもらう。
④計れるものはすべて計る。
⑤計れなかったものは無理しない。

　ここでは、ワークシート2-2-1の朝食の食事記録調査記入例を用いて、書き方を説明してみよう。

　なお、食事記録調査票（ワークシート2-2-3）を用いて、秤量記録法を体験してみよう。

表2-2-4　食事記録調査記入例（朝食）【ワークシート2-2-1】

第1・2・③・4日目の㊥・昼食・夕食・その他					
平成○年3月31日　火曜日　7時00分					
料理名	食品名	重量または目安量	調理法	備考 残した分量や食品の説明	スタッフ記入欄
ごはん	ごはん	茶碗1杯	2	1杯150 g	
卵焼き	卵	1個	1		
白菜漬物	白菜漬物	30 g	4		
緑茶	緑茶	ゆのみ1杯	4		
あさり汁	あさり	5個	2		
	みそ	大さじ1弱	2		
ヨーグルト	ヨーグルト	100 g	4		
コーヒーブラック	インスタントコーヒー	小さじ1	4		

2　UNIT2-2のまとめ

　食事記録調査を実施すると、さまざまな場面にぶつかる。それに対処するためにはある一定のルールが必要である。一定のルールを決めることを標準化という。ここでは、調査の標準化の考え方、方法について学び、調査をする際のスキルを習得することをめざした。

【引用文献】
1）中村美詠子『地域における健康・栄養調査の進め方』厚生労働科学研究費補助金健康科学総合研究事業「健康日本21」における栄養・食生活プログラムの評価手法に関する研究班報告書　平成16（2004）年
2）今枝奈保美・徳留裕子ら「秤量法食事記録調査における入力過誤の修正と標準化の方法に関する一考察」『栄養学雑誌』第58巻第2号　日本栄養改善学会　2000年　pp.67-76

UNIT 2-3 国民健康・栄養調査法

学習目標

　国民健康・栄養調査の目的は、国民の健康増進および生活習慣病予防の基礎資料を得ることである。国民健康・栄養調査には全国規模で多くのスタッフが関与するので、その精度を保持するために調査方法の標準化が試みられている。

　このUNITでは、1995（平成7）年から導入された個人摂取量の推定方法（比例案分法）の取り扱い方法を演習する。さらに、調査対象者と調査員の立場になり、ロールプレイングを行うことによって、食事記録の記入の誤りや記載漏れ、面接のポイント、食品や料理のコード化などをより具体的に理解する。

①比例案分法を理解し、調査対象者に記入方法について説明できる。
②外食、惣菜のコード化を理解する。
③ロールプレイングを通じて、信頼性の高い結果を得るための確認事項を知る。
④食品番号表、食物摂取状況調査用紙の内容を理解し、正しくコード化する。

1 国民健康・栄養調査における食物摂取状況調査

●進め方と時間配分

①食物摂取状況調査票および食事記録のコード化、比例案分法について理解する。

【60分】

②ロールプレイングにより調査対象者に食事記録の内容について聞き取る。【40分】

③食品番号表を参照して、食事記録の内容をコード化する。【60分】

【推奨時間：約160分】

●**用意するもの**（ツール・参考資料）

- 食品番号表（国民健康・栄養調査実習用）
  「資料編」資料5を参照
- 健康栄養調査に関する情報のページ
  ＊栄養調査を実施する際に有用なツールや情報を得ることができる。
  ＵＲＬ）https://www.nibiohn.go.jp/eiken/chosa/kenkoeiyo.html
  出　所）国立研究開発法人医薬基盤・健康・栄養研究所（国立健康・栄養研究所）
  　　　　ホームページ
- 地域における健康・栄養調査の進め方
  ＵＲＬ）https://www.nibiohn.go.jp/eiken/yousan/chiiki/index.html
  出　所）厚生労働科学研究費補助金健康科学総合研究事業「健康日本21」における栄養・食生活プログラムの評価手法に関する研究班報告書（平成16年3月）
- 日本食品標準成分表（八訂）増補2023年
  ＵＲＬ）https://www.mext.go.jp/a_menu/syokuhinseibun/mext_00001.html
  出　所）文部科学省ホームページ
- ロールプレイング用食物摂取状況調査票
  ファイル名：UNIT2-3.xlsx　シート名：ワークシート2-3-1（調査対象者用）
  　　　　　　　　　　　　　　シート名：ワークシート2-3-2（聞き取り後）
  　　　　　　　　　　　　　　シート名：ワークシート2-3-3（調査員用）

Work 2-3-1

「食物摂取状況調査票」と標準化ツールである「食品番号表」「調理コード」「比例案分法」について理解しよう

1　食物摂取状況調査

　国民健康・栄養調査は、身体状況調査、栄養摂取状況調査、生活習慣調査から構成される。栄養摂取状況調査は、「Ⅰ　世帯状況」「Ⅱ　食事状況」「Ⅲ　身体状況」「食物摂取状況調査」からなる。図2-3-1の食物摂取状況調査票（モデル例）には、調査対象者が記入するページ（左）と調査員が記入するページ（右）があり、対象者は、料理名、食品名、使用量、廃棄量、その料理を家族に分配した比率を記入する。調査員は、左ページで得られた内容を、料理・整理番号、食品番号、調理コード、摂取量、案分比率として数値化（コード化）する。この作業により、調理損失を考慮した栄養素等摂取量や食品群別摂取量を個人単位で把握することができる。

• UNIT2−3　国民健康・栄養調査法 •

○月○日【昼食】　食物摂取状況調査票

家族が食べたもの、飲んだものは全て記載してください。

料理名	食品名	使用量（重量または目安量とその単位）	廃棄量	その料理は誰がどの割合で食べましたか？（残したものがあれば残分に書いてください）										調査員記入欄（ここには、記入しないでください）													
				氏名 健二 1	氏名 春子 2	氏名 雅治 3	氏名 彩夏 4	氏名 翔太 5	氏名 6	氏名 7	氏名 8	氏名 9	残食分	料理・整理番号	食品番号					調理コード	摂取量（左記の家庭の使用量−廃棄量を記入。外食の場合、「1人前」）	案分比率							残
例 焼き肉定食	焼き肉定食	1人前		1	0	0	0	0					0	1	3	0	5	6	0		1人前	1	0	0	0	0			0
ヨーグルト	普通ヨーグルト	120 g		0	1	0	0	0					0	2	1	3	0	2	6		120	0	1	0	0	0			0
トースト	食パン（4枚切り）	90 g		0	1	0	0	0					0	3	0	1	0	2	6	R	90	0	1	0	0	0			0
	プロセスチーズ	20 g		0	1	0	0	0					0		1	1	0	4	0		20	0	1	0	0	0			0
牛乳	牛乳（普通牛乳）	180 mL (186 g)		0	1/3	0	0	0					0	4	1	3	0	0	3		186	0	1	0	0	0			0
サラダ	トマト	1個 (165 g)		0	1	0	0	0					2/3	5	0	6	1	8	2		165	0	1	0	0	0			2
	ブロッコリー	1個 (150 g)		0	0	0	0	0					→		0	6	2	6	3	B	150	→							→
	レタス	1/3個 (70 g)		0	1	0	0	0					0		0	6	3	1	2		70	0	1	0	0	0			0
	マヨネーズ（全卵型）	小さじ1 (4 g)		0	1	0	0	0					0		1	7	0	4	2		4	0	1	0	0	0			0
ごはん	めし	400 g		0	0	30%	20%	0					50%	6	0	1	0	8	8	R	400	0	0	3	2	0			5
照焼	ぶり	200 g		0	0	0	0	0					0	7	1	0	2	4	1		200	0	0	1	1	0			0
	濃口しょうゆ	14 g		0	0	0	0	0					→		1	7	0	0	7		14	→							→
	上白糖	6 g		0	0	0	0	0					→		0	3	0	0	3		6	→							→
	本みりん	20 g		0	0	0	0	0					0		1	6	0	2	5		20	0	0	1	1	0			0
ゆで卵	鶏卵（生）	2個 (130 g)	20 g	0	0	0	0	0					0	8	1	2	0	0	4	B	110	0	0	2	0	0			0
	食塩	0.5 g		0	0	0	0	0					→		1	0	0	6	1		0.5	→							→
ソテー	キャベツ	150 g		0	0	2/5	1/5	0					2/5	9	0	6	0	6	1	X	150	0	0	2	1	0			2
	人参（皮むき）	30 g		0	0	1	0	0					→		0	6	2	1	4	→	30	→							→
	ピーマン	40 g	6 g	0	0	1	0	0					→		0	6	2	4	5		34	→							→
	塩	1.8 g		0	0	1	0	0					→		1	7	0	1	2		1.8	→							→
	調合油	15.4 g		0	0	1	0	0					→		1	4	0	0	6		15.4	→							→
緑茶	緑茶	200 mL		0	0	1	1	0					0	10	1	6	0	3	7		200	0	0	0	0	0			0
スポーツドリンク	アクエリアス	1本 (500 mL)		0	0	0	3/4	0					1/4	11	1	6	0	5	7		500	0	0	0	0	3			1

図2−3−1　食物摂取状況調査票（モデル例）

2　国民健康・栄養調査用「食品番号表」

❶標準化ツールとしての食品番号表

国民健康・栄養調査用「食品番号表」[★1]には、食品番号（食品、給食、外食、惣菜類、栄養素調整調味料およびその他の加工食品、水）、調理コード、目安量・重量換算表、廃棄率一覧表、調味料の割合・吸油率表などが収載されており、国民健康・栄養調査の標準化ツールの主軸である。

食品番号は、日本食品標準成分表に準拠している。調査対象者の申告した食品で、詳細な区別がわからない場合のコード化については、表2－3－1のような取り扱いの標準化がされている。

表2－3－1　標準化ツールとしての食品番号表例

豆腐	04032	木綿豆腐
	04033	絹ごし豆腐
	＊04034	ソフト豆腐（木綿と絹ごしの中間的な豆腐）
	04035	充てん豆腐（すきまがないパック入り豆腐）
	04038	焼き豆腐
		沖縄豆腐《硬豆腐》04036
		ゆし豆腐04037［沖縄のもの］

注）食品番号表で表示されている文字の大きさは、過去の国民栄養調査の結果などをふまえて"よく使用される食品"が大きい文字で収載されている。食品番号を選ぶとき、または類似の食品間で選択に迷うときには、大きな文字の食品を選ぶ。さらに迷うときには、＊印の食品番号を選ぶ。

❷外食や惣菜類の食品番号

調査対象者に質問しても使用食材が不明で、料理や定食の名前しかわからない場合には、食品番号とは異なった番号体系の"外食番号"や"惣菜類番号"を用いてコード化する。

・外食（食品番号：30000番台）

使用食材を一覧表（表2－3－2）で確認後、30000番台の外食番号を用いて、「1人前」の量を"1"（1グラムの意味でない点に注意）としてコード化する（図2－3－1の焼き肉定食）。使用量の欄には必ず「○人前」と記入する。調査員記入欄は、摂取量の前に斜線を引くことで、重量でないことを明示する。

めん類の汁に関しては、「全部飲んだ」「汁を半分残す」「汁を全部残す」を調査対象者に確認し、めんと汁の摂取量を区別してコード化する。

・惣菜類（食品番号：40000番台）

惣菜類の使用量の欄は、40000番台の惣菜類番号を用いて、料理のできあがりの重量をそのまま記入する。

★1──本書「資料編」資料5の食品番号表は、実際に国民健康・栄養調査で使用されたものではなく、Work用に再編集したものである。

表2－3－2　料理の食品構成：食品番号、食品名、重量(g)

食品番号	名　称	食品構成（1人前中）：[食品番号]食品名（調理コード）重量(g)
30560	焼き肉定食	[1088]めし( )200 g、[11034]牛かたロース(R)100 g、[6214]人参・皮むき(R)20 g、[6245]青ピーマン(R)20 g、[6061]キャベツ(R)40 g、[6153]玉ねぎ(R)20 g、[6289]ブラックマッペもやし(R)10 g、[14006]調合油( )13 g、[3003]上白糖( )3 g、[17007]濃口しょうゆ( )12 g、[16001]清酒( )12 g、[16025]本みりん( )3 g、[4032]木綿豆腐(B)15 g、[9045]わかめ(塩蔵塩抜き)(B)10 g、[17046]赤色辛みそ( )12 g、[17028]顆粒風味調味料( )0.3 g、[6139]干し大根(たくあん漬)( )10 g
30561	ギョウザ定食	[1088]めし( )200 g、[1074]ぎょうざの皮(R)40 g、[11163]豚ひき肉(R)50 g、[6207]にら(R)20 g、[6061]キャベツ(R)10 g、[6226]根深ねぎ(R)16 g、[6233]白菜(R)10 g、[17012]食塩( )1.2 g、[17064]白こしょう( )0.1 g、[6223]にんにく( )0.3 g、[14006]調合油( )8 g、[17007]濃口しょうゆ( )6 g、[17006]ラー油( )2 g、[17015]穀物酢( )3 g、[12004]鶏卵(B)27 g、[17025]中華だし( )150 g、[6088]ザーサイ( )5 g
30562	酢豚定食	[1088]めし( )200 g、[11130]豚もも(X)70 g、[6153]玉ねぎ(X)50 g、[6151]たけのこ水煮缶( )30 g、[6214]人参・皮むき(X)20 g、[8014]干ししいたけ(ゆで)( )12 g、[6245]青ピーマン(X)30 g、[14006]調合油( )10 g、[17012]食塩( )1.4 g、[17064]白こしょう( )0.1 g、[3003]上白糖( )9 g、[17036]トマトケチャップ( )18 g、[17007]濃口しょうゆ( )5 g、[17015]穀物酢( )15 g、[2034]かたくり粉(X)5 g、[12004]鶏卵(B)27 g、[6226]根深ねぎ(X)10 g、[17025]中華だし( )150 g
30563	八宝菜定食	[1088]めし( )200 g、[10345]するめいか(B)15 g、[10328]芝えび(B)30 g、[11129]豚ばら(B)30 g、[12003]うずら卵水煮缶詰( )20 g、[6020]さやえんどう(B)8 g、[6151]たけのこ水煮缶( )30 g、[6214]人参・皮むき(B)12 g、[6233]白菜(B)30 g、[8007]乾燥きくらげ(ゆで)( )5.3 g、[8014]干ししいたけ(ゆで)( )12 g、[14006]調合油( )13 g、[17012]食塩( )2.4 g、[17064]白こしょう( )0.1 g、[2034]かたくり粉(B)3 g、[3003]上白糖( )2 g、[16001]清酒( )15 g、[17007]濃口しょうゆ( )6 g、[12004]鶏卵(B)27 g、[6226]根深ねぎ(B)10 g、[17025]中華だし( )150 g、[6088]ザーサイ( )5 g
30564	麻婆豆腐定食	[1088]めし( )200 g、[11089]牛ひき肉(B)30 g、[4032]木綿豆腐(B)120 g、[6226]根深ねぎ(B)25 g、[6103]しょうが(B)2 g、[6223]にんにく(B)1 g、[14006]調合油( )5 g、[17012]食塩( )1.4 g、[17064]白こしょう( )0.1 g、[2034]かたくり粉(B)2 g、[3003]上白糖( )1 g、[17046]赤色辛みそ( )3 g、[16001]清酒( )3 g、[17007]濃口しょうゆ( )10 g、[17028]顆粒風味調味料( )0.3 g、[17004]トウバンジャン( )3 g、[17006]ラー油( )3 g、[12004]鶏卵(B)27 g、[17025]中華だし( )150 g、[6088]ザーサイ( )5 g
30565	レバーと野菜炒め定食	[1088]めし( )200 g、[11092]牛肝臓(B)50 g、[6061]キャベツ(X)70 g、[6207]にら(X)25 g、[6151]たけのこ水煮缶( )15 g、[6214]人参・皮むき(X)10 g、[6245]青ピーマン(X)10 g、[8011]生しいたけ(X)5 g、[6088]ザーサイ( )5 g、[14006]調合油( )13 g、[17007]濃口しょうゆ( )5 g、[17012]食塩( )1 g、[4032]木綿豆腐(B)15 g、[9045]わかめ(塩蔵塩抜き)(B)10 g、[17046]赤色辛みそ( )12 g、[17028]顆粒風味調味料( )0.3 g、[6139]干し大根(たくあん漬)( )10 g
30591	洋風盛り合わせ定食	[1088]めし( )200 g、[11221]鶏もも(X)50 g、[10321]くるまえび・養殖(X)25 g、[1015]薄力粉(X)4 g、[12004]鶏卵(X)4 g、[1079]乾燥パン粉(X)4 g、[14006]調合油( )9 g、[11186]ウインナーソーセージ(R)15 g、[17001]ウスターソース( )10 g、[6061]キャベツ( )10 g、[6182]トマト( )20 g、[6312]レタス( )10 g、[17040]フレンチドレッシング( )5 g、[11183]ベーコン(B)5 g、[6153]玉ねぎ(B)10 g、[17026]洋風だし( )150 g、[17012]食塩( )0.9 g

出所）平成13年国民栄養調査「外食」および「惣菜」の食品構成
　　URL）https://www.nibiohn.go.jp/eiken/nns/system/gaishoku2.pdf
　　URL）https://www.nibiohn.go.jp/eiken/nns/system/souzai.pdf

3　調理コード

　国民健康・栄養調査では、食品を加熱調理して摂取している場合には加熱調理に伴う栄養素量の変化を考慮したエネルギーおよび栄養素摂取量の算出を行う。個々の食品に対して、その食品が使われている料理を参考に、図2－3－2の3種類のコード（B、R、X）を用いて、コード化する。

- 1つの食品に複数の「調理」を行った場合は、優先順位の高い調理コードを付ける。優先順位は、Bが1番高く、次いでR、Xの順になる。
- 1つの料理の中に異なる「調理」法を行った場合は、個々の食品に対して調理コードを付ける。

料理名	食品名	使用量	食品番号					調理コード
おひたし	ほうれんそう（生）	100	0	6	2	6	7	B
	しょうゆ	小さじ1	1	7	0	0	7	
焼き魚	さけ（生）	80	1	0	1	3	4	R
	塩	ひとつまみ	1	7	0	1	2	

優先順位	記号	調理法
①	B	「ゆで物」「煮物」
②	R	「焼き物」
③	X	上記以外の加熱調理（「炒め物」「揚げ物」「蒸し物」など）

図2－3－2　調理損失を考慮した栄養価を求めるための工夫
―国民健康・栄養調査の場合―

4　比例案分法

　比例案分法は、世帯単位での記録から個人単位の摂取量を推定するための方法で、1995（平成7）年から導入された。たとえば、カレー、みそ汁、鍋物などの料理の場合、1人分の摂取量が明確なごはんやパンなどと異なり、個人の摂取量を秤量記録することは容易ではない。そこで、以下に示した手順により、家族全体の使用量から、個人が全体の何割を摂取したかを申告してもらい、調査対象者の摂取量を推定する。
①料理に用いた食品の総使用量を記録する。
②その料理を食べた人の摂取割合を残食分も含めて記す。摂取割合の表示は、整数、分数、小数、百分率（％）のいずれを使用してもよい。
※集計時には、食品の総使用量（廃棄がある場合は廃棄量を差し引く）に個人の摂取割合を乗じて摂取量とする。
　調査用紙への記入例を図2－3－3に示す。

● UNIT2−3　国民健康・栄養調査法 ●

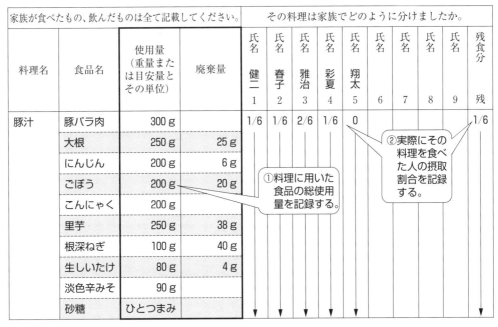

図2−3−3　比例案分法の記入例

Work 2-3-2

 選択課題　調査対象者と調査員になり、食事内容の確認過程のロールプレイングを行ってみよう

　図2−3−1の食物摂取状況調査票（モデル例）を参照して、食事の内容を確認するロールプレイングを行う。2人1組になり、調査対象者と国民健康・栄養調査の調査員の立場で質疑応答を試みる。調査対象者役は自分が食べたものをワークシート2−3−1に記入する。調査員役は記載内容を確認後、ワークシート2−3−2（聞き取り後）に整理して書き直す。調査対象者への確認面接は、重要ポイントを聞き漏らさないようにしながら、できる限り短時間で済ませる。確認面接の際には、食品の詳細や量の推定に留意して記載内容を確認するとよい。

1　食品の詳細についての確認

　表2−3−3のリストを参考に、各食品の種類や記入忘れの有無について確認を行う。その他、通常摂取することが多いが対象者は摂取しなかった食品などについてのコメントも記録しておくと事後の確認に役立つ。
例）「コーヒー（ブラック）」　「コロッケ（ソース使わず）」
　　「食パン（何もぬらない）」

115

表2－3－3　食品詳細の確認リスト

牛乳	普通脂肪か、低脂肪か、無脂肪か、濃厚か
生クリーム	動物性か、植物性か、無糖か、加糖か
ヨーグルト	無糖か、加糖か
アイスクリーム	高脂肪か、普通脂肪か、低脂肪か
ジュース	果汁何％か
清涼飲料水（コーラ類、炭酸飲料）	砂糖入りか、カロリーゼロか
コーヒー、紅茶	インスタントか、抽出か、砂糖やミルクを入れたか
トマトジュース	トマトのみか、ミックスジュースか、無塩か
スナック菓子	コーン系か、じゃがいも系か、小麦粉系か
即席めん	フライめんか、ノンフライめんか
めん類	汁は全量飲んだか、残したか
ビール	淡色ビールか、黒ビールか、カロリーオフビールか、発泡酒か
焼酎	アルコール度数は何％か
しょうゆ、みそ	普通か、減塩タイプか
甘味料	砂糖か、人工甘味料か
マヨネーズ	普通か、ハーフタイプか
ドレッシング	オイル入りか、ノンオイルか
米飯	玄米か、精白米か、胚芽米か、○分つき米か
トースト	バター、マーガリン、ジャムは付けたか。ジャムは普通か、低エネルギータイプか
牛肉、豚肉	部位は何か、赤身か、脂身付きか
鶏肉	部位は（むね、もも、ささみ）は何か、皮付きか、骨付きか
焼き魚	生か、開き干しか、つま（大根、大根おろし）は付いていたか、しょうゆはかけたか
コロッケ	中身の具はクリームか、ポテトか
洋食献立	付け合わせ（野菜、ポテトなど）があるか、ソース、ケチャップ類はかかっているか
サラダ、生野菜	調味料（ドレッシング、マヨネーズなど）はかけたか
コーンフレーク、シリアル	砂糖、果物、牛乳は使用したか
目玉焼き	ベーコン、ハム、付け合わせ、調味料は使用したか
ご飯	ふりかけ、漬け物、みそ汁は付けたか
冷や奴、湯豆腐	しょうゆ、ねぎ、かつお節はかけたか

2　量推定のための確認

　実際に料理に使った食品の量や、それぞれの世帯員が摂取した量について、適宜、フードモデルなどの量推定ツールを使用して確認する。
　とくに摂取量が多いと思われるものについても対象者に目安量やフードモデルなどを用いて確認し、記載された値が正しければ、入力時に再度確認しないで済むよう、

コメントで記載しておく。

例)「ヨーグルト500 g（1パック食べた）（確認済み）」

　　「ビール3000 mL（500 mL缶×6本飲んだ）（確認済み）」

Work 2-3-3

食物摂取状況調査票のコード化を完成させよう

ワークシート2-3-2（聞き取り後）の内容をもとに食事内容をコード化し、以下の要領で調査員記入欄（ワークシート2-3-3）を完成させる。

①料理・整理番号：料理ごとに1番から番号を付け、料理ごとに線を引く。

②食品番号：食品番号表を用いてコード化する。

③調理コード：加熱調理された食品に対応する調理コードを記入する。1つの料理に含まれる複数の食品に同じ調理コードが続く場合は、該当部分まで矢印（↓）を引いて記入する。

④摂取量：調査対象者記入欄の使用量（g）から廃棄量（g）を差し引いた重量（g）を記入する。

⑤案分比率：1桁または2桁の整数で記入する。調査対象者が分数や％などで記入していても整数に直すこと。

2　UNIT 2-3のまとめ

　UNIT 2-3では、国民健康・栄養調査における食事調査法について比例案分法、食事内容のコード化、聞き取り確認のポイントを中心に学習した。UNIT 2-2とUNIT 2-3を総合的に理解すれば、食事記録の手法や信頼性の高い調査結果を得るための調査手順、すなわち標準化方法、精度管理の考え方について習得することができる。とくに国民健康・栄養調査では、調査員に「国民健康・栄養調査必携」や「栄養摂取状況調査マニュアル」が配付されており、それを用いることによって、誰が調査に携わっても、同じような手順・方法・精度で実施できるようになっている。国民健康・栄養調査は国民の健康増進の総合的な推進を図るための基礎資料になるので、調査方法の標準化のスキルを習得することが必須である。

　国立健康・栄養研究所のホームページの調査ツールや役に立つ情報は、毎年更新されている。ぜひ最新の情報を閲覧されたい。

UNIT 2-4　24時間思い出し法

> **学習目標**
> ①24時間思い出し法の面接による聞き取り調査の手順を理解する。
> ②実際にツールを活用して食事の内容を聞き取り、調査票に整理・記入することができる。
> ③聞き取った食事内容の記入ができる。
> ④食品のコード化を行い、栄養素等摂取量を算出することができる。

1　24時間思い出し法による食事調査

　24時間思い出し法による食事調査全体の流れを図2－4－1に示した。あらかじめ調査の全体を理解し、準備してから聞き取り調査を実施すること。

●進め方と時間配分

①2人1組でペアを組み、調査員役と調査対象者役を決める。　　　　　　　【5分】
②調査員役は、調査対象者役が前日にとった食事を聞き取る。聞き終わったら、調査員役と調査対象者役を交替して行うとよい。　　　　　　　　　　　　　　【60分】
③調査員役は、聞き取った食事の内容を整理して調査票に記入する。　　　【30分】
④調査票を確認し、記入した食品名を日本食品標準成分表を用いてコード化する。
　　　　　　　　　　　　　　　　　　　　　　　　　　　　　　　　　　【45分】
⑤栄養計算を行い、栄養素等摂取量を算出する。　　　　　　　　　　　　【45分】
　　　　　　　　　　　　　　　　　　　　　　　　　　　【推奨時間：185分】

●用意するもの（ツール・参考資料）

- 調査票（24時間思い出し法）
  ファイル名：UNIT 2－4.xlsx　シート名：ワークシート2－4－1
- 摂取量を推定するためのツール（秤、フードモデル、食器類、計量カップ、計量スプーン、できあがった実物大の料理写真、食事調査用スケール、方眼紙、ボイスレコーダー）
- 24時間思い出し法の手引き書（例）

● UNIT2-4　24時間思い出し法 ●

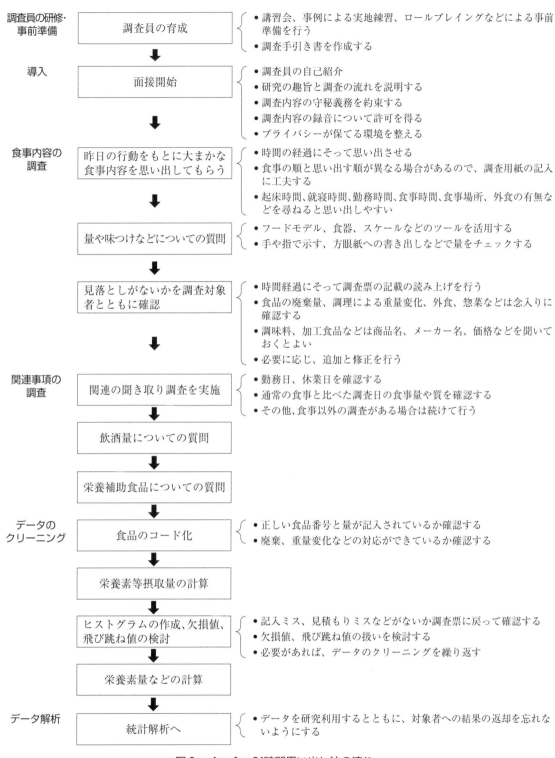

図2-4-1　24時間思い出し法の流れ

出所）日本栄養改善学会監修『食事調査マニュアル　はじめの一歩から実践・応用まで　改訂3版』南山堂　2016年　p.97　図2-12、p.98　図2-13をもとに改変

- 摂取量を推定するための資料（国民健康・栄養調査食品番号表）
「資料編」資料5を参照
- 日本食品標準成分表（八訂）増補2023年
URL）https://www.mext.go.jp/a_menu/syokuhinseibun/mext_00001.html
出　所）文部科学省ホームページ

Work 2-4-1

24時間思い出し法の手引き書（例）とツールを使って、面接による食事の聞き取りロールプレイングを行ってみよう

1　調査員の育成・訓練と調査方法の標準化

　24時間思い出し法は熟練を要する調査方法であることから、調査員は研修などによって育成・訓練しなければならない。聞き取りを行う際には、調査員は常に調査対象者に対して中立な立場をとり、プライバシーの確保に努める。聞き取り方法は「調査手引き書（マニュアル）」（表2-4-1）を作成して標準化し、これを遵守するように心がける。

表2-4-1　24時間思い出し法手引き書（例）―面接時の注意点―

食品重量の推定	実物大食品・料理写真集で確認する（ページも記録しておく） 聞き取った目安量も記入しておく
料理の味つけ	味の程度（濃い・普通・薄い）を聞いておく
米	めしで記入
わかめ、こんぶ、しいたけなどの乾物	生、干し、戻しなどを区別して記入する
だしに利用するこんぶ、煮干しなど	昆布、煮干しなどを食べるか食べないか記入する
めん類のつゆ	飲んだ量を記入する（全部飲んだ、一口飲んだなど）
濃縮飲料・濃縮調味料（つゆ）	原液の量と加えた水の量を記入する
ジュース類	名称、種類（果汁・炭酸飲料など）、濃度（オレンジ30%など）を記入する
加工食品（市販品・インスタント食品・冷凍食品など）	詳細に中身と量を聞き取り、日本食品標準成分表に記載のある食品を分ける
市販品（スナック菓子、調理済み食品など）	メーカー名、商品名、価格を聞いておく

出所）日本栄養改善学会監修『食事調査マニュアル　はじめの一歩から実践・応用まで　改訂3版』南山堂　pp.170－171をもとに作成

2　食事内容の聞き取り調査

❶大まかな食事内容の思い出し

　時間の経過にそって、前日の大まかな食事内容を思い出させる。聞き取った内容は調査票（ワークシート2－4－1）に記入する。前日とは「起床時から就寝時まで」、または「調査の24時間前から調査開始時まで」である。
　調査内容は、調査対象者の同意が得られた場合に限り、調査の精度管理向上のためにボイスレコーダーなどで録音する。

❷量や味つけなどの細かな質問

　摂取量の推定には、フードモデル、食品、写真、食器、食事調査用スケールなどのツールを活用して行う。摂取量は食べたときの「調理後の状態」を尋ねる。味つけは、調味料の種類（メーカー名や商品名）、量について細かく質問する。加工食品についても、メーカー名や商品名を記録する。
　食事調査用スケールは、国立研究開発法人医薬基盤・健康・栄養研究所（国立健康・栄養研究所）のホームページに「国民健康・栄養調査『栄養摂取状況調査のための標準的図版ツール（2009年版）』」が公開されている（http://www0.nih.go.jp/eiken/chosa/pdf/jyuryomeyasuhyo2009_2013ver.pdf）。また、調査対象者が食べた食品の大きさ、食器の大きさを口頭でうまく伝えられないときには、方眼紙に食品を書いてもらうとよい。

3　関連する事項の聞き取り調査

- 出勤日と休日を確認し、仕事のある日と休みの日で、食べる量に差がないかを確認する。
- 調査期間内に栄養補助食品の摂取があった場合は、メーカー名、商品名、量を確認する。
- 調査日の食事が特別なものか、普段通りかを確認する。
- 飲酒があった場合、過去1週間の飲酒に関する状況を確認する。

Work 2-4-2

　24時間思い出し法の手引き書（例）を使って聞き取った内容を整理し、栄養素等摂取量を算出してみよう

1　調査票に記載する内容

　調査対象者から聞き取った食事内容を、調査票（図2－4－2、ワークシート2－4－1）に整理して記入する。まず、調査にかかわる基本情報である「調査対象者ID」「調査年月日」「聞き取り担当者ID」「コーディング担当者ID」「面接の開始時刻および終了時刻」「コーディング日」を記入する。

　次に、聞き取った食事内容を記入する。加工、料理名、味つけ程度、食品名、摂取量（聞き取り量）のほかに、飲食した時刻、場所、廃棄部の有無、調理による食品の重量変化率による換算の必要性の有無、料理や食卓で使った油脂や食塩などの追加の調味料の有無も記入し、最終的な食品名、食品番号、摂取重量（g）または容量（mℓ）を確定する。

2　調査後の処理

　聞き取り調査を終えた後は、摂取量を推定したり、食品をコード化するなどの整理を行うが、その処理方法については、UNIT2－2で学習した食事記録調査法と同様に標準化しておく必要がある。たとえば、日本食品標準成分表に記載のない食品の扱いは、あらかじめ手引き書にまとめておき、それにしたがってコード化する。コード化が難しい新たな食品や料理が出てきた場合は、各調査員で自己判断せずに調査員間で検討し、コード化の方法を統一させることが望ましい。表2－4－2は、面接後のデータコード化に関する手引き書の例である。

　調査内容を音声で記録した場合には、調査後に録音を聞き直し、正しく調査票に反映されているかを確認する。

3　データのクリーニング

　調査票に記入された食品をコード化した後、データのチェックを行うことをデータクリーニングという。記入者とは別の調査員によるチェック（ダブルチェック）が望ましい。その後、栄養素等摂取量を算出し、ヒストグラムを作成し、栄養素等摂取量の分布を確認して、欠損値、極端な飛び跳ね値がある場合には、入力ミスかもしれないのでそのデータを確認し、修正（必要があれば除外）する。

● UNIT2-4　24時間思い出し法 ●

1．調査対象者ID _____　　2．調査年月日 _____年_____月_____日

3．聞き取り担当者ID _____　　4．コーディング担当者ID _____

5．面接開始時刻 ____:____　　終了時刻 ____:____　　6．コーディング日 _____年_____月_____日
　　（24時間時）

No	区分	時刻	場所	加工	料理名	味つけ程度	食品名	摂取量 目安量	摂取量 重量(容量)	可食部 廃棄部	油脂	食塩	換算
1						薄・普・濃				可のみ/廃あり	Yes/No	Yes/No	Yes/No
2						薄・普・濃				可のみ/廃あり	Yes/No	Yes/No	Yes/No
3						薄・普・濃				可のみ/廃あり	Yes/No	Yes/No	Yes/No
4						薄・普・濃				可のみ/廃あり	Yes/No	Yes/No	Yes/No
5						薄・普・濃				可のみ/廃あり	Yes/No	Yes/No	Yes/No
6						薄・普・濃				可のみ/廃あり	Yes/No	Yes/No	Yes/No
7						薄・普・濃				可のみ/廃あり	Yes/No	Yes/No	Yes/No
8						薄・普・濃				可のみ/廃あり	Yes/No	Yes/No	Yes/No
9						薄・普・濃				可のみ/廃あり	Yes/No	Yes/No	Yes/No
10						薄・普・濃				可のみ/廃あり	Yes/No	Yes/No	Yes/No
11						薄・普・濃				可のみ/廃あり	Yes/No	Yes/No	Yes/No
12						薄・普・濃				可のみ/廃あり	Yes/No	Yes/No	Yes/No
13						薄・普・濃				可のみ/廃あり	Yes/No	Yes/No	Yes/No
14						薄・普・濃				可のみ/廃あり	Yes/No	Yes/No	Yes/No
15						薄・普・濃				可のみ/廃あり	Yes/No	Yes/No	Yes/No
16						薄・普・濃				可のみ/廃あり	Yes/No	Yes/No	Yes/No
17						薄・普・濃				可のみ/廃あり	Yes/No	Yes/No	Yes/No
18						薄・普・濃				可のみ/廃あり	Yes/No	Yes/No	Yes/No
19						薄・普・濃				可のみ/廃あり	Yes/No	Yes/No	Yes/No

※区分：朝食・昼食・夕食・間食
※時刻：24時間時で記入
※場所：1．自宅　2．職場（食堂を含む）　3．一般の食堂　4．その他
※加工：1．手作り　2．調理済食品（惣菜・弁当）　3．外食
※単位：g、mL、個、本、枚、切れ、丁、袋、包など
※可食部・廃棄部：廃棄部の有無（摂取量に廃棄部を含んでいない場合は「可のみ」、廃棄部を含んでいる場合は「廃あり」）
※油脂・食塩：油脂や食塩を含む調味料などの追加の有無
※換算：重量変化率による換算の有無

図2-4-2　24時間思い出し法の調査票の例【ワークシート2-4-1】

出所）上島弘嗣ほか「高血圧予防のためのライフスタイルのあり方に関する疫学共同研究―国際共同研究INTER-MAPの一環として―」平成9～12年度科学研究費補助金（基盤研究(A)(1)）研究成果報告書　2002年より一部改変

表2-4-2　24時間思い出し法手引き書（例）―面接後のデータコード化の際の注意点―

- 食事の区分、時刻、場所、調理法などの項目が記載されているか
- 朝食・昼食・夕食がそろっているか
  →そろっていない場合は聞き漏らしがないかを確認する
- 主食と主菜、副食がそろっているか
  →そろっていない場合は聞き漏らしがないかを確認する
- 料理名にあった食品（きゅうりの酢の物のきゅうり、みそ汁のみそなど）が記載されているか
  →とくに調味料の記載が漏れていないかを確認する
- 料理名（天ぷら・ソテーなど）から考えると当然用いられる油の記載があるか
  →使わない場合は「使用せず」と明記する
- 食べるときに食卓で使用する調味料（サラダのドレッシング・さしみのしょうゆなど）を確認したか
  →使わない場合は「使用せず」と明記する
- 調味料（煮物・汁物のつゆ、ドレッシングなど）が皿に残っていなかったかを確認する
  →残った量は摂取量から減らす
- バターとマーガリンを間違えていないか
- 乾物の戻しの状態の区別ができているか
- 食品コードは「調理後の状態」が記載されているか
- 日本食品標準成分表にない食品のコード化は適当か
  →初めて出現した料理や食品は調査員間でコード化の検討を行う

出所）日本栄養改善学会監修『食事調査マニュアル　はじめの一歩から実践・応用まで　改訂3版』南山堂　2016年　pp.89-104をもとに作成

2　UNIT2-4のまとめ

　24時間思い出し法による食事調査を行う場合には、調査前にあらかじめ調査員のトレーニングを行い、面接手技のばらつきや調査能力の差異を可能な限り小さくしておく必要がある。また、調査員が一定のルールで聞き取ることができるように調査方法を標準化しておくことが重要である。

　調査後においても、摂取量の推定、食品コードの決定、データのクリーニングなど相当の時間をかける必要がある。これらの事後処理についてもルールを決めて、十分に理解して進めなければならない。

◇◆コラム◆◇

コンピューターを用いた精度管理の研究

　「24時間思い出し法」は、アメリカやカナダ、ヨーロッパの国民健康・栄養調査などで広く使用されている方法である。食事記録調査に代わって、ゴールドスタンダードや食物摂取頻度調査（FFQ）の開発に用いられることもあるため、調査には高い精度管理が求められる。アメリカなどでは24時間思い出し法の精度を高めるための手法を検討した研究も多く、コンピューターを用いて体系的に食事データの精度管理が行われている。また、コンピューターを用いて面接を行い、思い出し忘れの防止や、面接者によってデータの質に差が生じないように工夫されている。これらの研究成果をもとに、広く国民や研究者が利用できるコンピューターを使った24時間思い出し法（ASA24：the Automated Self-Administered 24-hour Recall）が開発され、公開されている（https：//asa24.nci.nih.gov/demo/）。

【引用文献】
日本栄養改善学会監修『食事調査マニュアル　はじめの一歩から実践・応用まで　改訂3版』南山堂　2016年　pp.89－104

UNIT 2-5 食物摂取頻度調査法

> **学習目標**
>
> 　疫学調査によく用いられるSQFFQの構成と開発方法、妥当性と再現性の検討を通じて調査票の特徴を学習する。また、実際の調査でSQFFQを用いる際に留意すべきことを学ぶ。
>
> ①SQFFQの構成と開発方法を理解する。
> ②SQFFQの妥当性と再現性を理解する。
> ③既存のSQFFQを選択するうえで留意すべき点を理解する。
> ④実際にSQFFQを用いる場合、調査中および調査後に留意すべき点を理解する。

1 半定量食物摂取頻度調査票（SQFFQ）

　生活習慣病などの健康事象と食物摂取状況との関連を明らかにする（栄養疫学）には、ある一時点ではなく、個人の習慣的な食物摂取状況を評価することが必要である。そのために開発された調査法に「食物摂取頻度調査法（Food Frequency Questionnaire：FFQ）」を用いた調査がある。また、FFQが食品の摂取頻度のみを質問するのに対し、「半定量食物摂取頻度調査票（Semi-quantitative Food Frequency Questionnaire：SQFFQ）」は、食物の摂取頻度に加え、摂取量についても質問して、栄養素等摂取量の概量を推定する。

　FFQとSQFFQの違いは、SQFFQにはポーションサイズ（1回の摂取目安量）が設定されていることである。食事調査は、一般の人を対象に実施するが、「1回に食べる魚の重量は何gですか？」と質問されても、多くの調査対象者は回答に困ってしまう。そこで、SQFFQでは基準となるポーションサイズを文字、絵、写真で示し、それに比べて「小さい」「同程度」「大きい」または「0.5倍」「0.8倍」「同程度」「1.5倍」「2倍以上」といくつかの段階で回答を求める。そして、食品の摂取頻度とポーションサイズから摂取量を推定し、栄養量を計算する。このように「半定量」とは、習慣的な摂取の概量をとらえようとするものである。

● UNIT 2−5 食物摂取頻度調査法 ●

●進め方と時間配分

①SQFFQの構成を知る。　　　　　　　　　　　　　　　　　　　　　　　【10分】

②SQFFQの開発手順を知る。　　　　　　　　　　　　　　　　　　　　　【20分】

③SQFFQの計算式を知る。　　　　　　　　　　　　　　　　　　　　　　【20分】

【推奨時間：約50分】

Work 2-5-1

SQFFQの構成と開発方法を知ろう

1　SQFFQの構成を知る

SQFFQの例を表2−5−1に示す。調査票は「食品（食品群）リスト」「摂取頻度」「1回あたりに食べる量（目安量）」から成っている。この3つがSQFFQの構成要素である。また、SQFFQにより得られた回答から栄養素等摂取量を推定するには、「食品成分表（加重平均成分表）」が必要である。

表2−5−1　自記式半定量食物摂取頻度調査票（Tokudome[1]ら）

食品名	食べる回数							1回あたりに食べる量（基準量と比較して）					
	ほとんど食べない	月に1〜3回	週に1〜2回	週に3〜4回	週に5〜6回	毎日1回	毎日2回以上	基準量	なし	0.5倍	0.8倍	基準量と同じ	1.5倍	2倍以上
卵	a	b	c	d	e	f	g	1個	なし	0.5	0.8	同量	1.5	2
低脂肪乳	a	b	c	d	e	f	g	コップ1杯(200 mL)	なし	0.5	0.8	同量	1.5	2
普通（脂肪）乳	a	b	c	d	e	f	g	コップ1杯(200 mL)	なし	0.5	0.8	同量	1.5	2
濃厚（脂肪）乳	a	b	c	d	e	f	g	コップ1杯(200 mL)	なし	0.5	0.8	同量	1.5	2
カルシウム強化の牛乳・ヨーグルト	a	b	c	d	e	f	g	コップ1杯(200 mL)	なし	0.5	0.8	同量	1.5	2

2　SQFFQの開発手順を知る

食物摂取頻度調査票は、主に疫学調査に用いるために開発された質問票である。開発にあたっては、経験やカンで作成するものではなく、目的や調査対象者に合わせ、一定の方法で構成要素が決定される。SQFFQの開発手順の例を以下に示す。

①調査票の目的を明確にする。

包括的な栄養素等か、あるいは特定の食物（栄養素等）摂取状況か。

②調査対象者を決める。

性別、どの年代を対象とするのか。

例として、ある疾患に最も罹患しやすい、または予防に適した年齢層があるなら、その年齢層を対象として選択する。

③調査対象者内の一部、あるいは同様な特性をもつ小集団を対象に、食事記録法または24時間思い出し法による1日〜複数日の食事調査を実施する。

④食事調査をもとに、食品リストを決定する。

　食品リストは、供給率法[★1]、あるいは寄与率（重回帰）法[★2]により、累積供給率、あるいは累積寄与率が任意の値（一般的に80〜90％）になるまで食品／食品群を選択する。

⑤食品リストを決定する際、単独食品か食品群としてまとめるかを決める。

　食品群にまとめる際の条件は、栄養素等含有量が似ていること、ポーションサイズが似ていること、摂取する状況が似ていること、の3点である。

⑥目安となるポーションサイズを決める。

　ポーションサイズは、食事調査による食品の平均摂取量、中央値、あるいは調査対象者が理解しやすい常用量などが採用される。

⑦ポーションサイズは、人によって異なるため、基準になる量を決め、その倍率を問うこともある。

⑧頻度の回答カテゴリーを作成する。

　摂取頻度については、月、週、日あたりの回数で示される。

⑨食品成分表を作成する。

　栄養計算する際の食品成分表は、食品単品については食品成分表、食品群については食事調査に準拠した加重平均成分表[★3]を作成する。

⑩推定栄養素等摂取量を計算するための計算式を作成する。

　計算式には、供給率法、寄与率法（回帰式を用いる）がある。

⑪作成した調査票を用いて、妥当性および再現性を確認する（詳細は第2節参照）。

3　SQFFQの推定栄養素等計算の方法を知る

　たとえば、供給率法による栄養計算式を考えてみる。表2-5-1の調査票で「卵」の摂取状況について、以下のように回答が得られたとする。また、卵のポーションサ

[★1]——供給率法
　　　　記録法か24時間思い出し法による栄養計算から求められたターゲット栄養素等摂取総量への各食品からの供給率に基づいて食品を選択する方法。

[★2]——寄与率（重回帰）法
　　　　重回帰分析による栄養素の個人間変動に基づいて食品を選択する方法。

[★3]——加重平均成分表
　　　　SQFFQの各食品群別の総純使用量を計算し、その食品群内の各食品が占める割合を百分率で求める。それを当該食品の重量と考えて栄養計算し、各食品群別に合計すると、その食品群の加重平均の成分値となる。

イズは43gと設定されていたとする。この場合の「卵からのたんぱく質摂取量」の計算について考えてみる。

- 摂取頻度：週に5〜6回
- 摂取倍率：0.5倍

①1日あたりの摂取頻度を求める。
- 1日あたりの摂取頻度：「週に5〜6回」は7日間で5.5〔(5＋6)÷2＝5.5〕回食べていることとする。

  すなわち、5.5÷7≒0.7857…となる。

②1日あたりの卵の摂取量を求める。［基準量×摂取倍率×摂取頻度］

  すなわち、43×0.5×0.7857≒16.9

③栄養計算は卵の1日の摂取量と食品成分値から計算できる。

  日本食品標準成分表の値

  すなわち、エネルギー：16.9×142÷100≒26（kcal）
  　　　　　たんぱく質：16.9×12.2÷100≒2.1（g）

④このようにして、食品／食品群ごとの栄養素等摂取量を算出し、それらを合計して、1日摂取量を算出する。

2 調査票の妥当性・再現性

　開発されたSQFFQは、妥当性および再現性が確認されてから疫学調査などに用いられる。妥当性とは、SQFFQが調査対象者の食事摂取状況をどの程度把握できるのかを評価・確認することである。複数日の食事記録法、あるいは24時間思い出し法による平均摂取量（リファレンス）と比較検討する。また、SQFFQは習慣的な摂取量を評価するという考えに立っているので、再度調査しても、同じような結果が得られるか（再現性があるか）を検討する。

●進め方と時間配分
①妥当性・再現性とは何か、またその検討方法を知る。　　　　　　　　　【20分】
②サンプルデータで妥当性・再現性を確認する。　　　　　　　　　　　　【90分】
③既存のSQFFQを選択するうえで留意すべき点について考える。　　　　【20分】
④SQFFQを用いた調査および調査後に留意すべき点について考える。　　【20分】

【推奨時間：約150分】

●用意するもの（ツール・参考資料）
- FFQ妥当性・再現性サンプルデータ

ファイル名：UNIT 2 － 5.xlsx　　シート名：初回FFQ結果_FFQ 1
　　　　　　　　　　　　　　　　　　シート名：秤量記録法結果_DR
　　　　　　　　　　　　　　　　　　シート名：2 回目FFQ結果_FFQ 2
・FFQ妥当性・再現性の検討結果記録フォーム
　　　ファイル名：UNIT 2 － 5.xlsx　　シート名：ワークシート 2 － 5 － 1
　　　　　　　　　　　　　　　　　　シート名：ワークシート 2 － 5 － 2

Work 2-5-2

選択課題

妥当性・再現性とは何か、またその検討方法を考えよう

　SQFFQの妥当性と再現性とは何か、それぞれの用語の意味と、検討する方法について整理しよう。

　妥当性とは、SQFFQから推定された食品や栄養素等の摂取量が、どの程度実際の摂取量と一致するかをみるものである。再現性とは、同じ調査対象者に同じSQFFQによる調査を繰り返し行った場合に、栄養素等や食品の摂取量がどの程度一致するかを評価するものである。

①リファレンスに用いられる指標は何か。
　複数日の食事記録法や24時間思い出し法、生体指標（バイオマーカー）が用いられる。

②妥当性・再現性を検討する調査対象者の設定はどうするか。
　SQFFQを用いて調査する対象者と年代、性別、社会背景などをそろえる。

③妥当性・再現性の検討スケジュール（調査期間、調査する順など）はどのようにするか。
　図 2 － 5 － 1 に、SQFFQの妥当性・再現性検討のスケジュール例を示す。季節の影響を考慮するため、食事記録は各季節に 1 回ずつ実施され、一般的に、妥当性はSQFFQ 1 （またはSQFFQ 2 ）と 4 回の秤量食事記録法の平均値を比較することによって検討される。再現性はSQFFQ 1 とSQFFQ 2 を比較検討する。

④調査データから妥当性・再現性を検討する際に用いられる統計指標は何か。
　平均値の差、相関係数、スピアマン（Spearman）の順位相関係数、一致率、誤分類率（不一致率）などを用いる。一致率や誤分類率の検討は、疫学研究におけるランクづけをする際の指標としても使用される。誤分類の検討には、三分位数、四分位数、五分位数などが使用される。

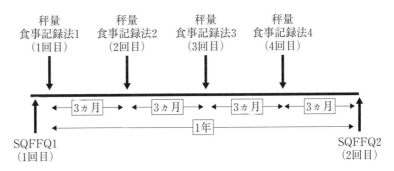

図2−5−1 妥当性・再現性検討のスケジュール例（Willettらより改変）[2]

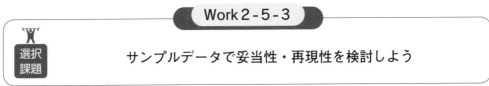

SQFFQの妥当性・再現性を検討するために、中高年女性135名について、SQFFQ調査を行い（FFQ1）、その1週間後から3日間の秤量記録法による食事調査を行った（DR）。1年後に再度1回目と同じSQFFQによる調査を行った（FFQ2）。この結果をFFQ妥当性・再現性サンプルデータ（シート名：初回FFQ結果_FFQ1、秤量記録法結果_DR、2回目FFQ結果_FFQ2）に示した。

ここでは、妥当性・再現性について以下の方法で検討する。それぞれの結果はワークシート2−5−1、ワークシート2−5−2に記録する。

1 妥当性の検討

①リファレンス（比較対照とするデータ）としてのDR（3日間平均値）とFFQ1の平均値の比較
②DRとFFQ1の相関
③DRとFFQの五分位における一致度

2 再現性の検討

①FFQ1とFFQ2の平均値の比較
②FFQ1とFFQ2の相関
③FFQ1とFFQ2の五分位における一致度

なお、演習はExcelを用いた検討方法を示すが、各種統計ソフト（SPSS、SASなど）を用いる場合は、各々のマニュアルを参照のこと。

3 Excelを用いた統計法

①平均値による検討は、比較するデータ（妥当性の場合は、DRとFFQ１の結果、再現性ではFFQ１とFFQ２の結果）の平均値および標準偏差、平均値の差ならびにDRに対する差の割合を算出し、一致の程度を観察する。平均値の差の検定は対応のない t 検定を行う。

平均値および標準偏差の算出方法は、UNIT２－７を参照する。

②相関係数および有意確率を計算する。計算方法は図２－５－２を参照する。

③五分位数を用いて栄養計算結果を層別化した際に、２つの調査法の結果が一致するか、誤分類の程度はどのくらいかを検討する。計算方法は図２－５－３を参照する。

※分位とは何か、パーセンタイルとは何か。さらに、誤分類の検討がなぜ必要なのかについても考察する。

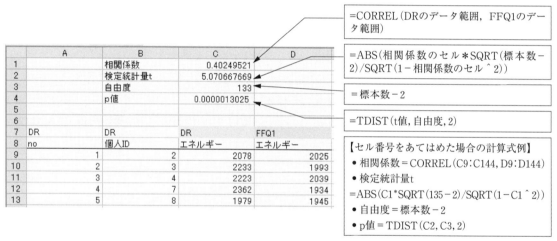

ここではピアソンの相関係数の計算方法を示す。

　計算した結果、値の表示が「1.31736E－06」などとなった場合は、「セルの書式設定」でタブ「表示形式」から「数値」を選び、表示桁数を大きくすれば「0.0000013173…」などと表示されるようになる。

図２－５－２　相関係数の計算画面例（エネルギーでの算出例）

• UNIT 2-5 食物摂取頻度調査法

【計算例】
※この例では以下のようにFFQ妥当性・再現性サンプルデータを配置した状態での計算式を示す。データの配置セルが異なる場合は、参照セル番号などが変更となるので注意する。
- 個人ID：A 7 ～A143
- DRのエネルギー値：B 7 ～B143
- FFQ1のエネルギー値：C 7 ～C143

1．エネルギー摂取量を五分位にしたとき、個人が第何分位になるかを計算する。
   ①D列上方にDRの20、40、60、80パーセンタイルの値を算出する（PERCENTILE関数を用いる）。
   ②個人ごとのDRが第何分位になるかを算出する。D 9列に数式を入れ、D143までコピーする。
   ③①②と同様に、E列にFFQ1の20、40、60、80パーセンタイルの値を算出し、個人が第何分位になるか算出する。
   ※数式は、①②のBをCに、DをEに変更すればよい

2．DRとFFQ1の五分位での分類が、完全に一致した人数を計算する。
   ④個人のDRの五分位数と、FFQ1の五分位数が一致している場合は「1」、一致しない場合は「0」が入力されるように計算式を入れる。
   ⑤④の合計人数を計算する（この結果はDRとFFQ1が完全に一致した人数を意味する）。

3．DRとFFQ1の五分位での分類が、完全に異なる人数（完全な誤分類の人数）を計算する。
   ⑥DRが最小五分位（第1五分位）で、FFQ1が最大五分位（第5五分位）の場合は「1」、そうでない場合は「0」が入力されるように計算式を入れ、G143までコピーする。
   ⑦DRが最大五分位（第5五分位）で、FFQ1が最小五分位（第1五分位）の場合は「1」、そうでない場合は「0」が入力されるように計算式を入れ、H143までコピーする。
   ⑧⑤の数式をG列およびH列にコピーする。
   ⑨G8およびH8の合計を計算する（この結果は、DRとFFQ1が完全な誤分類された人数を意味する）。

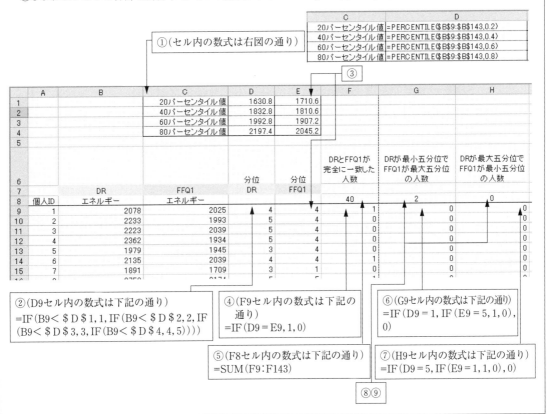

図2-5-3　誤分類の計算

> **Work 2-5-4**
>
> SQFFQを用いた調査の留意点について考えよう

1 既存のSQFFQを選択するうえで留意すべき点について考える

　実際の栄養疫学調査でSQFFQを用いる場合、SQFFQの開発から妥当性・再現性の検討まで行うことは、時間・コスト・人手などの面からなかなか困難である。そこで、既に開発されたFFQを利用することが多い。そのような場合、どのSQFFQを選択するかについては十分に考慮する必要がある。採用するSQFFQについては、その開発理由の確認が必要であり、具体的には注目する栄養素等が入っているか、調査対象者の特性は同じ（または許容範囲）か、供給率法か重回帰法か、妥当性・再現性の検討がされているかを確認する。

　また、採用するSQFFQは、使用する調査対象者のサブグループで妥当性の確認をすることが望ましい。さらに追加の質問項目を加えるか、また、加えた場合の計算方法についても検討が必要である。

2 SQFFQを用いた調査中および調査後に留意すべき点について考える

❶データの収集

　SQFFQを用いた調査には、質問票を用いて面接者（調査員）が調査対象者から聞き取る面接法と、調査対象者が自ら質問票に回答する自記式がある。面接法および自記式の各々において、いずれもマニュアルが必要である。

❷データの処理

　SQFFQは、入力および計算のシステム化が進んでいるものが多い。実際の調査で用いる際には、記入漏れなどの入力データのチェック方法および欠損値の取り扱い、飛び跳ね値の処理方法などを考慮しておく必要がある。

3　UNIT 2 - 5のまとめ

1　SQFFQの特徴を学ぶ

　UNIT 2 - 5では、食物摂取頻度調査票の構成要素とその開発方法を学ぶことにより、①SQFFQは経験やカンで食品リストやポーションサイズを列挙しているのでは

なく、調査対象者の特性やターゲットとなる栄養素等を決定したうえで、根拠に基づいた食品のリストおよび栄養計算のための計算式などが作成されていること、②調査票の妥当性や再現性も検討することによって、調査票の精度が担保されていること、③SQFFQの特徴を理解することにより、実際にどのような場面で用いることが可能なのか、また既存のSQFFQを選択する場合の留意点、SQFFQの結果を用いる際の注意点を知ることができる。

2　既存のSQFFQを利用する際の留意点

　既存のSQFFQを選択する場合には、採用するSQFFQ（FFQ）の開発目的を確認し、計算できる栄養素等の項目にターゲットとする栄養素が入っているか、調査対象者の年代、性別、社会背景（特定の集団でないか）は、開発時の調査対象者と同じまたは許容範囲か、質問項目数および回答所要時間はどの程度か、計算方法は供給率法か重回帰法か、妥当性・再現性が保証された調査票か、妥当性の高い項目・低い項目はどれか、再現性の高い項目・低い項目はどれか、追加の質問を加えるか、また加えた場合の栄養計算はどのようにするかなどを考慮したうえで、適切に選んで用いることが重要であることを強調しておきたい。

　また、SQFFQは調査対象者の多い疫学研究に用いられることが多く、栄養素等や食品摂取量のランキングを目的として使用されることが多い。

【引用文献】
1) Tokudome S, Ikeda M, Tokudome Y, Imaeda N, Kitagawa I, Fujiwara N : Development of data-based semi-quantitative food frequency questionnaire for dietary studies in middle-aged Japanese. *Jpn J Clin Oncol*, 28(11) : 679－87, 1998.
2) Willett W C, Sampson L, Stampfer M J, Rosner B, Bain C, Witschi J, Hennekens C H, Speizer F E : Reproducibility and validity of a semi-quantitative food frequency questionnaire. *Am J Epidemiol*, 122(1) : 51－65, 1985.

UNIT 2-6 食習慣調査票の作成

学習目標

地域の健康・栄養問題を抽出する際には、食事調査による摂取量とともに、食習慣を把握することが重要である。質問調査法では、先行研究の調査票と同じものを用いる場合もあるが、このUNITでは、食習慣調査の企画、調査票の作成、予備調査（プレアンケート調査）を実習すること、調査目的が達成できたかを検討する。

①調査の目的を明確化し、その目的に合った調査票の質問項目を設定することができる。
②作成した質問項目（質問内容）を検討することができる。
③予備調査を実施して調査票を検証することができる。
④予備調査の結果から調査票を評価し、調査目的が達成できるかどうかについて検討することができる。

1 いろいろな質問調査法の特徴

●進め方と時間配分
①復習（宿題）：質問調査法（アンケート調査法）の特徴については既に学習しているので、復習のためにまとめてくる。　　　　　　　　　　　　　　　　【宿題】
②グループ内で司会者を決めて、アンケート調査法の特徴について話し合う。【20分】
③話し合いをもとに宿題でまとめた内容を各自で整理し直す。　　　　　　【10分】
【推奨時間：約30分】

●用意するもの（ツール・参考資料）
・アンケート調査法の特徴
　ファイル名：UNIT 2 − 6.xlsx　シート名：ワークシート 2 − 6 − 1

Work 2-6-1

アンケート調査法の特徴について整理し、グループ内で発表してみよう

1 アンケート調査法の基本

❶食習慣調査の意味

　調査対象者の栄養状態の課題を明確にするためには、食事の内容だけではなく、食習慣を調査することが重要である。栄養アセスメントに用いられ、健康・栄養問題を解決するための対策を立てる際に有効である。

　一般的に食習慣調査には、アンケート調査法が用いられる。また、調査対象者に食習慣調査票を記入してもらう方法以外に、24時間思い出し法などによる食事の聞き取り調査時に調査票の内容を確認する方法もある。

❷アンケート調査法の特徴

　アンケート調査法の長所としては、①一度に多くの人を調査できる、②専門家が立ち会わなくても調査できる、③費用が安価であるなどがあげられる。その一方で短所としては、①質問を吟味しなければ確かな情報を得ることができない、②回答方式の選び方によっては事実を反映した情報を得ることができないなどが考えられる。アンケート調査を実施する際には、さまざまな準備と注意が必要である。

❸さまざまなアンケート調査の方法

　アンケート調査法は質問紙法とも呼ばれているが、現在ではメールやインターネットの回答フォームを利用した調査も実施されており、必ずしも「紙面」を利用するとは限らない。しかし、どちらであっても調査票を設計する際の考え方は変わらない。また、その他の調査法として、電話や対面によるインタビューでの調査法もある。

　調査を実施する際には、調査対象者に直接会って説明や質問を行うか、郵送法などのように調査対象者に会うことなく実施するかを選択する。いずれにしても、調査対象者の負担が重くならないように、調査に利用できる時間と質問項目数を考慮し、わかりやすい文章で表現するように心がける。

❹アンケート調査の全体の流れ

　アンケート調査は、主に図2-6-1のような流れで実施する。

2　個人情報保護に関する主な留意点

アンケート調査を実施する際には、「個人情報の保護に関する法律」（略称「個人情報保護法」）に則り、調査から得られた情報に対する守秘義務を遵守することが必要である（表2－6－1）。

個人情報保護法は、個人情報の有用性に配慮しながら個人の権利利益を保護することを目的として、民間事業者が個人情報を取り扱ううえでのルールを定めている。本

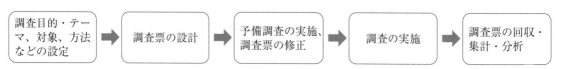

図2－6－1　アンケート調査の全体の流れ

表2－6－1　個人情報保護に関する主な留意点

項目	概要
モニター登録時 （モニター登録する場合）	・個人情報の取得目的、利用範囲などの説明と本人の同意 ・取得した個人情報の厳格な管理、取り扱いなど
アンケート回答時	・調査の目的と活用方法、公開方法の説明と本人の同意 ・個人情報を回答してもらう場合には、その取り扱い（モニター登録時と同様） ・回答データの厳格な管理、取り扱いなど
システムの外部委託	・システムの管理、運用を外部委託する場合は、各団体のルールに則り、委託先の選定や契約、個人情報の取り扱いなどを行う
調査結果の公開時	・統計的に処理し、個人が特定できないよう配慮する

表2－6－2　個人情報、個人データ、保有個人データの定義

区分	定義
個人情報	生存する個人に関する情報であって、その情報に含まれる氏名、生年月日その他の記述等により、特定の個人を識別することができるものをいう。その情報自体によって特定の個人を識別できるもののほか、他の情報と容易に照合することができ、それによって特定の個人が識別できるものも含む（法第2条第1項）。
個人データ	個人情報データベース等を構成する個人情報をいう。個人情報データベース等とは、個人情報を含む情報の集合物で、特定の個人情報を電子計算機を用いて検索できるように体系的に構成したもの、またはこれに準ずるもの（法第16条第1、3項）。
保有個人データ	個人情報取扱事業者が開示等の権限を有する個人データで、その存否が明らかになることにより公益その他の利益が害されるもの、または6か月以内に消去することになるもの以外のものをいう（法第16条第4項）。

注）法とは「個人情報の保護に関する法律」をさす。

● UNIT2-6　食習慣調査票の作成 ●

法によれば、個人に関する情報を「個人情報」「個人データ」「保有個人データ」に区分している（表2-6-2）。

2　アンケート調査票の設計

●進め方と時間配分
①グループになって、クラスの学生を調査対象者として、食習慣に関する問題点を話し合う。その際には、国民健康・栄養調査の結果を参考にしてもよい。　【25分】
②上記①の問題点に優先順位をつけて調査の目的を明確化する。　【15分】
③食習慣の調査目的に合った質問項目を選定するために、まずはグループでブレインストーミングを行い、必要と思われる質問項目をできるだけ多くあげる。【20分】
④調査目的に合った情報が得られるかどうかを検討する。検討した結果、余分な質問を除いて最小限の質問項目数に絞り込む。　【20分】
⑤各質問項目の質問文（質問内容）を検討する。　【30分】

【推奨時間：約110分】

●用意するもの（ツール・参考資料）
・アンケート調査の目的と質問項目の設定
　ファイル名：UNIT2-6.xlsx　シート名：ワークシート2-6-2
・国民健康・栄養調査結果の概要と報告書（各年）
　ＵＲＬ）https://www.mhlw.go.jp/bunya/kenkou/kenkou_eiyou_chousa.html
　出　所）厚生労働省ホームページ

Work 2-6-2

クラスの学生を調査対象者として、食行動や食習慣についてのアンケート調査票（Ａ４判1～2枚程度）を設計しよう

アンケート調査票を設計する際の手順と主な留意点は、以下の通りである。

1　調査概要を確認する

・調査目的、調査対象、調査規模（人数）、調査時期、調査方法（面接法、郵送法、留置き法、電話法、集合法、インターネットなど）。
・調査結果をどのように活用するのかについても確認する。

2　調査の目的に適した質問項目を設定する

- 記名式か無記名式か、回答者の属性項目などを検討する。属性項目は、必要最低限の個人情報に絞る。

  例）性別：　　1　男性　　　2　女性

  　　年齢：　　（　　　　）歳

  　　居住形態：　1　自宅　　　2　一人暮らし　　　3　その他（　　　　　　　）

- 食習慣調査として優先順位の高い質問を検討する。
- 比較するとよいと思われる質問項目の組み合わせを検討する。
- 回答者の負担を考慮して全体の分量に注意する（必要な質問項目はすべてあげたうえで、余分な項目を省いて必要最小限に絞り込んでいく）。

3　各質問項目の順番、回答方式を決定する

- 質問の流れをわかりやすくして回答を容易にする（質問の順番は簡単なものから複雑なものへ、一般的なものから私的なものへ、関連する質問は連続して配置する）。
- 自由回答式、選択回答式などの回答方式を検討する。

4　各質問項目の質問文（質問内容）と回答方式の指示文、選択肢を作成する

❶質問文について
- 簡潔明瞭に表現する。
- 誘導質問に注意する。
- １つの質問に複数の質問を入れない（１つの選択肢で答えてもらうのか、複数の選択肢で答えてもらうのかを検討する）。
- 否定疑問文（「〜しませんか？」など）は、回答者が質問の意味を誤解しやすいので使用しない。
- 専門用語は使用しない。

❷回答方式について
- 回答は１つの選択肢か、複数の選択肢かを検討する。
- 回答方式に応じて指示文を統一する。

  例）当てはまるもの１つに○をつけてください／自由にお答えください　など
- 選択肢は、番号や記号を選択してもらうようにする。

  例）　1　毎日　　　2　週に３〜５回　　　3　週に１〜２回　　　4　ほとんど食べない

上記２〜４の作業プロセスを質問の構造化という。

5　見栄えのよいレイアウト案を作成する

　用紙の大きさ、余白、文字数と行数、文字の大きさ、書体、回答欄の位置、イラストの配置などを調査対象者に合わせる。

6　調査依頼状と倫理審査委員会への提出書類などを作成する

- 調査依頼状には、①見出し、②調査の目的、③調査対象者、④個人情報の保護と守秘義務、⑤調査結果の報告方法、⑥同意の確認、⑦理解と協力のお願い、⑧調査の実施者名（調査者名）と連絡先などを簡潔に記す（表2-6-3）。
- 倫理審査委員会への提出書類、調査対象者への調査協力の同意書については、UNIT 2-1の「調査倫理とインフォームド・コンセント」（p.94）を参照する。

表2-6-3　調査依頼状の例文

大学生の食と健康に関するアンケート調査のお願い①

　私ども○○○○学科○○研究室では、生活習慣病に関する研究を行っています。今回その一環として大学生の食生活の実態を把握することを目的に②、本学学生のみなさんに③アンケートをお願いしています。
　この調査は、個人のプライバシーを厳守し、その内容については統計的な数値として解析し、調査目的以外に使用することは一切ありません。④
　調査結果は、皆さんに生活習慣病の予防対策の提案としてご報告いたします。⑤なお、ご回答をもって同意が得られたものとさせていただきます。⑥
　本調査へのご理解とご協力を何卒よろしくお願いいたします。⑦
　ご不明な点がございましたら、下記までお問い合わせください。⑧

【お問い合わせ先】
○○○○学科○○研究室
代表者：○○　○○
TEL・FAX：01-2345-6789
e-mail：abc@def.ne.jp

7　予備調査を実施し、評価する

- 予備調査票を用いて実査を行う（次節を参照）。
- 予備調査の結果から調査票を評価する。
- 必要に応じて調査票を修正し、再度、予備調査を実施して修正箇所を確認する。

3 予備調査の実施と調査票の評価

●進め方と時間配分

①Work 2 - 6 - 2で作成した調査票を用いて予備調査を実施する。調査対象者は、回答のほかに調査票で気づいた点を記す。予備調査用に調査票が準備できない場合は、食習慣調査票の例(「資料編」資料6)を用いてもよい。　【10分】

②調査票を回収し、調査票を設計したグループごとで回答を確認する。　【20分】

③各グループで調査票を評価する。目的の情報を得るための調査票として調査に用いることが可能かどうかをグループで話し合う。評価結果から、見直しが必要な場合には修正点を整理し、調査票を修正する。　【30分】

【推奨時間：約60分】

●用意するもの（ツール・参考資料）
- Work 2 - 6 - 2で作成したアンケート調査票
- 予備調査による評価表
  ファイル名：UNIT 2 - 6.xlsx　シート名：ワークシート2 - 6 - 3
- 食習慣調査票の例「大学生の食と健康に関するお尋ね」
  「資料編」資料6を参照

Work 2-6-3

クラス内で予備調査を行い、調査票を評価しよう

1　回答を確認する

　回収した調査票から回答に不備がないかを確認する。たとえば、空欄がないか、単一回答の質問に複数回答していないかなどである。何人もの回答者が同じ記入ミスをしている場合には、質問項目の内容や質問文の表現などを再検討する必要がある。また、多項選択回答形式の選択肢に「その他」や「わからない」などがあり、それらを選択する回答者が多い場合には、選択肢が制限されていて回答者がとまどっていることも考えられる。その場合にも、回答項目や質問項目を再検討する必要がある。

2 調査票を評価する

調査票を評価する際には、主に以下の点に留意する。なお、評価する際には、回収した調査票の一部分を集計して全体の傾向をみるとよい。

Point

■調査票の評価のポイント

- ☐ 調査に必要な調査項目や回答の選択肢が不足していないか（調査目的に適した情報を得ることができているか）。
- ☐ 集計しやすい設計になっているか。
- ☐ 回答を誘導するような質問の順番になっていないか。
- ☐ 関連する質問は可能な限り続けて行っているか（関連する質問をひとまとまりにしてスムーズに回答できるようにしているか）。
- ☐ 回答しやすいものから順に質問しているか。
- ☐ 調査対象者にとって理解しやすく、明確な言葉を使っているか（あいまいな表現、紛らわしい表現は避けているか）。
- ☐ 答えを誘導するような質問になっていないか。
- ☐ 固定概念を思い起こさせる言葉を使っていないか。
- ☐ 同一の質問項目に2つの質問を入れていないか。
- ☐ 同じ言葉でも世代間や地域で意味が違ってくる言葉を使っていないか。

4 UNIT2-6のまとめ

食事の摂取量を把握するには、UNIT2-1～5で学習した食事調査法を用いることが多く、実施方法はほぼ確立されている。

一方、食習慣・食意識・食行動などの調査は、調査者が目的に応じて独自に作成した構造化質問票が使われることが多い。食文化や食環境は、それぞれのコミュニティの影響を受けるので、食習慣等の調査は、独自に調査票を作成し調査を企画することで、より正確に問題点を把握でき、課題解決につながると考えられる。

健康・栄養に関して推測される問題点やニーズをより正確に把握するためには、調査対象者の食習慣調査を独自に企画、実施、評価できる能力が求められている。

【引用文献】
1）総務省：個人情報保護制度の紹介
https://www.soumu.go.jp/main_sosiki/gyoukan/kanri/horei_kihon.html
個人情報保護委員会：令和3年改正個人情報保護法について（官民を通じた個人情報保護制度の見直し）
https://www.ppc.go.jp/personalinfo/minaoshi/
2）総務省自治行政局：住民参画システム利用の手引き―地域SNS、公的個人認証対応電子アンケートシステム―
https://www.soumu.go.jp/denshijiti/ict/questionnaire/3-4.html
3）内閣府食育推進室「大学生の食に関する実態・意識調査報告書」2009年
4）大阪府総務部統計課「統計学習出前講座資料『調査分析の方法』」2013年　pp.1－11
5）日本建築学会編『住まいと街をつくるための調査のデザイン―インタビュー／アンケート／心理実験の手引き―』オーム社　2011年　pp.44－69
6）総務省統計局：統計学習サイト
http://www.stat.go.jp/edu/index.htm

UNIT 2-7 データ解析

学習目標

　食事調査によって得られた情報を把握し、その意味を解釈し、有意味であるかどうかについて正しく判断することは重要である。的確に情報を選択し、これらの情報を適切な方法で解析することによって、集団の栄養摂取状況を正確に把握し、栄養マネジメントにつなげていくことができる。このUNITでは、基本的な栄養調査データの集計と解析方法を中心に学習する。

①集団を表す特性値（平均値・最頻値・中央値、最大値・最小値、尖度・歪度など）の意味と算出法を理解する。
②データの標準誤差、標準偏差、分散、信頼区間の意味、度数分布表、ヒストグラムの作成法について学習し、データの分布の視覚的なとらえ方を理解する。
③2群、または3群以上の母集団の平均の差を判断する有意差検定の方法を理解する。
④2変量の間の関連の度合いを測る指標である相関係数の算出法を理解する。
⑤栄養素摂取量に及ぼすエネルギーの影響と、エネルギーの調整法を理解する。

1　統計解析

●進め方と時間配分[1]

①基本統計（平均値・最頻値・中央値、最大値・最小値、尖度・歪度）の意味を理解し、算出法を習得する。　【20分】

②データのばらつきを調べる分布（標準偏差・分散・信頼区間）の意味を理解し、算出法を習得する。さらに、度数分布グラフ（ヒストグラム）を作成する。　【20分】

③調査結果を統計学的に比較し、それぞれに差が認められるかを検証する有意性検定（t 検定）について習得する。　【30分】

④3つ以上の集団の平均値を比較する統計処理方法である分散分析という手法について習得する。　【30分】

---

[1]——このUNITの内容はExcel2016年版、2019年版を基準に記載している。基本的な統計・分析の方法は変わらないが、作業工程の画面、選択肢の名称などは、利用の環境、ソフトのバージョンアップ等に伴い異なる場合がある。

⑤ 2種類の測定値（2変数）が、ともに増加または減少する傾向が強いかどうかを統計学的に示した相関係数について理解し、算出法を習得する。【30分】

【推奨時間：約130分】

● **用意するもの**（ツール・参考資料）
- Excelをデータ分析に使うための参考書
  出　所）堅田洋資監、三好大悟『統計学の基礎から学ぶExcelデータ分析の全知識』
　　　　　インプレス　2021年
- 食事調査サンプルデータ
  ファイル名：UNIT 2 − 7.xlsx　シート名：男性
  　　　　　　　　　　　　　　　シート名：女性
- 作業用シート
  ファイル名：UNIT 2 − 7.xlsx　シート名：男性基本統計
  　　　　　　　　　　　　　　　シート名：女性基本統計
- 度数分布表とヒストグラムの作成
  ファイル名：UNIT 2 − 7.xlsx　シート名：ワークシート 2 − 7 − 1
- 男性・女性間の各栄養素の等分散（F検定）と平均値の差の検定（t検定）
  ファイル名：UNIT 2 − 7.xlsx　シート名：ワークシート 2 − 7 − 2
- 30歳、40歳、50歳代のエネルギー摂取量の平均値の差の検定（分散分析）
  ファイル名：UNIT 2 − 7.xlsx　シート名：ワークシート 2 − 7 − 3
- エネルギーと各栄養素との相関係数
  ファイル名：UNIT 2 − 7.xlsx　シート名：ワークシート 2 − 7 − 4

Work 2 - 7 - 1

作業用シートのエネルギーを参考にして、各栄養素の平均値・最頻値・中央値などの基本統計を算出してみよう

1　平均値・最頻値・中央値などの算出

集団を表す代表的な数値のことを「特性値」という（表 2 − 7 − 1）。ここでは、作業用シート（シート名：男性基本統計、女性基本統計）を用いて、平均値・最頻値・中央値、最大値・最小値、尖度・歪度について算出する。

表2－7－1　特性値の意味

用語	意味
平均値	平均値で最も一般的なものは「算術平均」である。平均値は、データをすべて加え、総個数で割ることで求められる。
最頻値	最頻値とは、データの中に最も多く出てくる値のことである。度数分布表では、最も度数の大きい階級値ということになる。
中央値	中央値とは、データを大きさの順に並べたとき、真ん中の順位にある値である。データ数が偶数の場合は、真ん中に最も近い2つのデータの数値を足して、2で割った数値が中央値になる。
最大値・最小値	最大値とは、データの中で最も大きい値、最小値とは、データの中で最も小さい値である。全体の分布から逸脱した最大値・最小値は、データそのものに問題がある場合が多いので、取り扱いには十分に注意する。
尖度	尖度とは、データの分布が正規分布に比べて上下にどのくらい偏っているかを表す。値が＝0であれば、峰が中央にあることを示しており、0を上回るほど峰が上に、0を下回るほど峰が下に偏ることを示している。
歪度	歪度とは、データの分布が正規分布に比べて左右にどのくらい偏っているかを表す。値が＝0であれば、峰が中央にあることを示しており、0を上回るほど裾峰が右に、0を下回るほど裾峰が左に偏ることを示している。
範囲	範囲は、分布の広がりであり、データの最大値と最小値の差として表す。

次に、エネルギー、各栄養素の平均値・最頻値・中央値などを算出する場合のExcel関数を示す。

データの数を求めるExcel関数は "＝COUNT（セル範囲）"
平均値を求めるExcel関数は "＝AVERAGE（セル範囲）"
最頻値を求めるExcel関数は "＝MODE（セル範囲）"
中央値を求めるExcel関数は "＝MEDIAN（セル範囲）"
最大値を求めるExcel関数は "＝MAX（セル範囲）"
最小値を求めるExcel関数は "＝MIN（セル範囲）"
尖度を求めるExcel関数は "＝KURT（セル範囲）"
歪度を求めるExcel関数は "＝SKEW（セル範囲）"

2　標準偏差・信頼区間の算出

データのばらつきを示す指標には「標準誤差」「標準偏差」「分散」「信頼区間」がある（表2－7－2）。同様に、作業用シートを用いて、標準偏差・信頼区間を算出する。また、その場合のExcel関数を示す。

表2－7－2　標準誤差・標準偏差・分散・信頼区間の意味

用語	意味
標準誤差	平均値の変動幅を示す指標。標準偏差を標本数の平方根で割って算出される。
標準偏差	抽出したデータのばらつきを示す指標。標準偏差が大きいほど、データのばらつきが大きい。
分散	標準偏差の2乗である。
信頼区間	標本からある母集団の平均値（母平均）を推定する場合、数回の測定では常に誤差があり、その誤差がどの程度のものなのかはわからない。そこで、ある確からしさで母平均の存在する区間を示すという方法が考えられる。その方法を「区間推定」といい、その区間を「信頼区間」と呼ぶ。信頼区間は、95％信頼区間や99％信頼区間を用いるのが普通である。95％信頼区間とは、標本から平均値を出した場合、母平均値がその区間にくるのは100回中95回の確率で確実であり、間違える危険性は5回未満ということである。

標準偏差を求めるExcel関数は " ＝STDEV.S（セル範囲）"。

信頼区間を求めるExcel関数は " ＝CONFIDENCE（α★、標準偏差、標本数）"

★──α
　信頼度を計算するために使用する有意水準を指定する。信頼度は100＊（1－α）％で計算される。つまり、α＝0.05であるとき、信頼度は95％になる。

3　Excelの分析ツールを使った統計分析

1）分析ツールの読み込み

① ［ファイル］タブをクリックし、［オプション］ダイアログの［アドイン］カテゴリをクリックする。

② ［管理］ボックスの一覧の「Excelアドイン」を選択後［設定］ボタンをクリックする。

③ ［有効なアドイン］一覧の［分析ツール］チェックボックスをオンにし、［OK］ボタンをクリックする。

④ ［データ］のタブを選ぶと、一番右に［データ分析］のタブが追加される。

2）基本統計量

　分析ツールを使うと、Excel関数で求めた基本統計量を一度に算出することができるが、各統計量の意味を理解して使いたい。

●例題7－1
　サンプルデータ（ファイル名：UNIT2－7.xlsx　シート名：男性）を用いて、エネルギー摂取量の基本統計量を算出してみよう

① [データ分析] ウィンドウから [基本統計量] を選択し、[OK] ボタンをクリックする。
② [入力範囲] にエネルギーの列の1行目から101行目までの範囲を指定する。[先頭行をラベルとして使用] のチェックボックスをオンにする。結果の出力先として [新規ワークシート] を選択し「基本統計」と入力する。出力オプションとして [統計情報] のチェックボックスをオンにする（図2-7-1）。
③指定したシート「基本統計」に表2-7-3のように結果が表示される。

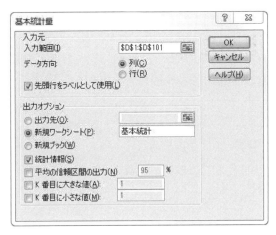

図2-7-1　Excel「基本統計量」の画面

表2-7-3　「データ分析」を使った基本統計量算出結果

エネルギー	
平均	2352.557982
標準誤差	43.18711309
中央値（メジアン）	2333.738547
最頻値（モード）	#N/A
標準偏差	431.8711309
分散	186512.6737
尖度	-0.474449983
歪度	0.043128181
範囲	1868.030395
最小	1352.338449
最大	3220.368844
合計	235255.7982
データの個数	100

Work 2-7-2

例題（エネルギー）を参考にして、各栄養素の度数分布表とヒストグラムを作成してみよう

度数分布表とヒストグラムの作成

　食事調査によって得られたデータは、そのままでは分布がつかみにくい。データをある一定の間隔ごとに区切って、その中にあてはまる人数を順に記載した「度数分布表」を作成すると、データの分布の様子をはっきりさせることができる。
　度数分布表の作成に必要な事項には、階級数、階級幅、累積度数などがある。

表2−7−4　階級数、階級幅、累積度数の意味

用語	意味
階級数	階級数とは、データを区切る際の区間の数のことである。スタージェスの公式では、データ数nのとき（階級数）＝1＋log(n)／log(2)になるが、この値に近い整数値を用いる。
階級幅	階級幅とは、データを区切る際の区切り値の幅のことである。（範囲）／（階級数）で求められるが、階級の両端（以上、未満）には、区切りのよい数値を用いる。
累積度数	度数とは、各階級に属するデータ数をいう。「累積度数」とは、階級値の小さい（あるいは大きい）ほうからある階級までの度数を合計した度数のことである。

●例題7−2●

サンプルデータ（ファイル名：UNIT2−7.xlsx　シート名：男性）を用いて、エネルギー摂取量のヒストグラムを作成してみよう

　Excelの分析ツールを使用してヒストグラムを作成する手順は、以下の通りである。結果は、ワークシート2−7−1にまとめる。

①スタージェスの公式にn＝100をあてはめると、階級数は以下の計算により7.64になるので、階級数は8とする。

$$階級数 = 1 + \log(n) / \log(2) = 7.64$$

②［基本統計量］で算出したエネルギー摂取量の「範囲」を用いて以下の計算により階級幅を求めると233.5になるので、区切りのいい200とする（表2−7−5）。

$$階級幅 = 1868 / 8 = 233.5$$

③シート「男性基本統計」のエネルギーの列の下に1300から3300までの階級を作成する。

④［データ分析］ウィンドウから［ヒストグラム］を選択し、［OK］ボタンをクリックする。

⑤［入力範囲］にエネルギーの列のID1からID100までの範囲を指定する。

⑥［データ区間］に③でエネルギーの列の下に作成した1300から3300までの階級の範囲を指定する。

⑦結果の出力先として、ワークシート2−7−1の任意の場所を選択する。

⑧［累積度数分布の表示］［グラフ作成］のチェックボックスをオンにし、［OK］ボタンをクリックする。

⑨指定した場所に、累積度数分布とヒストグラムが表示される（表2−7−6、図2−7−2）。ヒストグラムはタイトルや累積％の小数点の位置を修正する。［データ系列の書式設定］で要素の間隔を0％にすると棒（要素）の間隔はゼロになる。

• UNIT 2-7 データ解析 •

表2-7-5 階級幅の設定

最大値	3220.4
最小値	1352.3
差	1868.0
階級数	8
階級幅①	233.5
階級幅②	200

表2-7-6 累積度数分布表

データ区間	頻度	累積%
1300	0	0.00%
1500	2	2.00%
1700	4	6.00%
1900	8	14.00%
2100	13	27.00%
2300	19	46.00%
2500	19	65.00%
2700	12	77.00%
2900	10	87.00%
3100	9	96.00%
3300	4	100.00%
次の級	0	100.00%

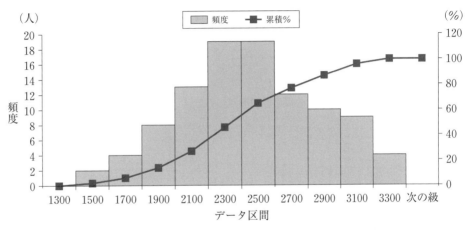

本文はExcelを用いて説明をしているが、Googleのspread sheetを使えば、①と②の階級数と階級幅を自動計算して、グラフを挿入するだけでヒストグラムが作成できる。手順は、エネルギー摂取量の全データを列Aに貼り付ける。そのデータ範囲として、「挿入」「グラフ」種類：「ヒストグラム」以上である。

図2-7-2 エネルギー摂取量の分布（男性）

Work 2-7-3

例題（鉄）を参考にして、男性の摂取量は、女性よりも多いといえるか、栄養素ごとに有意水準5％で検定してみよう

1 有意性検定（t検定）

2つの母集団の平均に有意差があるかどうかを判断するには、「t検定」を用いる。t検定は、データが正規分布になっていることを前提とし、2つの母集団の分散が等

しい場合と異なる場合とで用いられる公式が違うので、先に2つの母集団の分散に有意差があるかどうかを「F検定」によって判断する。

分散に有意差がみられないときは、「分散が等しいときのt検定」を用いて平均値の有意差を判断する。分散に有意差があるときは、「分散が異なるときのt検定（Welch法）」を用いて平均値の有意差を判断する。

なお、同一集団の変化をみる場合のように、同一標本に対する2回の観測結果を比較するときは、「対応がある場合のt検定」を行う。これに対して、独立した2つの集団の平均値の有意差を判断するものを「対応のない場合のt検定」という。

●例題7-3●

サンプルデータ（ファイル名：UNIT2-7.xlsx、シート名：男性、女性）の鉄摂取量について、男性は女性より多いといえるか、有意水準5％で検定してみよう

以下の手順で検定し、ワークシート2-7-2に結果をまとめる（表2-7-7）。

表2-7-7 男性・女性間の各栄養素の等分散（F検定）と平均値の差の検定（t検定）【ワークシート2-7-2】

	データ数（男性）	データ数（女性）	平均値（男性）	平均値（女性）	F検定（P値）	t検定（P値）
年齢	100	100	45.2	45.3	0.345	0.985
エネルギー	100	100	2353	1840		
たんぱく質	100	100	93.0	77.0		
脂質	100	100	59.1	52.6		
炭水化物	100	100	317.8	262.0		
カリウム	100	100	3217	2978		
カルシウム	100	100	624	609		
リン	100	100	1417	1191		
鉄	100	100	12.9	11.4		
ビタミンA	100	100	444	354		
カロテン	100	100	3253	3149		
ビタミンB_1	100	100	1.32	1.13		
ビタミンB_2	100	100	1.56	1.40		
ビタミンC	100	100	128	136		
食物繊維	100	100	15.2	14.8		
食塩	100	100	13.6	12.2		

1）F検定

男性と女性の両群の標本を使ったF検定を行って、2つの母集団の分散を比較する。

「2群間の分散に差がない（等分散である）」と仮定する（帰無仮説（H0））。F検定の結果、$1 \leq F \leq F_\alpha$のとき、「P＞0.05となる→帰無仮説を棄却できない→等分散」である。$F＞F_\alpha$のとき、「P＜0.05となる→帰無仮説を棄却する→不等分散」である。

Excelの分析ツールを使用してF検定を行う手順は、以下の通りである。

① ［データ分析］ウィンドウから［F検定：2標本を使った分散の検定］を選択し、［OK］ボタンをクリックする。
② ［変数1の入力範囲］にシート「男性」の鉄の列の1行目から101行目までの範囲を指定する。［変数2の入力範囲］にシート「女性」の鉄の列の1行目から101行目までの範囲を指定する。［ラベル］のチェックボックスをオンにする。「α」の部分は、棄却域の確率であり、棄却域を5％とする場合は0.05と入力する。
③ 出力先を指定して［OK］ボタンをクリックすると、F検定の結果が表示される（表2－7－8）。
④ 検定結果を評価する際には、(1) P（F<=f）は0.05よりも小さいか、(2) 男性の分散＞女性の分散であり、観測された分散比＞F境界値のとき、帰無仮説は棄却される。

表2－7－8　F検定の検定結果

F－検定：2標本を使った分散の検定

	鉄（男性）	鉄（女性）
平均	12.85943479	11.38473779
分散	7.038979361	5.781586738
観測数	100	100
自由度	99	99
観測された分散比	1.217482273	
P（F<=f）片側	0.164596678	
F境界値片側	1.394061257	

例題では、(1) P（F<=f）＞0.05、(2) 男性の分散＞女性の分散であり、観察された分散比＞F境界値のとき、帰無仮説は棄却される。分散比＜F境界値であるため、帰無仮説は棄却できない。「男性と女性の鉄摂取量の分散に差がある」とはいえないため、等分散とすることができる。

2）等分散を仮定したt検定

男性と女性の両群の標本を使った等分散を仮定したt検定を行って、2つの母集団の平均の差が偶然誤差の範囲内にあるかどうかを調べる。

「2群間の平均値に差がない」と仮定する（帰無仮説（H0））。t検定の結果、$|t| \leq t_\alpha$のとき、$P \geq \alpha$となり帰無仮説を棄却できない。

Excelの分析ツールを使用して等分散を仮定したt検定を行う手順は、以下の通りである。

①［データ分析］ウィンドウから［t検定：等分散を仮定した2標本による検定］を選択し、［OK］ボタンをクリックする。

②F検定と同様に、［変数1の入力範囲］［変数2の入力範囲］を選択し、［ラベル］のチェックボックスをオンにするし、「α」の部分に0.05と入力する。

③出力先を指定して［OK］ボタンをクリックすると、t検定の結果が表示される（表2－7－9）。

④検定結果を評価する際には、⑴ P（T<=t）は0.05よりも小さいか、⑵ tの絶対値＞t境界値のとき、帰無仮説は棄却される。

表2－7－9　t検定の検定結果

t－検定：等分散を仮定した2標本による検定

	鉄（男性）	鉄（女性）
平均	12.85943479	11.38473779
分散	7.038979361	5.781586738
観測数	100	100
プールされた分散	6.410283049	
仮説平均との差異	0	
自由度	198	
t	4.118596015	
P（T<=t）片側	2.79834E-05	
t 境界値片側	1.652585784	
P（T<=t）両側	5.59667E-05	
t 境界値両側	1.972017478	

例題では、⑴片側、両側ともP（T<=t）<0.05、⑵ tの絶対値＞t境界値であるため、帰無仮説は棄却される。「男性と女性の鉄摂取量の平均値に差がある」といえる。

3）等分散を仮定しないt検定

F検定の結果、等分散ではなかった場合、Excelの分析ツールを使用する手順は、［データ分析］ウィンドウから［t検定：分散が等しくないと仮定した2標本による検定］を選択し、等分散を仮定した2標本による検定と同様に分析する。

2　一元配置分散分析

t検定は2つの群には使えるが、3つ以上の群の検定には使えない。群の数が3つ以上の場合に平均値を比較する方法が「一元配置分散分析」である。これは「分散分

析」という検定方法の最も単純なものである。分散分析で3つ以上の平均の差を検定した場合には、検出されるのはあくまで「どれかの平均とどれかの平均の間に有意差がある（細かくいえば、差がないことはない）」ということである。つまり、どの平均値と、どの平均値の間に有意差がなかった、あったということはわからない。

●例題7-4●

30歳、40歳、50歳代のエネルギー摂取量は、以下の通りであった。年代間の平均値に差があるかどうか、分散分析を用いて検定しよう

	30歳代	40歳代	50歳代		
1	1933	1620	1635		
2	1848	1772	1615		
3	2122	1696	1521		
4	2488	2010	1896		
5	1723	2278	2214		
平均 x_i	2022	1875	1776	全平均 $\bar{x}=$	1891
級内変動 V_1	355074.4	288721.7	317588.5	計	961384.6
級間変動 V_2	86016.2	1289.2	66244.4	計	153549.8

① 帰無仮説は「各年齢間のエネルギー摂取量の平均値は等しい」である。
② Excel関数"＝AVERAGE（セル範囲）"により、30歳、40歳、50歳代のエネルギー摂取量の平均値を求める。
③ 各年代のばらつきの大きさは「各年代の平均値と標本データの変動（平方和）」として表すことができる。これを「級内変動」という。この値は、各年代内で偶然起こったばらつきを表すものと考えられる。また、このばらつきは、繰り返し調査しても大きな違いは生じないと考えられるので、各年代間のエネルギー摂取量に違いがあるかどうかを判定する場合の基準として使える。

$$V_1 = \sum_i \sum_j (x_{ij} - \bar{x}_i)^2$$
$$= 355074.4 + 288721.7 + 317588.5$$
$$= 961384.6$$

④ 各年代間のエネルギー摂取量の平均値の違いは、「全平均と各年代の平均値の変動（平方和）」として表すことができる。これを「級間変動」という。もし帰無仮説が真でなく、各年代間に有意な差があれば、それはこの値に反映されるはずである。

$$V_2 = n \sum (\bar{x}_i - \bar{x})^2$$
$$= 5 \times (86016.2 + 1289.2 + 66244.4)$$
$$= 5 \times 153549.8$$
$$= 767749$$

⑤ここで級間変動が級内変動に比べて偶然と考えられる以上に十分大きい場合は、この差は帰無仮説が真ではなく、年代ごとに母集団が違うためと考え、平均値に差があるとする。以上が分散分析の考え方である。

⑥分散分析は、通常、表2－7－10のような「分散分析表」により行われる。

表2－7－10　分散分析表

	平方和	自由度	不偏分散	検定統計量F
級間	$S_2 = n_i \Sigma(\bar{x}_i - \bar{x})^2$	$k-1$	$V_2 = S_2/(k-1)$	V_2/V_1
級内	$S_1 = \Sigma\Sigma(x_{ij} - \bar{x}_i)^2$	$N-k$	$V_1 = S_1/(N-k)$	
計	$S_T = \Sigma(x_{ij} - \bar{x})^2$			

i：級、　j：標本データ、　n_i：各級の標本数、　k：級数、　$N = \Sigma n_i$

⑦検定の棄却限界値は、危険率（有意水準）α、自由度$k-1$、$N-k$より、F分布表から求める。検定統計量Fが棄却限界値より大きい場合は、帰無仮説を棄却し、平均値に有意差があると判定する。

以上の例は、年代という1つの要因についての効果の有無を検定した。このような効果要因の配置法を「一元配置」という。

Excelの分析ツールを使用して一元配置分散分析を行う手順は、以下の通りである。ワークシート2－7－3に結果をまとめて検定する。

①［データ分析］ウィンドウから［分散分析：一元配置］を選択し、［OK］ボタンをクリックする。

②［入力範囲］を選択し、［先頭行をラベルとして使用］のチェックボックスをオンにし、「α」の部分に0.05と入力する。

③出力先を指定して［OK］ボタンをクリックすると、一元配置分散分析の結果が表示される。

例題では、⑴ P値＞0.05、⑵ 観測された分散比＜F境界値であるため、帰無仮説は棄却されない。「各年齢間のエネルギー摂取量の平均値は等しい」といえる。

Work 2-7-4

エネルギー摂取量と各栄養素摂取量との相関係数を算出し、エネルギーと最も相関がある栄養素をあげてみよう

相関係数とその有意性

　ある集団について2種類の測定をしたとき、その1組の変数の測定値の大小に関して、一方の値が増えれば他方の値も増える、あるいは一方の値が減れば、他方の値も減るというような関係がある場合がある。これを「正の相関がある」という。逆に、一方の値が増えれば他方の値は減る、あるいは一方の値が減れば他方の値が増えるというような関係もある。これを「負の相関がある」という。また、相関の強さは「相関係数」という統計量で表される。相関係数 r の値の範囲は、－1から＋1までであり、r ＝ 0 なら相関はない。

　相関係数の有意性は、相関係数と観察数によって決まる。したがって、同じ相関係数でも観察数が少ないと有意になりにくく、観察数が多いほど有意になりやすい。

　このWorkは、以下の手順で算出し、**ワークシート2－7－4**に結果をまとめて検定する。
①相関係数を求める。Excel関数は "＝CORREL（セル範囲）" である。
②次に、t 値を計算する。
　　$t = r / \sqrt{1-r^2} \times \sqrt{n-2}$　　　r：相関係数、n：サンプル数
③t 値を t 分布の表にあてはめて相関係数の有意性を検定する。

　Excelの分析ツールを使用して相関係数を算出し、有意性を検定する手順は以下の通りである。
①［データ分析］ウィンドウから［相関］を選択し、［OK］ボタンをクリックする。
②［入力範囲］にエネルギーの列の1行目から食塩の列の101行目までの範囲を指定する。［先頭行をラベルとして使用］のチェックボックスをオンにする。結果の出力先として［新規ワークシート］を選択し「相関係数」と入力する。
③範囲を指定したすべての栄養素の組み合わせについてピアソンの相関係数の結果が表示される。エネルギーの列が、エネルギーと各栄養素との相関係数である。
④分析ツールでは相関係数の有意性の検定ができないため、算出された相関係数（r）とデータ数、t 値、自由度から、以下の通り、Excel関数で無相関の検定を行う。
　　t ＝ r ＊SQRT（n － 2）／SQRT（1 － r＾2）
　　　自由度＝n － 2
　　　P 値＝TDIST（t 値，自由度，2）

　P＜0.05であれば、有意水準5％で有意であるといえる。

2　エネルギー調整　―栄養素密度法―

　一般に、身体が大きく、身体活動量が多く、代謝効率の悪い人は、たくさんの食物を摂取するため、エネルギー摂取量のみならず、他の栄養素においても摂取量が多くなる傾向にある。エネルギー摂取量は、とくに主栄養素であるたんぱく質、脂質、炭水化物と強い相関を示すが、エネルギー源ではないビタミンA、ビタミンC、カルシウム、食物繊維などとも相関を示すことが多い。

　この事実は、たとえば、食物繊維摂取量と大腸がんの罹患リスクとの関係を検討する際、仮にエネルギー摂取量が多い人に大腸がんの罹患率が高い場合、食物繊維そのものには大腸がんの罹患リスクを高めたり低めたりする効果がなくても、食物繊維摂取量が多い人ほど（エネルギー摂取量も多いので）大腸がんの罹患率が高くなることを意味する。したがって、エネルギー摂取量の影響を考慮しないと、食物繊維が大腸がんの罹患リスクを高めるという誤った判断をしてしまう恐れがある。

　そのため、栄養疫学においては、ある特定の栄養素摂取量と疾病との関連を調べる場合には、食事調査で得られたエネルギー摂取量をその人の基本量と考え、それに対する相対量としてそれぞれの栄養素摂取量を表現する。この操作を「エネルギー調整」という。

　エネルギー調整法には、「栄養素密度法」「残差法」「多変量解析法」などの種類があるが、ここでは「栄養素密度法」「残差法」について演習する。

●進め方と時間配分
①エネルギー摂取量の各栄養素摂取量に及ぼす影響について理解する。　【30分】
②栄養素密度法を用いたエネルギー摂取量の影響を調整する方法について理解する。
【30分】
③栄養素摂取量のサンプルデータを使って、栄養素密度法によるエネルギー摂取量の影響を調整する方法を習得する。　【40分】
【推奨時間：約100分】

●用意するもの（ツール・参考資料）
- エネルギー摂取量の考え方と取り扱い方
　出　所）Willett, W.：Nutritional Epidemiology, 2nd ed. (1998)／田中平三監訳『食事調査のすべて―栄養疫学―　第2版』第一出版　2003年　p.299
- 食事調査サンプルデータ
　ファイル名：UNIT 2-7.xlsx　シート名：男性

- 作業用シート

   ファイル名：UNIT 2 - 7.xlsx　シート名：栄養素密度法（男性）

Work 2-7-5

選択課題 サンプルデータを用いて、各栄養素の栄養素密度を算出してみよう

　ある特定の栄養素摂取量をエネルギー摂取量で割ったものを「栄養素密度」という。以下の①②の栄養素密度法の考え方、算出方法を参照し、サンプルデータと作業用シートを用いて、たんぱく質、脂質、炭水化物の各エネルギー比とその合計およびカルシウム、鉄のエネルギー比を算出する。

①エネルギーを産生する栄養素（たんぱく質、脂質、炭水化物、アルコール）の栄養素密度算出の単位は、「％エネルギー」が用いられる。

　各栄養素から産出されるエネルギー量／総エネルギー摂取量　×　100（％）

　たんぱく質エネルギー比：たんぱく質摂取量×4／エネルギー摂取量　×　100
　脂　質　エ　ネ　ル　ギ　ー　比：脂質摂取量　　　×9／エネルギー摂取量　×　100
　炭水化物エネルギー比：炭水化物摂取量　×4／エネルギー摂取量　×　100
　アルコールエネルギー比：アルコール摂取量×7／エネルギー摂取量　×　100

②エネルギーを産生しない栄養素の栄養素密度の単位は「摂取重量／kcal」になるが、非常に小さな数値になってしまうため、1000 kcalあたりを用いることが多い。

　栄養素摂取量／総エネルギー摂取量　×　1000（g／1000 kcal）

　なお、日本食品標準成分表の2020年版（八訂）におけるエネルギー値は、「アミノ酸組成によるたんぱく質」「トリアシルグリセロール当量」「利用可能炭水化物（単糖当量）」を用いて算出されるようになった。従来（七訂まで）のエネルギー産生栄養素を用いて算出された値とは、単純比較ができないことに留意する。

3　エネルギー調整　—残差法—

●進め方と時間配分

①残差法を用いたエネルギー摂取量の影響を調整する方法について理解する。

【30分】

②食事調査のサンプルデータを使って、残差法によるエネルギー摂取量の影響を調整する方法を習得する。

【40分】

【推奨時間：約70分】

●**用意するもの**(ツール・参考資料)

- エネルギー摂取量の考え方と取り扱い方
  出　所)Willett, W.: Nutritional Epidemiology, 2nd ed. (1998)／田中平三監訳『食事調査のすべて—栄養疫学— 第2版』第一出版　2003年　p.299
- 食事調査サンプルデータ
  ファイル名：UNIT 2 - 7. xlsx　シート名：女性
- 作業用シート
  ファイル名：UNIT 2 - 7. xlsx　シート名：残差法(女性)

Work 2-7-6

選択課題　サンプルデータを用いて、たんぱく質摂取量とビタミンB_1摂取量の残差法によるエネルギー調整値を算出してみよう

　残差法では、ある栄養素摂取量を目的変数(従属変数)y、エネルギー摂取量を説明変数(独立変数)xとする1次回帰式を作成する。次の例題の散布図である図2-7-3のRは、その栄養素摂取量の実測値と1次回帰式から求められた期待値との残差である。Aは、その調査対象者がエネルギー摂取量の平均値を摂取していると仮定したときの栄養素摂取量の期待値である。エネルギー調整栄養素摂取量はA+Rである。

●例題7-5●

サンプルデータを用いて、エネルギー調整たんぱく質摂取量を算出しよう

①たんぱく質摂取量とエネルギー摂取量との散布図を書くと、傾き0.034、切片14.3[★2]であった(図2-7-3)。

②たんぱく質摂取量を目的変数(y)、エネルギー摂取量を説明変数(x)とする1次回帰式を求める。

③回帰式にエネルギー摂取量の平均値1840 kcalを代入し、この集団のたんぱく質摂取量の期待値(A)を求める。
　　$y = 0.034 \times 1840 + 14.3 = 76.9$ (g) ……(A)

④ID 109のエネルギー摂取量は2214.3 kcal、たんぱく質摂取量は103.1 g(B)であった。この対象者のたんぱく質の期待値(C)は、回帰式にエネルギー摂取量を代入して求める。

★2——本例題では、四捨五入の関係で、実際に作業用シートで計算した数値とは異なる数値で表記されているが、作業用シートの数値を参考に演習すること。

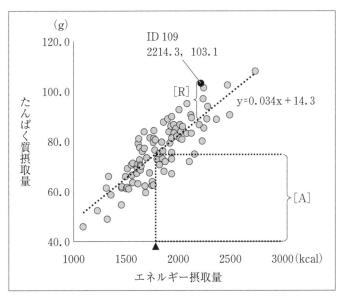

図2-7-3 たんぱく質摂取量とエネルギー摂取量との散布図

$y_i = 0.034 \times 2214.3 + 14.3 = 89.7$ (g) ……（C）

⑤ID 109の残差Rは、実際の摂取量Bから期待値Cを差し引いた値である。

残差R = B － C = 103.1 － 89.7 = 13.4（g）

⑥ID 109のエネルギー調整たんぱく質摂取量は、

集団の期待値 + 残差 = A + R = 76.9 + 13.4 = 90.4（g）と算出できた。

例題を参照し、食事調査サンプルデータと作業用シートを用いて、たんぱく質、ビタミンB_1の残差法によるエネルギー調整値を計算する。たんぱく質については、作業用シートに数式を例示しているので、たんぱく質のエネルギー調整値はその数式をコピーすれば算出できる。ビタミンB_1についても計算する。

4　UNIT2-7のまとめ

1　統計解析

これまでのUNITで、調査対象者の食習慣を把握するための食事調査法について学習し、ある集団の食習慣を把握するためには、多くの努力が必要であると理解できたであろう。

しかし、そうやって注意深く実施して得られた食事のデータも、誤った使い方をしてしまうと、食事と疾病の関係について誤った結果を導いてしまう可能性があり、食

事データの結果から誤った栄養教育を行ってしまう危険性もある。

このUNITによって基本的な統計の知識と統計処理のスキルを習得し、結果を正しく解釈できるようにしよう。

2　エネルギー調整

　この演習で、通常の生活を営んでいる一般の集団では、多くの栄養素摂取量は、エネルギー摂取量と正の相関を示すことが理解できる。このような傾向が認められるのは、体格が大きく、身体活動量が多く、代謝効率の低い人は、一般に多くの量の食物を摂取するからである。このことから、栄養疫学で、ある栄養素と疾病との関連性を観察する場合は、エネルギー摂取量を必ず考慮に入れて解釈する必要がある。

　UNIT 2－7では、栄養素密度法によるエネルギー調整について解説した。栄養素密度法は、簡便性、実用性に富むが、疾病との関連を疫学的に分析する場合には解釈が難しくなる。

　残差法は、1次回帰式を境にして栄養素摂取量の多い人と少ない人を区別する。つまり、散布図において1次回帰線よりも上の人は栄養素摂取量の多い人（残差値が正の人）で、線より下の人は少ない人（残差値が負の人）であり、全員分の残差を合計するとプラスマイナスゼロ（0）になる。食事を摂取しているのに「負の値」になる人がいるのは不自然な感じなので、全員に対して「平均エネルギーを摂取していた場合の栄養素摂取量」を加算する。その値が残差法によるエネルギー調整栄養素である。残差法は、密度法に比べると計算式が複雑であるが、栄養疫学において栄養摂取量と疾病の関係を、より正確に解析するためには残差法が適している。

UNIT 2-8 食事摂取基準による栄養素等摂取量の評価

> **学習目標**
> ①日本人の食事摂取基準で用いられる指標の概念を理解する。
> ②集団および個人における食事摂取基準の活用方法について、実際のデータを用いながら学習する。

1 日本人の食事摂取基準(2025年版)を用いた集団の栄養素等摂取量の評価

　日本人の食事摂取基準(2025年版)で用いられる各種指標の概念について復習し、それを集団に適用する場合の評価方法について学習する。

●進め方と時間配分
①日本人の食事摂取基準(2025年版)で用いられる各種指標の概念について復習する。
　　　　　　　　　　　　　　　　　　　　　　　　　　　　　　　　　　　【15分】
②日本人の食事摂取基準(2025年版)を集団の食事改善に用いる場合について復習する。　　　　　　　　　　　　　　　　　　　　　　　　　　　　　　　　　　　【15分】
③ある集団の秤量記録法による3日間の食事調査で把握した栄養素等摂取量の基本統計量を求める。　　　　　　　　　　　　　　　　　　　　　　　　　　　　　【30分】
④集団の各栄養素の摂取量分布表(パーセンタイル)を作成する。　　　　　　【30分】
⑤推定平均必要量、目安量、耐容上限量、目標量の指標ならびに④の分布表に基づいて、集団の摂取量を評価する。　　　　　　　　　　　　　　　　　　　　　【30分】
　　　　　　　　　　　　　　　　　　　　　　　　　　　　　【推奨時間:約120分】

●用意するもの(ツール・参考資料)
- 日本人の食事摂取基準(2025年版)
　ＵＲＬ)https://www.mhlw.go.jp/stf/newpage_44138.html
　出　所)厚生労働省ホームページ

- 食事調査サンプルデータ
  ファイル名：UNIT 2 - 8.xlsx　シート名：20歳女性
- 栄養素等摂取状況評価（集団）
  ファイル名：UNIT 2 - 8.xlsx　シート名：ワークシート 2 - 8 - 1

Work 2 - 8 - 1

日本人の食事摂取基準（2025年版）に基づいて、ある集団の栄養素等摂取量を評価してみよう

　食事調査サンプルデータの集団について、栄養素等摂取量を評価する。評価結果は「栄養素等摂取状況評価（集団）」（ワークシート2-8-1）にまとめる。進め方は以下の通りである。なお、自分たちの食事記録があれば、そのデータを用いて評価してもよい。

①食事調査サンプルデータから、各栄養素とBMIの基本統計量およびパーセンタイル値を計算する。パーセンタイル値の結果については、まずは食事調査サンプルデータと同じシート上に用意してある表にまとめて分布表を作成する。パーセンタイル値の計算には「PERCENTILE」の関数を使用し、「PERCENTILE（データ範囲，率）」にてパーセンタイル値を計算する。なお「率」にはパーセンタイル値に応じて数値を入力する。例えば1パーセンタイル値であれば、0.01を入力する。99パーセンタイル値であれば0.99を入力する。

②基本統計量とパーセンタイルの分布表から、食事摂取基準（推定平均必要量、目安量、耐容上限量、目標量）を用いて集団の各栄養素およびエネルギーを評価する。

1　日本人の食事摂取基準（2025年版）で用いられる各種指標の概念

　日本人の食事摂取基準（2025年版）で用いられる指標には、エネルギーに関する指標のほかに、栄養素に関する5つの指標（推定平均必要量、推奨量、目安量、耐容上限量、目標量）がある（図2-8-1）。そのうち、栄養素の摂取不足の判断に用いられる指標には、推定平均必要量、推奨量、目安量がある。一方、栄養素の過剰摂取の判断に用いられる指標には耐容上限量があり、生活習慣病の一次予防を目的とした指標には目標量がある。

- 推定平均必要量（estimated average requirement：EAR）
　個人では不足の確率が50％であり、集団では半数の対象者で不足が生じると推定される摂取量である。

● UNIT2-8 食事摂取基準による栄養素等摂取量の評価 ●

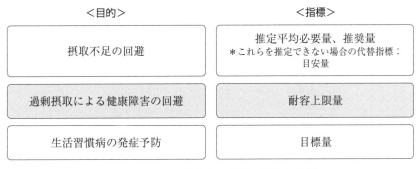

図2-8-1 栄養素の指標の目的と種類

注）十分な科学的根拠がある栄養素については、上記の指標とは別に、生活習慣病の重症化予防及びフレイル予防を目的とした量を設定。
出所）厚生労働省「『日本人の食事摂取基準（2025年版）』策定検討会報告書」2024年　p.2

- 推奨量（recommended dietary allowance：RDA）
  集団のほとんどの者（97～98％）が充足している摂取量である。
- 目安量（adequate intake：AI）
  算定の根拠となる実験研究が乏しく、推定平均必要量が算定できない場合に設定される。目安量の算定には国民健康・栄養調査の中央値などが用いられ、目安量以上を摂取していれば不足しているリスクは非常に低いと考えられる。一方、摂取量が目安量を下回っていても不足状態にあるか判断はできない。
- 耐容上限量（tolerable upper intake level：UL）
  この値を超えて摂取した場合、過剰摂取による健康障害が発生するリスクが0（ゼロ）より大きいことを示す値である。過剰摂取による健康障害の発生事例の報告は少なく、耐容上限量を実験的に求めることも倫理上問題がある。そのため、耐容上限量は「これを超えて摂取してはならない量」というよりむしろ、「できるだけ接近することを回避する量」である。
- 目標量（tentative dietary goal for preventing life-style related diseases：DG）
  生活習慣病（NCDs）の発症予防のために当面の目標とすべき摂取量を示したものである。主に疫学研究によって得られた知見をもとに設定されている。生活習慣病と関連する因子は多数あるため、他の栄養素ならびに栄養素以外の因子も考慮した評価が必要である。日本人の食事摂取基準（2025年版）では、生活習慣病の重症化やフレイル予防を目的とした量として目標量を策定した栄養素もある。その場合は、生活習慣病の発症予防とは区別して示すことになっている。

2　食事摂取基準を集団の食事改善に用いる場合の基本事項

食事摂取基準を集団の食事評価に用いる場合、エネルギー摂取量の過不足の判定には主にBMI（Body Mass Index）を用いる。また、栄養素に関しては、集団の摂取量

表2-8-1 集団の食事改善を目的として食事摂取基準を活用する場合の基本的事項

目的	用いる指標	食事評価	食事改善の計画と実施
エネルギー摂取の過不足の評価	体重変化量 BMI	・体重変化量を測定 ・測定されたBMIの分布から、BMIが目標とするBMIの範囲*を下回っている、あるいは上回っている者の割合を算出	・BMIが目標とする範囲内に留まっている者の割合を増やすことを目的として計画を立案 〈留意点〉一定期間をおいて2回以上の体重測定を行い、その変化に基づいて計画を変更し、実施
栄養素の摂取不足の評価	推定平均必要量 目安量	・測定された摂取量の分布と推定平均必要量から、推定平均必要量を下回る者の割合を算出 ・目安量を用いる場合は、摂取量の中央値と目安量を比較し、不足していないことを確認	・推定平均必要量では、推定平均必要量を下回って摂取している者の集団内における割合をできるだけ少なくするための計画を立案 ・目安量では、摂取量の中央値が目安量付近かそれ以上であれば、その量を維持するための計画を立案 〈留意点〉摂取量の中央値が目安量を下回っている場合、不足状態にあるかどうかは判断できない
栄養素の過剰摂取の評価	耐容上限量	・測定された摂取量の分布と耐容上限量から、過剰摂取の可能性を有する者の割合を算出	・集団全員の摂取量が耐容上限量未満になるための計画を立案 〈留意点〉耐容上限量を超えた摂取は避けるべきであり、超えて摂取している者がいることが明らかになった場合は、問題を解決するために速やかに計画を修正、実施
生活習慣病の発症予防を目的とした評価	目標量	・測定された摂取量の分布と目標量から、目標量の範囲を逸脱する者の割合を算出	・摂取量が目標量の範囲に入る者又は近づく者の割合を増やすことを目的とした計画を立案 〈留意点〉発症予防を目的としている生活習慣病と関連する他の栄養関連因子及び非栄養性の関連因子の存在とその程度を明らかにし、これらを総合的に考慮した上で、対象とする栄養素の摂取量の改善の程度を判断。また、生活習慣病の特徴から考え、長い年月にわたって実施可能な改善計画の立案と実施が望ましい

*) 目標とするBMIの範囲(18歳以上):18〜49歳は18.5〜24.9 kg/m²、50〜64歳は20.0〜24.9 kg/m²、65歳以上は21.5〜24.9 kg/m²
出所)厚生労働省「日本人の食事摂取基準(2025年版)」策定検討会報告書 p.45

の分布から、摂取不足や過剰摂取の可能性がある人の割合などを推定する。それに基づき食事改善の計画を立てて実施する(表2-8-1)。

Point
- 集団の評価では、摂取量の分布を評価する。その際に、平均値ではなく、EARカットポイント法で求める不足者の割合を算出する。
- 集団の評価では、推奨量は用いない。栄養素の目標量は、他の4つの指標とは異なり、その指標のみで過不足を評価するものではない。
- 目標量は、生活習慣病の発症を予防するための指標である。評価は、カットポイント法の考え方で、目標量を逸脱する人の割合を算出し、他の関連因子も考慮した上で評価する。

3 カットポイント法で推定平均必要量を下回る人の割合を求める場合

集団において食事摂取基準値を下回る人の割合などを求める場合、その簡便な方法としてカットポイント法がある。

表2-8-2は、20歳の女性75人を対象とした3日間の食事記録法による調査結果で、カルシウム摂取量パーセンタイルの分布を示している。18〜29歳女性の推定平均必要量は550 mgであるので、パーセンタイルをカットポイント法によって評価した

場合、習慣的な摂取量が不足している者の割合は50％より多く75％未満となる。

不足者の割合を正確に求めたい場合には、表2－8－3のような詳しい度数分布を作成する。これによれば、推定平均必要量より少ない者の割合は66.7％と読みとれる。

表2－8－2　20歳女性の習慣的なカルシウム摂取量のパーセンタイルの分布

	食事摂取基準 (18～29歳女性)		平均値	パーセンタイル								
	推定平均必要量	耐容上限量		1th	5th	10th	25th	50th	75th	90th	95th	99th
カルシウム摂取量（mg/日）	550	2500	499	129	238	319	362	456	632	739	898	994

出所）統計解析ソフトSASを用いて筆者作成

表2－8－3　カルシウム摂取量の度数分布表

カルシウム	度数	累積度数	累積パーセント	カルシウム	度数	累積度数	累積パーセント
129	1	1	1.3	463	1	40	53.3
194	1	2	2.7	487	1	41	54.7
237	1	3	4.0	488	1	42	56.0
238	1	4	5.3	492	1	43	57.3
248	1	5	6.7	494	1	44	58.7
268	1	6	8.0	501	1	45	60.0
281	1	7	9.3	508	1	46	61.3
319	1	8	10.7	519	1	47	62.7
324	1	9	12.0	521	1	48	64.0
325	1	10	13.3	542	1	49	65.3
336	1	11	14.7	548	1	50	66.7
339	1	12	16.0	561	1	51	68.0
350	1	13	17.3	562	1	52	69.3
353	1	14	18.7	566	1	53	70.7
355	1	15	20.0	574	1	54	72.0
359	1	16	21.3	578	1	55	73.3
360	1	17	22.7	585	1	56	74.7
362	2	19	25.3	632	2	58	77.3
385	1	20	26.7	635	1	59	78.7
396	1	21	28.0	637	1	60	80.0
410	2	23	30.7	645	1	61	81.3
414	1	24	32.0	653	1	62	82.7
416	1	25	33.3	668	1	63	84.0
420	1	26	34.7	683	1	64	85.3
427	1	27	36.0	696	1	65	86.7
430	2	29	38.7	709	1	66	88.0
431	1	30	40.0	723	1	67	89.3
437	1	31	41.3	739	1	68	90.7
439	1	32	42.7	754	1	69	92.0
443	1	33	44.0	765	1	70	93.3
451	2	35	46.7	780	1	71	94.7
452	1	36	48.0	898	2	73	97.3
455	1	37	49.3	937	1	74	98.7
456	1	38	50.7	994	1	75	100.0
460	1	39	52.0				

出所）統計解析ソフトSASを用いて筆者作成

4　推定平均必要量が策定されていない栄養素摂取量を目安量から評価する場合

表2－8－4は、20歳の女性75人を対象とした3日間の食事記録法による調査結果で、ビタミンK摂取量のパーセンタイルの分布を示している。これによれば、ビタミンK摂取量の中央値（50パーセンタイル値）は151 μgであり、目安量（150 μg）を上回っている。したがって、この集団のビタミンK摂取量が不足している確率は低いと評価できる。

表2－8－4　20歳女性の習慣的なビタミンK摂取量のパーセンタイルの分布

	食事摂取基準 (18～29歳女性)		平均値	パーセンタイル								
	目安量	耐容上限量		1 th	5 th	10th	25th	50th	75th	90th	95th	99th
ビタミンK摂取量 (μg/日)	150	―	167	54	79	96	119	151	213	248	273	432

出所）統計解析ソフトSASを用いて筆者作成

5　耐容上限量を用いて栄養素摂取量を評価する場合

たとえば、カルシウムの耐容上限量は、表2－8－2に示すように2500 mgである。これをもとに評価した場合、カルシウムの99パーセンタイルの値は994 mgであり、過剰摂取の可能性のある者の割合は1％未満と評価する。

6　目標量を用いて栄養素摂取量を評価する場合

目標量は生活習慣病の発症を予防する目的で用いる。カットポイント法の考え方で、目標量の範囲を逸脱する人の割合を算出する。

Point
- 目標量の評価の際には、予防を目的とする生活習慣病が関連する他の栄養関連因子ならびに非栄養性関連因子の存在と程度も測定し、これらを総合的に考慮したうえで評価する必要がある。

7　エネルギー摂取量を評価する場合

エネルギー摂取量を評価する場合は、BMIの度数分布を求めてカットポイント法で評価する。表2－8－5は、20歳の女性75人におけるBMIのパーセンタイルの分布を示している。18～49歳における目標とするBMIの範囲は18.5～24.9 kg/m^{2}なので、表2－8－5により評価した場合、エネルギー摂取量が不足の者の割合は10％より多く25％未満、エネルギー摂取量が過剰の者の割合は10％未満であると読みとれる。

● UNIT2-8 食事摂取基準による栄養素等摂取量の評価 ●

　割合を正確に求めたい場合には、表2-8-6のような詳しい度数分布を作成する。これによれば、エネルギー不足の可能性のある者の割合は21.3%、過剰の者の割合は9.3（100-90.7＝9.3）%と評価できる。

> **Point**
> ・BMIの基準範囲は、年齢層によって異なることに注意する。

表2-8-5　20歳女性のBMIの分布

	平均値	パーセンタイル							
		1th	5th	10th	25th	50th	75th	90th	95th	99th
BMI (kg/m²)	20.6	16.5	16.6	17.0	18.7	20.4	21.6	24.8	26.9	29.1

出所）統計解析ソフトSASを用いて筆者作成

表2-8-6　BMIの度数分布表

BMI	度数	累積度数	累積パーセント	BMI	度数	累積度数	累積パーセント
16.46	1	1	1.3	20.45	1	39	52.0
16.52	1	2	2.7	20.50	1	40	53.3
16.53	1	3	4.0	20.57	1	41	54.7
16.63	1	4	5.3	20.64	1	42	56.0
16.66	1	5	6.7	20.69	1	43	57.3
16.80	1	6	8.0	20.70	1	44	58.7
16.94	1	7	9.3	20.83	1	45	60.0
16.97	1	8	10.7	20.94	1	46	61.3
17.09	1	9	12.0	20.96	1	47	62.7
17.21	1	10	13.3	21.08	1	48	64.0
17.22	1	11	14.7	21.09	2	50	66.7
17.75	1	12	16.0	21.19	1	51	68.0
18.26	1	13	17.3	21.21	1	52	69.3
18.37	1	14	18.7	21.34	1	53	70.7
18.43	2	16	21.3	21.52	1	54	72.0
18.52	1	17	22.7	21.56	2	56	74.7
18.64	1	18	24.0	21.60	1	57	76.0
18.65	1	19	25.3	21.63	1	58	77.3
18.71	1	20	26.7	21.67	1	59	78.7
18.73	1	21	28.0	21.83	1	60	80.0
18.83	1	22	29.3	21.92	1	61	81.3
18.92	1	23	30.7	22.04	1	62	82.7
18.99	1	24	32.0	22.60	1	63	84.0
19.11	1	25	33.3	22.88	1	64	85.3
19.13	2	27	36.0	23.24	1	65	86.7
19.15	1	28	37.3	24.13	1	66	88.0
19.26	1	29	38.7	24.22	1	67	89.3
19.61	1	30	40.0	24.77	1	68	90.7
19.63	1	31	41.3	25.32	1	69	92.0
19.71	1	32	42.7	26.38	1	70	93.3
19.83	1	33	44.0	26.71	1	71	94.7
19.88	1	34	45.3	26.93	1	72	96.0
19.96	1	35	46.7	26.99	1	73	97.3
20.01	1	36	48.0	28.19	1	74	98.7
20.17	1	37	49.3	29.08	1	75	100.0
20.40	1	38	50.7				

出所）統計解析ソフトSASを用いて筆者作成

2 日本人の食事摂取基準(2025年版)を用いた個人の栄養素等摂取量の評価

●進め方と時間配分
①日本人の食事摂取基準（2025年版）を個人の食事改善に用いる場合について復習する。【15分】
②3日間の食事調査(秤量記録法)により求めた個人の栄養素等摂取量について、推定平均必要量、推奨量または目安量、耐容上限量、目標量と比較して評価する。【45分】
【推奨時間：約60分】

●用意するもの（ツール・参考資料）
- 日本人の食事摂取基準（2025年版）
  URL）https://www.mhlw.go.jp/stf/newpage_44138.html
  出　所）厚生労働省ホームページ
- 食事調査サンプルデータ
  ファイル名：UNIT 2 − 8. xlsx　シート名：20歳女性
- 栄養素等摂取状況評価（個人）
  ファイル名：UNIT 2 − 8. xlsx　シート名：ワークシート2 − 8 − 2

Work 2-8-2

選択課題　日本人の食事摂取基準（2025年版）に基づいて、個人の栄養素等摂取量を評価してみよう

　自分の身体および食事データを用いて、栄養素等摂取量を評価する。評価結果は「栄養素等摂取状況評価（個人）」（ワークシート2−8−2）にまとめる。進め方は以下の通りである。なお、個人データは、食事調査サンプルデータ(シート名：20歳女性)から特定の個人を選んで評価してもよい。
①自分の身長・体重を測定し、BMIを計算してエネルギーの摂取状況について評価する。
②自分の食事について3日間の食事調査（秤量記録法）により求めた栄養素摂取量を推定平均必要量、推奨量または目安量、耐容上限量、目標量と比較して評価する。

1　食事摂取基準を個人の食事改善に用いる場合の基本事項

　食事摂取基準を活用した個人の食事摂取状況のアセスメント方法および食事改善の計画と実施について、表2−8−7に示す。

表2−8−7 個人の食事改善を目的として食事摂取基準を活用する場合の基本的事項

目的	用いる指標	食事摂取状況のアセスメント	食事改善の計画と実施
エネルギー摂取の過不足の評価	体重変化量 BMI	・体重変化量を測定 ・測定されたBMIが、目標とするBMIの範囲*を下回っていれば「不足」、上回っていれば「過剰」のおそれがないか、他の要因も含め、総合的に判断	・BMIが目標とする範囲内に留まること、又はその方向に体重が改善することを目的として立案 〈留意点〉定期的に体重を計測記録し、16週間以上フォローを行う
栄養素の摂取不足の評価	推定平均必要量／推奨量 目安量	・測定された摂取量と推定平均必要量及び推奨量から不足の可能性とその確率を推定 ・目安量を用いる場合は、測定された摂取量と目安量を比較し、不足していないことを確認	・推奨量よりも摂取量が少ない場合は、推奨量を目指す計画を立案 ・摂取量が目安量付近かそれ以上であれば、その量を維持する計画を立案 〈留意点〉測定された摂取量が目安量を下回っている場合は、不足の有無やその程度を判断できない
栄養素の過剰摂取の評価	耐容上限量	・測定された摂取量と耐容上限量から過剰摂取の可能性の有無を推定	・耐容上限量を超えて摂取している場合は耐容上限量未満になるための計画を立案 〈留意点〉耐容上限量を超えた摂取は避けるべきであり、それを超えて摂取していることが明らかになった場合は、問題を解決するために速やかに計画を修正、実施する
生活習慣病の発症予防を目的とした評価	目標量	・測定された摂取量と目標量を比較。	・摂取量が目標量の範囲に入ることを目的とした計画を立案 〈留意点〉発症予防を目的としている生活習慣病と関連する他の栄養関連因子及び非栄養性の関連因子の存在と程度を明らかにし、これらを総合的に考慮した上で、対象とする栄養素の摂取量の改善の程度を判断。また、生活習慣病の特徴から考えて、長い年月にわたって実施可能な改善計画の立案と実施が望ましい

＊）目標とするBMIの範囲（18歳以上）：18〜49歳は18.5〜24.9 kg/m²、50〜64歳は20.0〜24.9 kg/m²、65歳以上は21.5〜24.9 kg/m²
出所）厚生労働省「日本人の食事摂取基準（2025年版）」策定検討会報告書 p.40

2　食事摂取基準で個人の栄養素等摂取量を評価する際のポイント

- エネルギー摂取量について、BMIが目標とする範囲内にあっても体重が増加傾向または減少傾向にある場合には、エネルギー出納バランスが正または負になっていることを示すため、BMIと体重変化量を合わせて評価することが望ましい。
- 栄養素摂取量が推奨量付近か推奨量以上であれば不足のリスクはほとんどないと判断される。推定平均必要量以上であるが推奨量に満たない場合、推奨量をめざすことが勧められる。推定平均必要量未満の場合には、不足の確率が50％より多いため、摂取量を増やすための対応が求められる。
- 目安量が策定されている栄養素については、対象者の摂取量と目安量を比較して、不足しないことを確認し、目安量かそれ以上であれば、現在の摂取量を維持させる。一方、目安量を下回っていても、不足状態にあるかどうかは判断できない。
- 目標量は、疫学研究のレベルをもとに策定されている。エビデンスのレベルは、栄養素によって異なる。旧版の日本人の食事摂取基準（2020年版）では、目標量策定の根拠となった研究デザインが公表されるようになった。また、生活習慣病発症の予防要因は、食事以外にもたくさんある。したがって、目標量を用いる際は、喫煙

や運動不足等の要因やエビデンスレベルを把握して、総合的に判断することが重要である。

3　UNIT 2－8のまとめ

　UNIT 2－8では、日本人の食事摂取基準（2025年版）における各種指標の概念、それを集団や個人に適用する際の評価方法について学習した。エネルギー摂取量の過不足の評価には「目標とするBMI」の範囲を用いる。栄養素摂取量に関しては、集団の場合には、推定平均必要量に満たない者の割合は不足者割合と一致すること、個人への食事計画では、推定平均必要量ではなく推奨量をめざすことをしっかり理解する。また、目安量については、測定された栄養素摂取量が目安量を下回る場合でも、不足の有無を判断できないことに注意が必要である。食事摂取基準の基本は確率論である。食事摂取基準における各指標の概念を理解し、適切に食事摂取状況の評価を行うことが求められる。

資料編

- 資料1：The PRECEDE–PROCEED Model Origins and Evolution 2024 ed.
- 資料2：健康日本21（第三次）の栄養・食生活分野に関する目標
- 資料3：官庁における主な統計と内容
- 資料4：政府刊行物（白書および統計報告書）
- 資料5：食品番号表（国民健康・栄養調査実習用）
- 資料6：食習慣調査票の例

資料1 The PRECEDE−PROCEED Model Origins and Evolution 2024 ed.

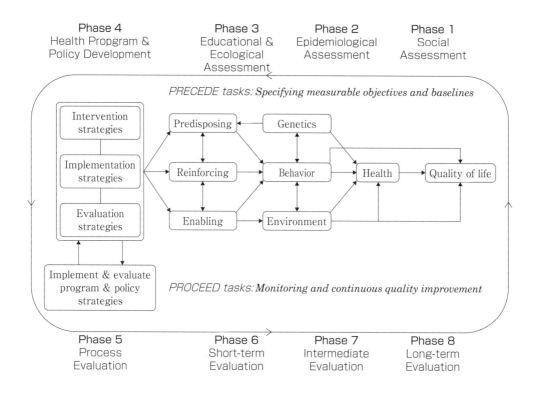

◇◆コラム◆◇

　PRECEDE−PROCEEDモデルは、1974年にL. W. Greenが提唱した、健康増進事業や保健政策を決定するためのフレームワークであるが、開発から数回改訂されている。最新版はPRECEDE−PROCEED 2022 editionである。

　資料1は、Green博士のホームページで公表されている2022 editionである。従来版の第6、7、8段階は、各々、プロセス評価、影響評価、成果評価であったが、新版では、プログラムをモニタリングしながら質的に改善することをタスクとして、期間を示した短期評価、中期評価、長期評価というフェーズに改訂された。保健プログラムを評価するプロセス評価の位置づけも改訂されている。

　しかしPPモデルの日本語版は、現時点では未改訂であり、国内の多くの教科書や国家試験は従来版を参照している状況である。本書改訂の際は最新版にすることも考えたが、読者を混乱させるのは不本意なので、本編の解説や演習では従来版を扱うことにした。ただし学生諸君には2022 editionに、知的興味をもっていただき、英語でPRECEDE−PROCEED Model最新版を閲覧し勉強していただきたい（https://www.lgreen.net）。

編者（執筆時2024年11月）

資料2 健康日本21（第三次）の栄養・食生活分野に関する目標

目標	指標	現状値	目標値
生活習慣の改善（栄養・食生活）			
①適正体重を維持している者の増加（肥満、若年女性のやせ、低栄養傾向の高齢者の減少）	BMI18.5以上25未満（65歳以上はBMI20を超え25未満）の者の割合（年齢調整値）	60.3%（令和元年度）	66%（令和14年度）
②児童・生徒における肥満傾向児の減少	児童・生徒における肥満傾向児の割合	10歳（小学5年生）10.96%（令和3年度）	第2次成育医療等基本方針に合わせて設定
③バランスの良い食事を摂っている者の増加	主食・主菜・副菜を組み合わせた食事が1日2回以上の日がほぼ毎日の者の割合	なし	50%（令和14年度）
④野菜摂取量の増加	野菜摂取量の平均値	281g（令和元年度）	350g（令和14年度）
⑤果物摂取量の改善	果物摂取量の平均値	99g（令和元年度）	200g（令和14年度）
⑥食塩摂取量の減少	食塩摂取量の平均値	10.1%（令和元年度）	7g（令和14年度）
社会とのつながり・こころの健康の維持及び向上			
⑦地域等で共食している者の増加	地域等で共食している者の割合	なし	30%（令和14年度）
自然に健康になれる環境づくり			
⑧「健康的で持続可能な食環境づくりのための戦略的イニシアチブ」の推進	「健康的で持続可能な食環境づくりのための戦略的イニシアチブ」に登録されている都道府県数	0都道府県（令和4年度）	47都道府県（令和14年度）
誰もがアクセスできる健康増進のための基盤の整備			
⑨利用者に応じた食事提供をしている特定給食施設の増加	管理栄養士・栄養士を配置している施設（病院、介護老人保健施設、介護医療院を除く。）の割合	70.8%（令和3年度）	75%（令和14年度）
ライフコースアプローチを踏まえた健康づくり			
⑩低栄養傾向の高齢者の減少	BMI20以下の高齢者（65歳以上）の割合	16.8%（令和元年度）	13%（令和14年度）
⑪若年女性のやせの減少	BMI18.5未満の20歳～30歳代女性の割合	18.1%（令和元年度）	15%（令和14年度）

出所）厚生科学審議会地域保健健康増進栄養部会他「健康日本21（第三次）推進のための説明資料」
https://www.mhlw.go.jp/content/001234702.pdfをもとに作成

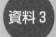

資料3 官庁における主な統計と内容

●内閣府こども家庭庁
(こども家庭庁統計調査　https://www.cfa.go.jp/resources/research)

調査名	調査目的	調査項目	調査対象	調査周期	担当部局
乳幼児栄養調査	全国の乳幼児の栄養方法および食事の状況などを調査し、母乳育児の推進、乳幼児の栄養改善のための基礎資料を得ることを目的とする。直近は2015（平成27）年度実施	栄養法、母乳・離乳食・幼児の食育の支援体制など	全国の4歳未満の乳幼児およびその乳幼児のいる世帯	10年周期	成育局母子保健課
乳幼児身体発育調査	乳幼児の身体発育の状態を調査し、新たにわが国の乳幼児の身体発育値を定めて、乳幼児保健指導の改善に資することを目的とする。直近は2023（令和5）年実施	身長、体重、胸囲、頭囲、運動・言語機能、栄養法、妊娠・出産状況	一般調査票：全国の乳幼児、病院調査票：全国の産科病床を有する病院	10年周期	成育局母子保健課

●総務省
(総務省統計局　https://www.stat.go.jp/)

調査名	調査目的	調査項目	調査対象	調査周期	担当部局
国勢調査	わが国の人口、世帯、産業構造などの実態を明らかにし、国および地方公共団体における各種行政施策の基礎資料を得る	男女の別、出生の年月など世帯員に関する事項、世帯の種類、世帯員の数など世帯に関する事項	調査時において、本邦内に常住している者	5年周期	統計局統計調査部国勢統計課
家計調査	国民生活の実態を把握するため、国や地方公共団体の各種施策の基礎資料や消費者物価指数のウエイトの算定資料を得る	地域・世帯・収入区分ごとに1世帯当たり1カ月間の収支金額	学生の単身世帯を除外した全国の全世帯	毎月	統計局統計調査部消費統計課
小売物価統計調査（動向編）	消費生活上必要な商品の小売価格、サービス料金および家賃を全国的規模で直接店舗などから調査、これに基づいて消費者物価指数その他物価に関する資料を作成	調査品目、銘柄別に調査店舗で実際に販売する平常の価格	全国の167市町村を調査市町村とし、各調査市町村ごとに、商品の価格およびサービス料金を調査する価格調査地区と、借家の家賃を調査する家賃調査地区	毎月	統計局統計調査部消費統計課

●農林水産省
(農林水産省・食料需給表　https://www.maff.go.jp/j/zyukyu/fbs/)

調査名	調査目的	調査項目	調査対象	調査周期	担当部局
食料需給表	食料需給の全般的動向、供給栄養量の水準とその構成、食料消費構造の変化などの把握や食料自給率の算出に必須な資料	食料の総量、国民1人1年当たりの供給純食料および栄養量、食料自給率	FAO（国際連合食糧農業機関）作成の手引きに準拠して作成	毎年	大臣官房政策課食料安全保障室

● 厚生労働省

(厚生労働統計一覧　https://www.mhlw.go.jp/toukei/itiran/)

調査名	調査目的	調査項目	調査対象	調査周期	担当部局
人口動態統計	人口動態事象を把握し、人口および厚生行政の基礎資料を得ること	出生、死亡、死産、婚姻、離婚に関わる事項	日本における出生・死亡・婚姻・離婚・死産の全数および日本人の外国における事象（死産を除く）の集計	毎月	人口動態・保健社会統計室
生命表（簡易）	その年の推計人口および人口動態統計に基づいて、この期間における死亡秩序を死亡率、生存数、平均余命などの生命関数により作成したもの	死亡率、生存率、平均余命、死因別死亡率	日本における出生・死亡・婚姻・離婚・死産の全数および日本人の外国における事象（死産を除く）の集計	毎年	人口動態・保健社会統計室
21世紀成年者縦断調査（平成24年成年者）	男女の結婚・出産・就業などの実態および意識の経年変化を同一客体で継続的に観察することにより、少子化対策など厚生労働行政施策の基礎資料を得ること	結婚、出産、就業などに関わる事項	20歳から29歳（2012年10月末現在）の男女およびその配偶者で、2010（平成22）年国民生活基礎調査を実施した当該者から無作為抽出した者	毎年	世帯統計室
国民生活基礎調査	保健、医療、年金、福祉、所得など国民生活の基礎的事項を調査し、厚生行政の基礎資料を得ること	世帯、医療保険、公的年金、所得、貯蓄の現況など	全国の抽出地区世帯および世帯員	毎年	世帯統計室
病院報告	病院、療養型病床群を有する診療所における患者の利用状況および病院の従事者の状況を把握し、医療行政の基礎資料を得ること	在院患者数、入・退院患者数、外来患者数、従事者数など	全国の病院、療養型病床群を有する診療所	毎月および毎年	保健統計室
患者調査	医療施設を利用する患者の傷病状況などの実態を明らかにし、医療行政の基礎資料を得ること	傷病状況、入院外来などの別、入院期間など	全国の医療施設から抽出した医療機関を利用した患者	3年周期	保健統計室
受療行動調査	受療の状況、患者の医療に対する認識や行動を明らかにし、医療行政の基礎資料を得ること	受療状況、診療時間や医師からの説明に対する満足度など	患者調査実施医療機関から抽出した医療機関を利用した患者	3年周期	保健統計室
国民健康・栄養調査	国民の身体の状況、栄養摂取量および生活習慣の状況を明らかにし、国民の健康の増進の総合的な推進を図るための基礎資料を得る	栄養素等摂取状況、身体状況、生活習慣	全国の世帯および世帯員／満1歳以上の世帯員	毎年	健康・生活衛生局健康課栄養指導室
歯科疾患実態調査	国民の歯科疾患の現状を把握する。直近は2022（令和4）年実施	う蝕の有無、処置の有無、喪失歯およびその補綴状況、歯肉の状況、歯列・咬合の状況、歯ブラシの使用状況、フッ化物の塗布状況	満1歳以上のすべての世帯員	5年周期	医政局歯科保健課

● 文部科学省
（文部科学省統計情報　https：//www.mext.go.jp/b_menu/toukei/main_b8.htm）

調査名	調査目的	調査項目	調査対象	調査周期	担当部局
学校保健統計調査	児童、生徒および幼児の発育および健康状態を明らかにし、学校保健行政上の基礎資料を得る	身長、体重、座高並びに視力、聴力、歯などの疾病異常など	小学校、中学校、高等学校、中等教育学校および幼稚園の児童、生徒および幼児	毎年	総合教育政策局参事官（調査企画担当）
学校給食実施状況等調査	学校給食の現状と課題を把握し、その改善充実に資する	学校給食の実施状況、学校給食費の状況、米飯給食の実施状況および食堂食器具の使用状況など	小学校、中学校および中等教育学校前期課程、特殊教育諸学校、夜間定時制高等学校並びに幼稚園、共同調理場	毎年	初等中等教育局健康教育・食育課

● スポーツ庁
（スポーツ庁統計情報　https：//www.mext.go.jp/sports/b_menu/toukei/main_b8.htm）

調査名	調査目的	調査項目	調査対象	調査周期	担当部局
体力・運動能力調査	国民の体力・運動能力の現状を明らかにするとともに、体育・スポーツの指導と行政上の基礎資料を得る	年齢別・学校段階別テストの結果、年齢別・学校段階別体格測定の結果など	公立小・中・高等学校、国立高等専門学校、公・私立短期大学、国立大学、成年および高齢者の男女	毎年	健康スポーツ課

注）すべての調査は政府統計の総合窓口（e-Stat）からも閲覧可能。
　　政府統計の総合窓口（e-Stat）　https：//www.e-stat.go.jp

資料4 政府刊行物（白書および統計報告書）

●白書

- 内閣府『こども白書』日経印刷
  https://www.cfa.go.jp/resources/white-paper
- 内閣府『高齢社会白書』日経印刷
  https://www8.cao.go.jp/kourei/whitepaper/index-w.html
- 農林水産省『食育白書』日経印刷
  https://www.maff.go.jp/j/wpaper/index.html
- 農林水産省『食料・農業・農村白書』日経印刷
  https://www.maff.go.jp/j/wpaper/index.html
- 厚生労働省『厚生労働白書』日経印刷
  https://www.mhlw.go.jp/toukei_hakusho/hakusho/index.html

●統計報告書

- 国立健康・栄養研究所監修『国民健康・栄養の現状』第一出版
  ※参考　厚生労働省：国民・健康栄養調査報告
  https://www.mhlw.go.jp/bunya/kenkou/kenkou_eiyou_chousa.html
- 厚生労働統計協会『国民衛生の動向』厚生労働統計協会
- 厚生労働統計協会『国民の福祉と介護の動向』厚生労働統計協会
- 厚生労働省政策統括官『国民生活基礎調査』厚生労働統計協会
  https://www.mhlw.go.jp/toukei/list/20-21.html
- 総務省統計局『国勢調査報告』日本統計協会、総務省統計局『国勢調査最終報告書』日本統計協会
  https://www.stat.go.jp/date/kokusei/2020/　（令和2年国勢調査）
- 厚生労働省政策統括官『人口動態統計』厚生労働統計協会
  https://www.mhlw.go.jp/toukei/list/81-la.html
- 農林水産省大臣官房政策課食料安全保障室『食料需給表』農林統計協会
  https://www.maff.go.jp/j/zyukyu/fbs/
- 総務省統計局『家計調査年報』日本統計協会
  https://www.stat.go.jp/data/kakei/npsf.html
- 文部科学省『学校保健統計調査報告書』双葉レイアウト
  https://www.mext.go.jp/b_menu/toukei/chousa05/hoken/1268826.htm

資料5　食品番号表（国民健康・栄養調査実習用）

　この食品番号表は、平成27年国民健康・栄養調査の食品番号表を日本食品標準成分表2020年版（八訂）に準拠し、本書Work用として再編集したものです。

1　食品番号（01001〜17084）

1．穀類（01001〜）……………………………181
- ●食品番号（めし、かゆ、おもゆ、米加工品、麦・その他の穀類、スナック・シリアル、麩、パン、パン粉、粉・皮類、めん、インスタント麺）
- ●目安量・重量換算表……p.182、211

2．いも及びでん粉類（02001〜）……………183
- ●食品番号（こんにゃく、いも類、でん粉、でん粉製品）
- ●目安量・重量換算表……p.183、211

3．砂糖及び甘味類（03001〜）………………184
- ●食品番号（砂糖類、その他）
- ●目安量・重量換算表……p.211

4．豆類（04001〜）……………………………184
- ●食品番号（ゆで豆、乾燥豆、きなこ、豆甘煮、味付き豆、あん、豆腐、豆腐加工品など、納豆・発酵食品、なめみそ、豆乳）
- ●目安量・重量換算表……p.185

5．種実類（05001〜）…………………………185
- ●食品番号（ごま類、ナッツ類、栗、その他）
- ●目安量・重量換算表……p.185、211

6．野菜類（06001〜）…………………………186
- ●食品番号（野菜、漬物）
- ●目安量・重量換算表……pp.189-191

7．果実類（07001〜）…………………………192
- ●食品番号（漬物、ジャム、缶詰、干し・乾他、「生」、その他、柑橘類、果皮、果汁他、飲料）
- ●目安量・重量換算表……pp.193-194

8．きのこ類（08001〜）………………………195
- ●食品番号（生きのこ、乾燥きのこ、びん・缶詰）
- ●目安量・重量換算表……p.195

9．藻類（09001〜）……………………………196
- ●食品番号（のりなど、あらめ・こんぶ・わかめ・めかぶ・茎わかめ、その他塩蔵塩抜き藻類、その他乾燥藻類、寒天類、佃煮など）
- ●目安量・重量換算表……p.196

10．魚介類（10001〜）…………………………197
- ●食品番号（魚、貝、えび、かに、いか、たこ、その他、練り製品）
- ●目安量・重量換算表……pp.200-201

11．肉類（11001〜）……………………………201
- ●食品番号（牛肉、牛肉・内臓、牛肉調理加工品、豚肉、内臓など、ウインナー・ソーセージ、ハム、ベーコン、他、獣・鯨肉類、鶏肉、鳥肉、その他）
- ●目安量・重量換算表……p.203

12．卵類（12001〜）……………………………203
- ●食品番号（卵、調理品）
- ●目安量・重量換算表……p.203

13．乳類（13001〜）……………………………204
- ●食品番号（牛乳・乳飲料など、粉乳、練乳、クリーム類、発酵乳・乳酸菌飲料類、チーズ類、アイスクリーム類）
- ●目安量・重量換算表……p.205

14．油脂類（14001〜）…………………………205
- ●食品番号（植物油、マーガリン、バター、動物脂）
- ●目安量・重量換算表……p.211

15．菓子類（15001〜）…………………………206
- ●食品番号〔あめ類（あめ、キャンデー、錠菓、その他）、ガム、スナック類、チョコレート類、パン・パイ・中華まん、ビスケット類（クッキー、スナッククラッカー、ボーロ）、マシュマロ、マロングラッセ、カステラ・ケーキ・デザート菓子（ケーキ、ドーナッツ、ワッフル、ゼリー・ババロアなど）、和・干菓子類（おこしなど、かりんとう、小麦粉せんべい、米菓、豆菓子、らくがん）、和・中華、生・半生菓子類（甘納豆、中華菓子、団子、まんじゅう、もち菓子類、ようかん、その他）〕
- ●目安量・重量換算表……pp.207-208

16．し好飲料類（16001〜）……………………208
- ●食品番号（みりん、甘酒・日本酒・焼酎、ビール類、洋酒・果実酒など、茶類・浸出液、茶葉など、コーヒー・ココア類、炭酸飲料類、スポーツ飲料・その他）
- ●目安量・重量換算表……p.209

17．調味料及び香辛料類（17001〜）…………210
- ●食品番号（しょうゆ、めんつゆ、塩、酢・ビネガー、みそ・即席みそ、だしの素、だし汁・味付なし、酒かす・みりん、ドレッシング類、ソース・トマト加工品類、ルウ、イースト、香辛料調味料類、つけだれ・めん類の汁、ふりかけ・茶漬けの素）
- ●調味料・油脂・砂糖類　目安量・重量換算表……p.211

2　栄養素調整調味料類およびその他の加工食品等（19001〜）……………………………………212

3　外食番号（30001〜）……………………………………………………………………………………213

4　惣菜類番号（40001〜）…………………………………………………………………………………215

5　水（90001〜）……………………………………………………………………………………………217

6　調味料の割合・吸油率表………………………………………………………………………………220

7　調理による重量変化一覧表……………………………………………………………………………221

1 食品番号（01001〜17084）

1．穀類

食品番号	食品名
	【米】－「水稲」は非表記　うるち米、もち米を含む
めし	＊01088　めし［精白米相当量47g/100g］ 01085　玄米めし［玄米相当量47g/100g］ 　　七分つき米めし 01087　　胚芽精米めし 01089 　　半つき米めし 01086　　　陸稲玄米めし 01106 　　陸稲七分つき米めし 01108 　　陸稲半つき米めし 01107 　　陸稲精白米めし 01109 　　＊精白米 01083 　　アルファ化米 01110　　玄米 01080 　　七分つき米 01082　　　胚芽精米 01084 　　半つき米 01081　　　　陸稲玄米 01102 　　陸稲精白米 01105　　　陸稲七分つき米 01104 　　陸稲半つき米 01103
かゆ	01093　全かゆ［精白米相当量20g/100g］ 　　玄米全かゆ 01090 　　七分つき米全かゆ 01092 　　半つき米全かゆ 01091 　　＊精白米五分かゆ 01097 　　玄米五分かゆ 01094 　　七分つき米五分かゆ 01096 　　半つき米五分かゆ 01095
おもゆ	01101　おもゆ［精白米相当量6g/100g］ 　　玄米おもゆ 01098 　　七分つき米おもゆ 01100 　　半つき米おもゆ 01099
米加工品	01117　もち 　　あわもち 01003 01118　赤飯《おこわ、こわめし》［配合割合：もち米100、ささげ10］ 01111　おにぎり［食塩相当量0.5g/100g］ 01112　焼おにぎり［食塩相当量1g（濃口しょうゆ6.5gを含む）/100g］ 01113　きりたんぽ 　　あくまき 01119　　　米こうじ 01116 　　米粉パン（食パン）01211 　　米粉パン（ロールパン）01212
麦・その他の穀類	＊01006　押麦［未強化製品］ 　　押麦めし 01170 01005　七分つき押麦［未強化製品］ 　　アマランサス 01001　　あわ 01002 　　オートミール 01004　　きび・もちきび 01011 　　小麦胚芽 01070 　　そば米《そばごめ、むきそば》01126 　　とうもろこし（玄穀）《とうきび》01131 　　コーンミール 01132　　コーングリッツ 01133 　　はとむぎ 01138　　　ひえ 01139 　　米粒麦 01007［白麦を含む切断麦］ 　　もろこし（精白粒）01141 　　雑穀（五穀）19903 　　雑穀（五穀）（調理済み）19904 　　雑穀（十穀）19905 　　雑穀（十穀）（調理済み）19906

食品番号	食品名
スナック・シリアル	01135　ジャイアントコーン（フライ味付け） 01136　ポップコーン［塩味付き］ 01137　コーンフレーク
麩	01066　観世ふ、小町ふ 　　板ふ 01067　　　　車ふ 01068 　　竹輪ふ《ちくわぶ》01069 　　生麩 01065
パン	＊01026　食パン 01035　クロワッサン 01028　コッペパン 01031　フランスパン 01033　ぶどうパン 01034　ロールパン 　　イングリッシュマフィン 01036 　　乾パン 01030　　　　ナン 01037 　　ピザクラスト 01076［焼きピザ生地］ 　　ライ麦パン 01032　　ベーグル 01148
パン粉	01079　乾燥パン粉 　　生パン粉 01077　　　半生パン粉 01078
粉・皮類	＊01015　薄力粉 　　中力粉 01018［うどんなどに使用］ 01020　強力粉 　　全粒粉強力粉 01023 01074　ぎょうざの皮 01075　しゅうまいの皮 01024　ホットケーキミックス粉 01025　天ぷら粉 　　天ぷら粉　バッター 01171 01114　上新粉［うるち米製品］ 01120　白玉粉《寒晒粉》［もち米製品］ 　　道明寺粉 01121［もち米製品］ 　　そば粉《全層粉、ひきぐるみ》01122［出雲そば、田舎そば用］ 　　内層粉そば粉《1番粉、更級、御膳粉》01123［最も良質な白色粉］ 　　中層粉そば粉《2番粉》01124 　　表層粉そば粉《3番粉》01125 　　麦こがし《こうせん、はったい粉》01010 　　全粒粉ライ麦粉 01142　ライ麦粉 01143 　　ビーフン 01115
	89952　ゆでビーフン
めん	＊01039　ゆでうどん［きしめん、ひもかわ含む］ 01042　ゆで干しうどん［きしめん、ひもかわ含む］ 01044　ゆでそうめん・ゆでひやむぎ 　　ゆで手延そうめん・ゆで手延ひやむぎ 01046 01128　ゆでそば ＊01130　ゆで干しそば ＊01048　ゆで中華めん 01051　ゆで干し中華めん 　　ゆで大麦めん 01009 　　＊ゆで沖縄そば 01053　ゆで干し沖縄そば 01055 01049　蒸し中華めん［焼きそば用］ 01064　ゆでマカロニ・ゆでスパゲッティ 　　［生めん］ 　　生うどん 01038［きしめん、ひもかわ含む］ 　　生沖縄そば 01052　　　＊ゆで沖縄そば 01053

食品番号	食品名
めん	生そば《そば切り》01127 生中華めん 01047 〔乾めん〕 干しうどん 01041［きしめん、ひもかわ含む］ 乾大麦めん 01008　　　干し沖縄そば 01054 乾そうめん・ひやむぎ 01043 乾手延そうめん・手延ひやむぎ 01045 干しそば 01129 干し中華めん 01050 マカロニ・スパゲッティ 01063
インスタント麺	【インスタント麺】添付調味料含む ＊ 01056　インスタントラーメン（油揚げ味付け麺） 　　　　　インスタントラーメン（油揚げ麺）01057 　　　　　インスタントラーメン（非油揚げ麺）01058 　01059　中華カップめん（油揚げ麺）　注：八訂欠番 　　　　　中華カップめん（しょうゆ味・油揚げ麺）01191　注：八訂細分 　　　　　中華カップめん（塩味・油揚げ麺）01193　注：八訂細分 　　　　　中華カップめん（非油揚げ麺）01061 　01062　和風カップめん（油揚げ麺） 　01060　焼そばカップめん（油揚げ麺） 　01202　焼そばカップめん(油揚げ麺)調理後全体　注：八訂追加
インスタント麺	【インスタント麺】めん類−汁(スープ)を全量残した場合 　　　　　　　※摂取量は乾めん重量で把握 　19801　インスタントラーメン（油揚げ味付け麺）（汁・残） 　　　　　インスタントラーメン（油揚げ麺）（汁・残）19802 　　　　　インスタントラーメン（非油揚げ麺）（汁・残）19803 　19804　中華カップめん（油揚げ麺）（汁・残） 　　　　　中華カップめん（非油揚げ麺）（汁・残）19805

※　インスタント麺の汁、スープはp.212を参照
※　焼きそば粉末ソース（17144）はp.210を参照

■ 1．穀類　目安量・重量換算表

食品名	目安単位	目安重量(g)	備考
米	1合（180 cc）	150	
めし（精白米）	子ども茶碗1杯 中茶碗1杯 大茶碗1杯 どんぶり1杯	100 140 230 250	
おにぎり（うるち米製品）	1個	100	
焼きおにぎり（うるち米製品）	1個（小） 1個（中）	50 80	
もち（丸直径5.5 cm）	1個	40	
もち(角7×4×1.5 cm)	1個	50	
きりたんぽ	1個（中）	80	
コーンフレーク	1食分	40	
車麩	1個	6	
小町麩	1個	0.4	
食パン	1斤 10枚切り1枚 8枚切り1枚 6枚切り1枚 4枚切り1枚	360 35 45 60 90	

食品名	目安単位	目安重量(g)	備考
ロールパン	1個	30	
クロワッサン	1個	40	
餃子皮（直径8 cm）	1枚	6	
餃子皮大判(直径10 cm)	1枚	9.5	
春巻き皮（19×19 cm）	1枚	15	01074 餃子皮に置き換え
春巻き皮ミニ(15×15 cm)	1枚	7.5	
シュウマイ皮（7×7 cm）	1枚	3	
ビーフン(うるち米製品)	1人分	50	
うどん（ゆで）	1玉	230	
冷凍ゆでうどん	1玉	200	
干しうどん（乾）	1人分	80〜100	
そうめん・ひやむぎ（乾）	1人分	80〜100	
そうめん（乾）	1束	50	
そば（ゆで）	1玉	200	
干しそば（乾）	1人分	80〜100	
中華麺（生）	1玉	120	
中華蒸し麺	1玉	150	
即席中華めん 即席中華麺（油揚げ味付け）	1玉 1袋	90 100	
カップメン・ミニ	1個	40	
カップメン・ヌードルタイプ	1個	80	
カップメン・丼型タイプ	1個	90	
カップメン・焼きそば	1個	120	
カップメン・焼きそば大盛り	1個	170	
スパゲッティ	1袋 1袋 1袋	1000 500 300	
ゆでスパゲッティ	1袋 1袋 1袋	600 400 200	

2．いも及びでん粉類

	食品番号	食品名
こんにゃく	＊02003	**板こんにゃく**［突きこんにゃく、玉こんにゃくを含む］
		生いもこんにゃく 02004
	02005	**しらたき**《糸こんにゃく》
		こんにゃく精粉 02002
いも類	02006	**さつまいも**《かんしょ、からいも、琉球いも》
		焼きさつま芋《石焼きいも》 02008
		干しいも《乾燥いも》 02009
		蒸し・ふかしさつまいも 02007
	02010	**里いも**
		里いも（水煮）02011　　里いも（冷凍）02012
	02017	**じゃがいも**《馬鈴薯》
		じゃがいも（水煮）02019
		蒸し・ふかしじゃがいも 02018
		乾燥マッシュポテト 02021
	02023	**長いも**
		長いも（水煮）02024
		いちょういも《手いも》02022
		きくいも 02001　　　　じねんじょ 02026
		だいじょ《だいしょ》02027
		水いも《田芋、ターム》02013
		水いも（水煮）02014　　八つ頭 02015
		八つ頭（水煮）02016
		大和いも 02025［伊勢いも、丹波いもを含む］
でん粉	＊02034	**かたくり粉**《じゃがいもでん粉、馬鈴薯でん粉》
	02035	**コーンスターチ**《とうもろこしでん粉》
		くず粉 02029　　　　小麦でん粉 02031
		米でん粉 02030
		さつまいもでん粉 02033
		タピオカ粉《キャッサバでん粉》02028
でん粉製品	02036	**くずきり**（乾）
		ゆでくずきり 02037
	02040	**普通はるさめ**［主原料：じゃがいもでん粉、さつまいもでん粉］
		ゆで普通はるさめ 02062　　注：八訂追加
		ゆで普通はるさめ 89951　　注：国調 H27年版
		緑豆はるさめ（乾）02039
		緑豆はるさめ（ゆで）02061　　注：八訂追加
		タピオカパール（乾）02038
		タピオカパール（ゆで）02057　　注：八訂追加

※　こんにゃくゼリーはp.206、212を参照
※　ヤーコンはp.188を参照

■ 2．いも及びでん粉類　目安量・重量換算表

食品名	目安単位	可食部重量(g)	目安重量(g)	廃棄率(%)	備考
こんにゃく	1枚	250	250		
しらたき	1玉	200	200		
えび芋（八つ頭と同品種）	M 1個	213	250	15	表層
さつま芋	L 1個	270	300	10	表層及び両端
	M 1個	180	200	10	表層及び両端
	S 1個	90	100	10	表層及び両端
里芋	L 1個	60	70	15	表層
	M 1個	34	40	15	表層
	S 1個	17	20	15	表層
じゃがいも	L 1個	180	200	10	表層
	M 1個	135	150	10	表層
	S 1個	90	100	10	表層
セレベス（八つ頭と同品種）	L 1個	68	80	15	表層
	M 1個	43	50	15	表層
	S 1個	26	30	15	表層
長芋	L 1個	900	1000	10	表層、ひげ根及び切り口
	M 1個	720	800	10	表層、ひげ根及び切り口
	S 1個	540	600	10	表層、ひげ根及び切り口
八つ頭	L 1個	640	800	20	表層
	M 1個	400	500	20	表層
	S 1個	240	300	20	表層

3．砂糖及び甘味類

	食品番号	食品名
砂糖類	03001	黒砂糖
	＊03003	上白糖
	03004	三温糖
	03005	グラニュー糖
	03008	角砂糖
	03010	コーヒーシュガー 氷砂糖　03009 白ざら糖《上ざら糖》03006 中ざら糖《黄ざら糖》03007 パウダーシュガー《粉砂糖、粉糖》03011 和三盆糖　03002
その他	03022	はちみつ 水あめ　03016 メープルシロップ《かえで糖》03023 低エネルギー甘味料（還元麦芽糖タイプ）（粉末）19202 低エネルギー甘味料（還元麦芽糖タイプ）（液状）19203

4．豆類

	食品番号	食品名
ゆで豆	04024	ゆで大豆 大豆水煮缶　04028 ゆであずき　04002［砂糖なし］ ゆでいんげんまめ　04008 ゆでえんどう　04013　　ゆでささげ　04018 ゆでひよこ豆　04066 ゆで紅花いんげん　04069 ゆで緑豆　04072 〈ゆで落花生　06304〉
乾燥豆	04001 04023	乾燥あずき 乾燥国産大豆 乾燥大豆（米国産）04025 乾燥大豆（中国産）04026 乾燥大豆（ブラジル産）04027 乾燥いんげん豆《さいとう、さんどまめ》04007 乾燥えんどう　04012　　乾燥ささげ　04017 乾燥そら豆　04019 乾燥たけあずき《つるあずき》04064 乾燥ひよこ豆《チックピー、ガルバンゾー》04065 乾燥べにばないんげん《花豆》04068 乾燥らい豆《ライマ豆》04070 乾燥レンズ豆《ひら豆》04073 乾燥緑豆《やえなり》04071
きなこ	04029	きな粉（全粒）［分析値：黄大豆、青大豆］ きな粉（脱皮）04030
豆甘煮	＊04009 04031	うずら豆（煮豆）［いんげん煮豆、原材料：金時類］ ぶどう豆（煮豆）［白目大豆の煮豆］ うぐいす豆　04016［青えんどうの砂糖煮］ おたふく豆　04021［皮付きそら豆の砂糖煮］ ふき豆　04022［脱皮そら豆の砂糖煮］ 豆きんとん　04011
味付き豆		グリンピース（揚げ豆）04014［塩味］ 塩豆《塩えんどう》04015 フライビーンズ《いかり豆、揚げそら豆》04020 ひよこ豆（フライ味付け）04067
あん	＊04003 04006	ゆであずき缶［市販品の内容物全量］ つぶしあん［砂糖含む］ こしあん　04004［生］ さらしあん　04005［乾燥あん］ いんげんまめこしあん　04010［生］
豆腐	04032 04033 ＊04034 04035 04038	木綿豆腐 絹ごし豆腐 ソフト豆腐［木綿と絹ごしの中間的な豆腐］ 充てん豆腐［すきまがないパック入り豆腐］ 焼き豆腐 沖縄豆腐《硬豆腐》04036 ゆし豆腐　04037［沖縄のもの］

食品番号	食品名
04039	生揚げ《厚揚げ》
04040	油揚げ
04041	がんもどき《飛竜頭》
04042	凍り豆腐《高野豆腐、凍み豆腐》
	凍り豆腐（水戻し）89904
04051	おから（新製法）
04060	干し湯葉
	生湯葉 04059
	蒸し豆腐竹輪 04044
	［木綿豆腐と魚すり身の練り製品で蒸したもの］
	焼き豆腐竹輪 04045
	［木綿豆腐と魚すり身の練り製品で焼いたもの］
	豆腐よう 04043
	［豆腐、米麹、泡盛、砂糖、食塩を使用した沖縄の発酵製品］
	ごま豆腐 19531　注：国調H27年版
	ごま豆腐 02056　注：八訂追加
04046	糸ひき納豆
	五斗納豆 04048
	［糸引き納豆と麹、食塩で熟成させた山形のもの］
	寺納豆《塩辛納豆、浜なっとう》04049
	《大福寺納豆、大徳寺納豆（塩納豆）》など
	挽きわり納豆 04047　テンペ 04063
	金山寺みそ 04061
	ひしおみそ 04062
＊04053	調整豆乳
04054	豆乳飲料・麦芽コーヒー
	豆乳 04052

(豆腐加工品など／納豆・発酵食品／なめ味噌／豆乳)

■ 4．豆類　目安量・重量換算表

食品名	目安単位	目安重量(g)	備考
あずき（乾）	1カップ	160	
いんげんまめ・うずら豆煮豆	1粒	2	
大豆（乾）	1カップ	150	
豆腐	1丁	300	
焼き豆腐	1丁	300	
生揚げ（厚揚げ）	1枚	200	
油揚げ	1枚	30	
油揚げ手揚げ（厚め）	1枚	45	
油揚げ関西風	1枚	120	
がんもどき	1個（直径8cm）	100	
凍り豆腐（乾）	1個	16	
	ミニ1個	4	
干し湯葉	1枚	4.5	
納豆 添付納豆たれ	1パック 1袋	50 5	3個組 醤油・砂糖・みりん等
納豆小パック 添付納豆たれ	1カップ 1袋	30 4	3〜4個組 醤油・砂糖・みりん等

5．種実類

食品番号	食品名
	えごま 05004
05018	ごま（炒り）［すりごま含む］
	ごま（洗い）05017　ごま（むき）05019
	落花生《南京豆、ピーナッツ》
	［渋皮を除いたものがピーナッツ、渋皮つきは南京豆］
05035	落花生（炒り）
	落花生（乾燥）05034
	《落花生・生 06303》
	《落花生（ゆで）06304》
05036	バターピーナッツ［フライ塩味付き］
	アーモンド 05001
	アーモンド（フライ味付け）05002
	カシューナッツ（フライ味付け）05005
	ピスタチオ（炒り味付け）05026
	ブラジルナッツ（フライ味付け）05028
	ヘーゼルナッツ（フライ味付け）05029
	ペカン（フライ味付け）05030
	マカダミアナッツ（フライ炒り味付け）05031
05037	ピーナッツバター
	［すりつぶして煎った種子と砂糖、食塩、ショートニングを練ったバター状のもの］
	〈ジャイアントコーン（フライ味付け）01135〉
05010	栗
	栗（ゆで）05011
05013	甘栗《焼ぐり》
	栗（甘露煮）05012［液汁を除いたもの］
	〈マロングラッセ 15117〉
	麻の実《おのみ》05003
05008	ぎんなん（生）
	ぎんなん（ゆで）05009
	かぼちゃの種（炒り味付け）05006
	かやの実（炒り）05007　くるみ（炒り）05014
	けしの実 05015　　しいの実 05020
	すいかの種（炒り味付け）05021
	とちの実（蒸し）05022［とち餅等の原料］
	はすの実（生）05023
	はすの実（乾）05024［中国料理、菓子等に使用］
	ひしの実 05025
	ひまわりの種（フライ味付け）05027
	まつの実 05032　まつの実（炒り）05033
	ココナッツパウダー 05016
	〈ココナッツミルク 07158〉

(ごま類／落花生／ナッツ類／栗／その他)

■ 5．種実類　目安量・重量換算表

食品名	目安単位	可食部重量(g)	目安重量(g)	廃棄率(%)	備考
ぎんなん	1個	2	3	25	殻及び薄皮
栗	1個	9	13	30	殻（鬼皮）及び渋皮（包丁むき）
くり甘露煮	大1個 中1個	20 15	20 15		
甘栗	1個	4	5	20	殻（鬼皮）及び渋皮
バターピーナッツ	10粒	9	9		

6．野菜類

食品番号	食品名
【野菜】	
	青汁（粉末）16056
	アーティチョーク《ちょうせんあざみ》06001
	アーティチョーク（ゆで）06002
06003	あさつき
	あさつき（ゆで）06004
	あしたば《はちじょうそう、あしたぐさ》06005
	あしたば（ゆで）06006
06007	アスパラガス
	アスパラガス（ゆで）06008
	アスパラガス水煮缶（ホワイトアスパラガス）06009
06010	さやいんげん
	さやいんげん（ゆで）06011
06012	うど［暗所で軟化栽培］
	山うど 06014［半地下式で上半分を緑化する栽培］
06015	枝豆［「だいず」の未熟種子］
	枝豆（ゆで）06016　枝豆（冷凍）06017
	エンダイブ《きくちしゃ、にがちしゃ、シコレ》06018
06020	さやえんどう《きぬさやえんどう》
	さやえんどう（ゆで）06021
	スナップエンドウ《スナックえんどう》06022
06023	グリンピース《実えんどう、青えんどう》
	グリンピース（ゆで）06024
	グリンピース（冷凍）06025
06026	グリンピース水煮缶
	おおさかしろな 06027［ハクサイ類とタイサイの交雑］
	おおさかしろな（ゆで）06028
	おかひじき《みるな》06030
	おかひじき（ゆで）06031
06032	オクラ
	オクラ（ゆで）06033

（あ）

食品番号	食品名
	貝割れ大根《貝割れ》06128
06034	かぶ葉
	かぶ葉（ゆで）06035
06036	かぶ《かぶら》
06038	かぶ・皮むき
	かぶ・皮むき（ゆで）06039
06046	日本かぼちゃ《とうなす》
	日本かぼちゃ（ゆで）06047
06048	西洋かぼちゃ《栗かぼちゃ》
	西洋かぼちゃ（ゆで）06049
	西洋かぼちゃ（冷凍）06050
	そうめんかぼちゃ
	《糸かぼちゃ、金糸うり、なますうり》06051
06052	からしな《葉がらし》
06054	カリフラワー《花やさい》
	カリフラワー（ゆで）06055
06056	かんぴょう
	かんぴょう（ゆで）06057
	菊《食用ぎく、料理ぎく》06058
	菊（ゆで）06059
	菊のり《乾燥食用ぎく》06060

（か）

食品番号	食品名
06061	キャベツ《かんらん》
	キャベツ（ゆで）06062
	グリーンボール 06063［鮮緑色の小型「キャベツ」］
	レッドキャベツ《赤キャベツ、紫キャベツ》06064
06065	きゅうり
	ぎょうじゃにんにく《アイヌねぎ、ヒトビロ、やまびる》06071
	きょうな《水菜》06072
	きょうな（ゆで）06073
	キンサイ 06075
	キンサイ（ゆで）06076
	クレソン《みずがらし》06077
	くわい 06078　くわい（ゆで）06079
	ケール 06080［飲料（青汁）用として利用］
	こごみ《くさそてつ》06083［山菜］
	コールラビ《球茎かんらん》06081
	コールラビ（ゆで）06082
06084	ごぼう
	ごぼう（ゆで）06085
06086	こまつな《冬菜、雪菜、うぐいす菜》
	こまつな（ゆで）06087

（か）

食品番号	食品名
	さんとうさい《若採り名：ベカ菜》06089
	さんとうさい（ゆで）06090
	しかくまめ《とうさい》06092
06093	ししとうがらし《ししとう》
06095	しそ葉《青じそ・大葉及び赤じそ》
06096	しその実
	じゅうろくささげ 06097
	じゅうろくささげ（ゆで）06098
06099	しゅんぎく《菊菜、しんぎく》
	しゅんぎく（ゆで）06100
	じゅんさい水煮びん詰 06101
	葉しょうが《盆しょうが、はじかみ》06102
06103	しょうが《ひねしょうが》
	しろうり《あさうり、つけうり》06106
	ずいき 06109［里芋の葉柄］
	ずいき（ゆで）06110
	干しずいき《芋がら》06111
	干しずいき（ゆで）06112
	すぐきな《かもな》06113
	すぐきな根 06114
	ズッキーニ《つるなしかぼちゃ》06116
	せり 06117　　せり（ゆで）06118
06119	セロリー《セルリー、オランダみつば》
06120	ぜんまい
	ぜんまい（ゆで）06121
	干しぜんまい 06122
	干しぜんまい（ゆで）06123
	そらまめ 06124
	［完熟して用いる種実用と未熟のうちに用いる青果用（むき実用）がある］
	そらまめ（ゆで）06125

（さ）

食品番号	食品名
	タアサイ 06126［中国野菜］
	タアサイ（ゆで）06127
06130	だいこん葉
	葉だいこん《まびき菜》06129
	だいこん葉（ゆで）06131

（た）

※　しそふりかけはp.210、212を参照

	食品番号	食品名
	06132	大根
	06134	大根・皮むき
		大根・皮むき（ゆで）06135
	06136	切干し大根
		切干し大根（水戻し）89903
		たいさい《しゃくしな》06145
		たかな 06147
	06151	たけのこ水煮缶
		たけのこ 06149　　たけのこ（ゆで）06150
	06153	玉ねぎ
		玉ねぎ（ゆで）06155
		赤たまねぎ《レッドオニオン、紫たまねぎ》06156
		たらの芽 06157［山菜、タラノキの新芽］
		たらの芽（ゆで）06158
		チコリー《きくにがな、アンディーブ》06159
	06160	チンゲンサイ［中国野菜］
		チンゲンサイ（ゆで）06161
		つくし 06162　　　　つくし（ゆで）06163
		つまみな 06144
		つるな《はまぢしゃ》06164
	06165	つるむらさき［山菜、葉及び若茎を利用］
		つるむらさき（ゆで）06166
		つわぶき 06167　　　つわぶき（ゆで）06168
た	06169	葉とうがらし
		生とうがらし《なんばん》06171
		乾燥とうがらし 06172
		トウミョウ 06019［中国野菜］
	06173	とうがん
		とうがん（ゆで）06174
	06175	スイートコーン《とうもろこし》
		スイートコーン（ゆで）06176
		スイートコーン（冷凍ホール）06177
		スイートコーン（冷凍カーネル・全粒）06178
		クリームコーン缶 06179
	06180	ホールカーネルコーン缶
		ヤングコーン《ベビーコーン、ミニコーン》06181
	06182	トマト
		ミニトマト《プチトマト、チェリートマト》06183
		トマピー 06251
		ホールトマト缶 06184［食塩添加、液汁を除いたもの］
	06185	トマトジュース缶［食塩添加］
		トマトジュース（無塩）19632
	06186	トマトミックスジュース缶［食塩、香辛料等添加］
		トレビス《あかめチコリー、レッドチコリー》06187
		とんぶり（ゆで）《ずぶし、ねんどう、ほうぎき》06188
		［ほうきぐさの種子］
		長崎白菜《とうな、とうじんな、ちりめんはくさい》06189
		長崎白菜（ゆで）06190
	06191	なす《なすび》
		なす（ゆで）06192
		べいなす《洋なす》06193
な		なずな《ぺんぺんぐさ》06200
		菜花（花らい・茎）《和種なばな》06201
		菜花（花らい・茎）（ゆで）06202

※　コーンスープ（粉末）はp.210を参照

	食品番号	食品名
		菜花（茎・葉）《洋種なばな》06203
		菜花（茎・葉）（ゆで）06204
	06205	にがうり《つるれいし、ゴーヤ》
	06207	にら
		にら（ゆで）06208
		花にら 06209［中国野菜、とう立ちしたにらの「花茎・花らい」］
		黄にら《黄金ニラ》06210［中国野菜］
		葉にんじん《にんじん菜》06211
	06212	人参
	06214	人参・皮むき
		人参・皮むき（ゆで）06215
な		人参（冷凍）06216
		人参ジュース缶 06217
		金時《京人参》06218　金時・皮むき 06220
		金時・皮むき（ゆで）06221
		ミニキャロット 06222
	06223	にんにく
		茎にんにく《にんにくの芽》06224
		茎にんにく（ゆで）06225
	06226	根深ねぎ《長ねぎ》
	06227	葉ねぎ
		こねぎ 06228［万能ねぎ等を含む］
	06229	野沢菜
		のびる 06232［山菜］
	06233	白菜
		白菜（ゆで）06234
		パクチョイ《パイゲンサイ》06237［中国野菜］
		バジル《バジリコ、スイートバジル》06238
	06239	パセリ《オランダゼリ》
		《乾燥パセリ 17078》
		はつか大根《ラディッシュ》06240
		はやと瓜 06241
		ビート《ビーツ、かえんさい、テーブルビート》06243
		ビート（ゆで）06244
	06245	青ピーマン
		赤ピーマン《クイーンベル》06247
		黄ピーマン《キングベル、イエローベル》06249
		トマピー 06251
は		ひのな 06252
		［「かぶ」の一種根は白いが、上部三分の一は紫赤色を呈す］
		広島菜 06254
	06256	ふき
		ふき（ゆで）06257
		ふきのとう 06258［「ふき」の「花序」］
		ふきのとう（ゆで）06259
		ふじまめ《いんげんまめ（関西）、せんごくまめ、あじまめ》06260
		ふだんそう《唐ぢしゃ》06261
		ふだんそう（ゆで）06262
	06263	ブロッコリー《イタリアンブロッコリー、みどりはな野菜》
		ブロッコリー（ゆで）06264
		へちま《いとうり、ナーベナ（ナーベーラー）》06265
		へちま（ゆで）06266
	06267	ほうれんそう
		ほうれんそう（ゆで）06268
		ほうれんそう（冷凍）06269

※　にんにく漬け（醤油味）はp.188、212を参照

	食品番号	食品名
は		ホースラディシュ《わさび大根、西洋わさび》06270
ま		まこも《まこもたけ》06271 [中国野菜]
		みずかけな《とうな》06272
		ミックスベジタブル(グリンピース、にんじん、とうもろこし)(冷凍・ゆで) 06383
	06274	切りみつば [長く伸ばして切りとったもの、軟化ミツバ]
		切りみつば（ゆで）06275
		根みつば 06276 [根付きで堀上げ出荷、切りミツバに比べ茎が太い]
		根みつば（ゆで）06277
	06278	糸みつば《あおみつば》[切りミツバと異なり茎も緑色]
		糸みつば（ゆで）06279
	06280	みょうが《花みょうが、みょうがの子》
		みょうがたけ 06281
		[若茎を軟化栽培した50～60 cmの若茎がタケノコに似ている]
		むかご《ぬかご》06282
		[「やまのいも」の葉の付け根に実る直径1～2 cmの球状のもの]
		芽キャベツ《こもちかんらん》06283
		芽キャベツ（ゆで）06284
		芽たで 06285
		アルファルファもやし《糸もやし》06286
	06287	大豆もやし
		大豆もやし（ゆで）06288
	06289	ブラックマッペもやし
		[ブラックマッペはケツルアズキとも呼ばれ、「緑豆」と近縁]
		ブラックマッペもやし（ゆで）06290
	06291	緑豆もやし
		[やえなりとも呼ばれ、ブラックマッペと近縁]
		緑豆もやし（ゆで）06292
		モロヘイヤ《タイワンタサノ、シマツナソ、トロロナ》06293
		モロヘイヤ（ゆで）06294
や		ヤーコン 02054
		野菜ジュース（果汁入り）19612
		ユリ根 06296 [食用ユリのりん茎]
		ユリ根（ゆで）06297
		ようさい《あさがおな、えんさい、くうしんさい》06298 [中国野菜]
		ようさい（ゆで）06299
		嫁菜《おはぎ、うはぎ、はぎな》06300
		よもぎ《もちぐさ、よもぎな》06301
		よもぎ（ゆで）06302
ら		落花生 06303 [渋皮のついたもの]
		[渋皮を除いたもの：ピーナッツ]
		落花生（ゆで）06304　生らっきょう 06305
		〈落花生（炒り）05035〉〈落花生（乾燥）05034〉
		エシャロット《エシャレット、エシャ、エシャらっきょう》06307
		リーキ《ニラネギ、ヨウネギ、ポアロー》06308
		リーキ（ゆで）06309
		ルバーブ《食用だいおう》06310
		ルバーブ（ゆで）06311
	06312	レタス《たまちしゃ》
	06313	サラダ菜
		コスレタス《たちしゃ、ローメインレタス長円形》06316
		サニーレタス《赤ちりめんちしゃ》06315
		リーフレタス《ちりめんちしゃ、青ちりめんちしゃ》06314
	06317	れんこん（ハス）
		れんこん（ゆで）06318
		ロケットサラダ《エルカ、ルコラ》06319
		[「ごま」のような風味をもつ]
わ	06320	わけぎ [ネギの一変種]
		わけぎ（ゆで）06321
	06322	生わさび

	食品番号	食品名
わ	06324	生ワラビ [山菜]
		ワラビ（ゆで）06325　　干ワラビ 06326
【漬物】		
あ		おおさかしろな（塩漬）06029
	06040	かぶ葉（塩漬）
		かぶ葉（ぬかみそ漬）06043
	06041	かぶ（塩漬）
		かぶ（ぬかみそ漬）06044
		からしな（塩漬）06053
か	*06066	きゅうり（塩漬）
		きゅうり（しょうゆ漬）06067
	06068	きゅうり（ぬかみそ漬）
		きゅうり（サワー型ピクルス）06070
		[塩漬け後、乳酸発酵させた酸味の強いもの]
		きゅうり（スイート型ピクルス）06069
		[各種香辛料、甘味料等を加えて食酢につけたもの]
	06236	キムチ
		きょうな（塩漬）06074
		ザーサイ 06088
		さんとうさい（塩漬）06091
さ	06104	しょうが（酢漬）《紅しょうが》
		しょうが（甘酢漬）06105
	06108	しろうり（奈良漬）
		しろうり（塩漬）06107
		すぐき漬 06115
	06152	しなちく（塩抜き塩蔵）《めんま》
		塩押し大根（たくあん漬）06138
	06139	干し大根（たくあん漬）
		[だいこんを干してから漬け込む（本たくあん）]
た	06137	大根（ぬかみそ漬）
	06141	大根（べったら漬）[麹漬けの一種]
		大根（みそ漬）06142　　たいさい（塩漬）06146
		大根（守口漬）06140 [守口大根の粕漬け]
	06148	たかな漬
	*06195	なす（塩漬）
		なす（からし漬）06198
		なす（こうじ漬）06197
な	06199	なす（しば漬）
	06196	なす（ぬかみそ漬）
		にんにく漬（醤油味）19562
	06230	野沢菜（塩漬）
		野沢菜（調味漬）06231
	06235	白菜（塩漬）
は		はやと瓜（塩漬）06242
		ひのな（甘酢漬）06253
		広島菜（塩漬）06255
	06143	福神漬
ま		みずかけな（塩漬）06273
や		やまごぼう（みそ漬）06295
ら	06306	らっきょう甘酢漬
わ	06323	わさび漬

※　松前漬けはp.196を参照

● 資料編 ●

■ 6．野菜類漬物　目安量・重量換算表　〈この部分は食品番号順に並べています〉

食品番号	食品名	目安単位	可食部重量(g)	目安重量(g)	廃棄率(%)	備考
07022	梅干し	大1個	20	25	20	核
		中1個	10	13	20	核
		小1個	2	3	20	核
06108	しろうり（奈良漬）	1切れ	6	6		
	大根（たくあん）	1切れ	10	10		
		1切れ	6	6		
06137	大根（ぬかみそ漬け）	1切れ	8	8		
06140	大根（守口漬け）	1切れ	5	5		
06306	らっきょう（甘酢漬け）	大1個	10	10		
		中1個	5	5		
		小1個	2	2		
06323	わさび漬け	大さじ1	16	16		

■ 6．野菜類　目安量・重量換算表　〈この部分は食品番号順に並べています〉　＊比重考慮

食品番号	食品名	目安単位	可食部重量(g)	目安重量(g)	廃棄率(%)	備考
06003	あさつき	1本	5	5		
06007	アスパラガス	1束（3～10本）	120	150	20	株元
		1本（太）	24	30	20	株元
		1本（細）	16	20	20	株元
06009	ホワイトアスパラガス缶詰	1缶	160	160		内容総量250ｇ
		L1本	25	25		
		M1本	12	12		
		S1本	7	7		
06010	さやいんげん	1パック	146	150	3	すじ及び両端
		1さや	7	7	3	すじ及び両端
06012	うど	1本	163	250	35	株元、葉、表皮
06014	山うど	1本	111	170	35	株元、葉、表皮
06015	えだまめ	枝つき1束	200	500	60	茎、さや
		1袋（枝無し）	138	250	45	さや
		1さや	2	3	45	さや
06020	さやえんどう	1さや	2	2	9	すじ、両端
06023	グリンピース（さやつき）	1さや	4	8	55	さや
06025	冷凍グリンピース	大さじ1	14	14		
		小さじ1	5	5		
		10粒	4	4		
06032	おくら	1ネット（8～12本）	85	100	15	へた
06036	かぶ（葉つき）	1束（5個）	130	200	35	根端及び葉全体
06048	西洋かぼちゃ	L1個	1350	1500	10	わた、種子及び両端
		M1個	1170	1300	10	わた、種子及び両端
06054	カリフラワー	L1個	900	1000	50	茎葉
		M1個	675	750	50	茎葉
06061	キャベツ	L1個	1275	1500	15	しん
		M1個	1020	1200	15	しん
		葉1枚		50		
06065	きゅうり	L1本	118	120	2	両端
		M1本	98	100	2	両端
06072	きょうな	1株	1700	2000	15	株元
06077	クレソン	1束	43	50	15	株元
06078	くわい	中1個	16	20	20	皮、芽

食品番号	食品名	目安単位	可食部重量(g)	目安重量(g)	廃棄率(%)	備考
06084	ごぼう	L 1本	270	300	10	皮、葉柄基部、先端
		M 1本	180	200	10	皮、葉柄基部、先端
06086	小松菜	1束（1袋）	255	300	15	株元
06093	ししとうがらし	1パック（30本）	90	100	10	へた
06095	しそ葉	1束（10枚）	10	10		
06096	しそ実（穂じそ）	1本	2	3	35	茎など
06099	春菊	1束（1袋）	198	200	1	基部
06102	葉しょうが	1茎	18	30	40	葉、茎
06103	しょうが	親指大	12～16	15～20	20	皮
06103	しょうがすりおろし	大さじ1	17	17		
		小さじ1	6	6		
06103	しょうがみじん切り	大さじ1	8	8		
		小さじ1	3	3		
06103	しょうが汁	大さじ1	15	15		
		小さじ1	5	5		
06106	しろうり	1本	225	300	25	わた、両端
06117	せり	1束	84	120	30	根、株元
06119	セロリー	1株（茎8本）M	910	1400	35	株元、葉身及び表皮
06124	そらまめ（未熟豆）	1さや	5	25	80	さや、種皮
06126	タアサイ	1株	188	200	6	株元
06128	かいわれ大根	小1パック	49	75	35	基部（実測）
06132	大根	L 1本	1170	1300	10	根端及び葉柄基部
		M 1本	900	1000	10	根端及び葉柄基部
06134	大根おろし	カップ1	200	200		
		大さじ1	18	18		
06149	たけのこ	L 1個	600	1200	50	竹皮、基部
		M 1個	400	800	50	竹皮、基部
		S 1個	200	400	50	竹皮、基部
06151	たけのこ水煮缶詰	中1本		50		
06153	玉ねぎ	L 1個	282	300	6	皮(保護葉)、底盤部及び頭部
		M 1個	188	200	6	皮(保護葉)、底盤部及び頭部
		S 1個	113	120	6	皮(保護葉)、底盤部及び頭部
06157	たらのめ	1パック（7～10個）	70	100	30	木質部、りん片
06160	チンゲンサイ	1株	85	100	15	しん
06173	とうがん（グリーン）	1個	2450	3500	30	果皮、わた、へた
06173	とうがん（白）	1個	700	1000	30	果皮、わた、へた
06175	とうもろこし	1本	150	300	50	包葉、めしべ、穂軸
06179	コーン缶詰（クリーム）	大1缶	435	435		
		小1缶	230	230		
06180	コーン缶詰（ホール）	大1缶	275	275		内容総量435 g
		小1缶	145	145		内容総量230 g
		大さじ1	16	16		
		小さじ1	6	6		
06182	トマト	L 1個	213	220	3	へた
		M 1個	165	170	3	へた
		S 1個	136	140	3	へた
06183	ミニトマト	L 1個	15	15	2	へた
		M 1個	10	10	2	へた
06185	トマトジュース	100 ml	*103	*103		
06186	トマトミックスジュース	100 ml	*103	*103		
06191	なす	L 1個	81	90	10	へた
		M 1個	72	80	10	へた
		S 1個	63	70	10	へた

食品番号	食品名	目安単位	可食部重量(g)	目安重量(g)	廃棄率(%)	備考
06191	長なす	1本	117	130		
06191	こなす	1個	27	30		
06193	べいなす	1個	350	500	30	へた、果皮
06201	なばな	1束	200	200		
06207	にら	1束	95	100	5	株元
06212	人参	L 1本	243	250	3	根端及び葉柄基部
		M 1本	146	150	3	根端及び葉柄基部
06217	人参ジュース	100 ml	*103	*103		
06223	にんにく	1カケ	6	6	8	茎、りん皮、根盤部
06226	根深ねぎ	1本	60	100	40	株元、葉緑部
06226	根深ねぎみじん切り	大さじ1	9	9		
		小さじ1	3	3		
06228	こねぎ	1束	99	110	10	株元
		5本	18	20	10	株元
06228	こねぎ小口切り	大さじ1	5	5		
		小さじ1	2	2		
06233	白菜	大1個	1880	2000	6	株元
		小1個	940	1000	6	株元
06239	パセリ	1袋	180	200	10	茎
		1束	54	60	10	茎
		1枝	5	5	10	茎
06239	パセリみじん切り	大さじ1	3	3		
		小さじ1	1	1		
06240	はつか大根	1個	11	15	25	根端、葉、葉柄基部
06245	ピーマン	1袋	128	150	15	へた、しん及び種子
		L 1個	34	40	15	へた、しん及び種子
		M 1個	26	30	15	へた、しん及び種子
		S 1個	17	20	15	へた、しん及び種子
06256	ふき	1本	60	100	40	葉、表皮、葉柄基部
06258	ふきのとう	1パック（8～10個）	103	105	2	花茎
06263	ブロッコリー	L 1個	150	300	50	茎葉
		M 1個	125	250	50	茎葉
06267	ほうれん草	1束	270	300	10	株元
06274	切りみつば	大1束	400	400		
		1パック	75	75		
06276	根みつば	1束	195	300	35	根及び株元
06278	糸みつば	1束	92	100	8	株元
06280	みょうが	1パック(10～14個)	97	100	3	花茎
06283	芽キャベツ	L 1個	10	10		
		M 1個	5	5		
06286	もやし（アルファルファ）	1パック	100	100		
06287	もやし（大豆）	1袋	192	200	4	種皮、損傷部
06289	もやし（ブラックマッペ）	1袋	248	250	1	種皮、損傷部
06291	もやし（緑豆）	1袋	243	250	3	種皮、損傷部
06296	ゆり根	1個	63	70	10	根、根盤部、損傷部
06305	らっきょう	1個	5	6	15	根、りん片及び両端
06307	エシャロット	1束（8～10個）	60	100	40	株元、緑葉部
06312	レタス	M 1個	490	500	2	株元
06313	サラダ菜	1株（15枚）	90	100	10	株元
06315	サニーレタス	L 1個	282	300	6	株元
06317	れんこん	1節	240	300	20	節部及び皮
06320	わけぎ	1束	144	150	4	株元
06324	わらび（生）	5本	71	75	6	基部

7．果実類

食品番号	食品名
漬物	
＊07022	梅干し
	梅干し（調味漬）07023
07020	梅漬（塩漬）
	梅漬（調味漬）07021　梅びしお 07024
	オリーブピクルス（グリーン）07037 ［緑果塩蔵品］
	オリーブピクルス（ライプ）07038 ［熟果塩蔵品］
	＊オリーブピクルス（スタッフド）07039 ［緑果のピメント詰塩蔵品］

【ジャム】高糖度＝食品成分表2010での「ジャム」(糖濃度約65%)
　　　　　低糖度＝　　　〃　　　　（糖濃度約50%）

食品番号	食品名
ジャム	
＊07013	いちごジャム（高糖度）
	いちごジャム（低糖度）07014
	低エネルギーいちごジャム 19204
07046	マーマレード（高糖度）
	マーマレード（低糖度）07047
	あんずジャム（高糖度）07010
	あんずジャム（低糖度）07011
	ぶどうジャム 07123
	ブルーベリージャム 07125
	りんごジャム 07154
缶詰	
	みかん缶詰（液汁）07036
	もも缶詰液汁 07139
＊07035	みかん缶詰（果肉）
07102	パインアップル缶詰
07138	もも缶詰果肉
	あんず缶詰 07009　　いちじく缶詰 07017
	グレープフルーツ缶詰 07067
	さくらんぼ缶詰 07072
	なし缶詰 07089
	洋なし缶詰 07092
	なつみかん缶詰 07094
	びわ缶詰 07115　　ぶどう缶詰 07122
	りんご缶詰 07153
干し・乾他	
07051	干し柿
07082	ドライプルーン
07117	干しぶどう《レーズン》
	干しあんず 07008
	干しいちじく 07016
	ざぼん漬 07127 ［ぶんたん砂糖漬け］
	干しなつめ 07095
	干しなつめやし《デーツ》07096
	パインアップル砂糖漬 07103
	乾燥バナナ 07108
	乾燥りゅうがん 07147
生	
07012	いちご
07015	いちじく
07049	柿《甘柿》
	渋抜き柿 07050
07054	キウイフルーツ《中国さるなし》
07070	さくらんぼ
	アメリカンチェリー 07071
07077	すいか
07080	すもも

食品番号	食品名
生	
07088	なし
	中国なし 07090　　洋なし 07091
	ネクタリン 07140
07097	パインアップル
07107	バナナ
07114	びわ
07116	ぶどう《デラウェア、マスカット、巨峰など》
07134	温室メロン《マスクメロン》
07135	露地メロン《アムス、アンデス、クインシー、プリンス、コザック、夕張メロン》
07136	もも
	山もも 07141
07148	りんご
	あけび果肉 07001　　あけび果皮 07002
	アセロラ 07003　　アテモヤ 07005
	あんず《からもも、アプリコット》07007
	グズベリー《おおすぐり》07060
	かりん 07053　　キワノ 07055
	グァバ《ばんじろう、ばんざくろ》07057
	ぐみ 07061　　ざくろ 07073
	スターフルーツ《ごれんし》07069
	チェリモヤ 07086　　ドリアン 07087
	ハスカップ《黒みのうぐいすかぐら》07104
	パパイア（完熟）07109
	ピタヤ 07111
	ブルーベリー 07124　　生プルーン 07081
	ホワイトサポテ 07128
	まくわうり 07130
	マルメロ 07131　　マンゴー 07132
	マンゴスチン 07133　　ライチー 07144
	ラズベリー 07146
その他	
	アボガド 07006　　梅 07019
	ココナッツミルク 07158　　ココナッツウォーター 07157
	〈ココナッツパウダー 05016〉
	未熟パパイア 07110
柑橘類	
07018	いよかん《伊予》
07027	うんしゅうみかん
＊07029	うんしゅうみかん［内皮なし］
07026	早生うんしゅうみかん
07028	早生うんしゅうみかん［内皮なし］
07040	ネーブル
＊07041	バレンシアオレンジ
07062	グレープフルーツ
07093	夏みかん《夏だいだい》
	きんかん 07056
	さんぼうかん《ダルマカン、ツボカン》07074
	スウィーティー《オロブランコ》07048
	［ブンタンとグレープフルーツの交配種、緑色の果面］
	タンゼロ《セミノール、ミネオラ》07085
	はっさく 07105
	ひゅうがなつ《ニューサマーオレンジ、小夏みかん》07112
	ひゅうがなつ（内皮なし）07113
	ぶんたん《ざぼん、ぽんたん、ばんぺいゆ》07126
	［柑橘類中最大］
	ぽんかん 07129　　レモン全果 07155
	タンゴール 07084　　注：国調H27年版
	きよみ［内皮なし］07163　　注：八訂細分
	しらぬひ《デコポン》［内皮なし］07165　　注：八訂細分

• 資料編 •

	食品番号	食品名
果皮	07142	**ゆず**（皮）
		すだち（皮）07078
果汁他	07052	**かぼす果汁**
		シイクワシャー《ひらみレモン》果汁 07075
		すだち果汁 07079　　だいだい果汁 07083
		パッションフルーツ果汁 07106
		ライム果汁 07145
	07143	**ゆず果汁**
	07156	**レモン果汁**
		〈シャーベット［乳成分入り］13049〉
飲料	【飲料】「濃縮還元ジュース」－濃縮果汁を希釈して搾汁時の状態に戻したもの	
	＊07030	**うんしゅうみかんストレートジュース**［天然果汁］
		うんしゅうみかん濃縮還元ジュース 07031
		うんしゅうみかん粒入りジュース 07032
	07033	**うんしゅうみかん50％果汁入り飲料**
	07034	**うんしゅうみかん20％果汁入り飲料**
	＊07042	**オレンジストレートジュース**［天然果汁］
		オレンジ濃縮還元ジュース 07043
	07044	**オレンジ50％果汁入り飲料**
	07045	**オレンジ30％果汁入り飲料**
	07149	**りんごストレートジュース**［天然果汁］
		りんご濃縮還元ジュース 07150
		りんご50％果汁入り飲料 07151
		りんご30％果汁入り飲料 07152
		アセロラ10％果汁入り飲料 07004
		梅20％果汁入り飲料 07025
		グァバ20％果汁入り飲料 07058
		グァバ10％果汁入り飲料 07059
		グレープフルーツストレートジュース［天然果汁］07063
		グレープフルーツ濃縮還元ジュース 07064
		グレープフルーツ50％果汁入り飲料 07065
		グレープフルーツ20％果汁入り飲料 07066
		シイクワシャー10％果汁入り飲料 07076
		パインアップルストレートジュース［天然果汁］07098
		パインアップル濃縮還元ジュース 07099
		パインアップル50％果汁入り飲料 07100
		パインアップル10％果汁入り飲料 07101
		ぶどうストレートジュース［天然果汁］07118
		ぶどう濃縮還元ジュース 07119
		ぶどう70％果汁入り飲料 07120
		ぶどう10％果汁入り飲料 07121
		もも30％果汁入り飲料《ネクター》07137

■ 7．果実類　目安量・重量換算表

食品名	目安単位	可食部重量(g)	目安重量(g)	廃棄率(％)	備考
オリーブピクルス・スタッフド	1個	3	3		
温州みかん缶詰	大1缶	234	234		内容総量425 g
	小1缶	170	170		内容総量295 g
	1ヶ	4〜8	4〜8		
パインアップル缶詰	1切れ	35	35		
桃缶詰（白桃）	1/2割1個	50	50		
桃缶詰（黄桃）	1/2割1個	40	40		
干し柿	1個	37	40	8	種子及びへた
ドライプルーン	1個	8	8		核つきの場合廃棄率20％
干しぶどう	1カップ	160	160		
	大さじ1	12	12		
ゆず（全果）	1個	70	70		全果に対する果皮分40％ 全果に対する果汁分25％
レモン（全果）	1個	116	120	3	種子及びへた 全果に対する果汁分30％
レモン（果汁）	大さじ1	15	15		1個分 17.5 g
いちご	L 1個	11	11	2	へた及び果梗
	M 1個	9	9	2	へた及び果梗
	S 1個	7	7	2	へた及び果梗
いちじく	L 1個	85	100	15	果皮、果柄
	M 1個	64	75	15	果皮、果柄
柿	L 1個	218	240	9	果皮、種子及びへた
	M 1個	182	200	9	果皮、種子及びへた
	S 1個	164	180	9	果皮、種子及びへた
キウイフルーツ	1個	102	120	15	果皮及び両端
さくらんぼ（国産）	1個	5	6	10	種子及び果柄
アメリカンチェリー	1個	7	8	9	種子及び果柄
ざくろ	1個	68	150	55	皮及び種子
すいか	L 1個	3600	6000	40	果皮、種子
	M 1個	3000	5000	40	果皮、種子
	S 1個	2400	4000	40	果皮、種子
こだますいか	L 1個	1000	2000	50	果皮、種子
	M 1個	750	1500	50	果皮、種子
すもも	1個	37	40	7	核
なし	L 1個	255	300	15	果皮及び果しん部
	M 1個	213	250	15	果皮及び果しん部
なし（新高）	1個	510	600	15	果皮及び果しん部
洋なし	M 1個	153	180	15	果皮及び果しん部
ネクタリン	1個	153	180	15	果皮及び核
パインアップル	1個	1100	2000	45	はく皮及び果しん部

食品名	目安単位	可食部重量(g)	目安重量(g)	廃棄率(%)	備考
バナナ	L1本(20cm)	138	230	40	果皮及び果柄
	M1本(18cm)	117	195	40	果皮及び果柄
	S1本(15cm)	84	140	40	果皮及び果柄
パパイア	1個	163	250	35	果皮及び種子
びわ（生）	1個	35	50	30	果皮及び種子
巨峰	1房	240	300	20	果皮及び種子
	1粒	8	10	20	果皮及び種子
デラウエア	1房	94	110	15	果皮及び種子
マスカット	1房	240	300	20	果皮及び種子
マスクメロン	1個	500	1000	50	果皮及び種子
プリンスメロン	1個	303	550	45	果皮及び種子
もも	L1個	213	250	15	果皮及び核
	M1個	170	200	15	果皮及び核
りんご（陸奥・北斗等）	L1個	510	600	15	果皮及び果しん部
	M1個	383	450	15	果皮及び果しん部
	S1個	255	300	15	果皮及び果しん部
りんご（つがる・ふじ・王林）	L1個	298	350	15	果皮及び果しん部
	M1個	238	280	15	果皮及び果しん部
	S1個	170	200	15	果皮及び果しん部
いよかん	1個	150	250	40	果皮,じょうのう膜及び種子
うんしゅうみかん	L1個	108	135	20	果皮
	M1個	88	110	20	果皮
	S1個	48	60	20	果皮
	L1個	101	135	25	果皮及びじょうのう膜
	M1個	83	110	25	果皮及びじょうのう膜
	S1個	45	60	25	果皮及びじょうのう膜
オレンジ	1個	114	190	40	果皮,じょうのう膜及び種子
きんかん	1個	9	10	6	種子及びへた
グレープフルーツ	1個	315	450	30	果皮,じょうのう膜及び種子
夏みかん	1個	165	300	45	果皮,じょうのう膜及び種子
はっさく	1個	163	250	35	果皮,じょうのう膜及び種子

8．きのこ類

	食品番号	食品名
生きのこ	08001	えのきたけ《ユキノシタ》
		えのきたけ（ゆで） 08002
	*08011	生しいたけ 注：八訂欠番
		生しいたけ（菌床栽培） 08039 注：七訂細分
	08020	なめこ
		なめこ（ゆで） 08021
	08025	エリンギ《かおりひらたけ》
	*08016	ぶなしめじ《市販商品名：本しめじ》
		ぶなしめじ（ゆで） 08017
	08026	ひらたけ《市販商品名：しめじ》
		ひらたけ（ゆで） 08027
	08028	まいたけ（舞茸）［肉質薄く扇子に似ている］
		舞茸（ゆで） 08029
	08031	マッシュルーム《西洋まつたけ》
		マッシュルーム（ゆで） 08032
	08034	まつたけ（松茸）
		うすひらたけ 08024
		［ヒラタケの近縁種でヒラタケより小型で薄い］
		黒あわびたけ《おおひらたけ》 08010
		たもぎたけ 08019
		［ヒラタケの近縁種で表面が黄色 流通量は少ない］
		ぬめりすぎたけ 08023
		［ナメコの近縁種、流通量は少ない］
		はたけしめじ 08015
		［ホンシメジの近縁種 市販品は少ない］
		本しめじ 08018
		［栽培できないため、流通することはまれ］
		やなぎまつたけ 08036
乾燥きのこ	08006	乾燥きくらげ《黒きくらげ》［肉質薄く黒褐色］
		乾燥きくらげ（ゆで） 08007
	08013	干ししいたけ［どんこ、こうしんを含む］
		干ししいたけ（ゆで） 08014
		乾燥あらげきくらげ《黒きくらげ》 08004
		［きくらげよりやや大型、肉厚、背面の毛が多く灰褐色］
		乾燥あらげきくらげ（ゆで） 08005
		乾燥白きくらげ 08008
		［きくらげとは別種で乳白色、薄くひだが多い］
		乾燥白きくらげ（ゆで） 08009
		乾燥まいたけ 08030
びん・缶詰	08003	えのきたけ味付け瓶詰《なめたけ》
	08022	なめこ水煮缶詰
	08033	マッシュルーム水煮缶詰

■ 8．きのこ類　目安量・重量換算表

食品名	目安単位	可食部重量(g)	目安重量(g)	廃棄率(%)	備考
きくらげ(乾)	1個	1	1		
しいたけ(乾)	1個	2	2	20	柄全体
えのきたけ	1袋	85	100	15	柄の基部(いしづき)
しいたけ(生)	1袋(トレー)	95	100	5	柄の基部(いしづき)
	L1個	16	17	5	柄の基部(いしづき)
	M1個	12	13	5	柄の基部(いしづき)
	1袋(トレー)	75	100	25	柄全体
	L1個	13	17	25	柄全体
	M1個	10	13	25	柄全体
しめじ(ぶなしめじ)	大1パック	180	200	10	柄の基部(いしづき)
	小1パック	90	100	10	柄の基部(いしづき)
なめこ	1袋	100	100		
ひらたけ	1パック	92	100	8	柄の基部(いしづき)
まいたけ	1パック	90	100	10	柄の基部(いしづき)
マッシュルーム(生)	1パック	95	100	5	柄の基部(いしづき)
	L1個	14	15	5	柄の基部(いしづき)
	M1個	10	10	5	柄の基部(いしづき)
マッシュルーム(水煮缶)	大1個	10	10		
まつたけ	中1個	29	30	3	柄の基部(いしづき)

9．藻類

	食品番号	食品名
のりなど		09002 青のり
	09003	干しのり《あまのり》
		干し岩のり 09007［天然の「あまのり」］
	*09004	焼きのり/詳細不明の「のり」［「干しのり」を加熱したもの］
	09005	味付けのり
		板わかめ《めのは》09042
		干しかわのり 09011
		［「干しのり」と同様にすいて製品化、大変高価］
		干しすいぜんじのり（水戻し）09024
		［川で生育、寒天状の塊］
あらめ・こんぶ	09017	干し真こんぶ
		［最も味がよいとされる幅20〜30cmのだし昆布］
		干しあらめ 09006［一部地域で佃煮に利用］
		干し羅臼こぶ《えながおに昆布》09013
		［幅20〜40cmのだし昆布］
		干しがごめ昆布 09014
		干し日高こんぶ《みついし昆布》09018
		［利尻こんぶより味が薄いが家庭用に多用されるだし昆布］
		干し利尻こんぶ 09019
		［真こんぶに次ぐ良品とされるだし昆布］
		干し長こんぶ 09015
		［幅6〜15cmのだし昆布、おでん種、つくだ煮などに使用］
		干し松前こんぶ《ほそめ昆布》09016
		［幅6〜9cmのつくだ煮、とろろこんぶ、昆布巻きなどに使用］
	09020	刻み昆布［昆布中生産量第一位の長昆布を細く糸状に刻んだもの］
	09021	削り昆布《おぼろこんぶ、とろろこんぶ》
わかめ・めかぶ・茎わかめ		板わかめ［薄い板状にして干したもの］09042
	09044	カットわかめ
		［「湯通し塩蔵わかめ」を食塩水で洗浄後、乾燥し、カットしたもの］
		カットワカメ（水戻し）89902
	09045	わかめ（塩蔵塩抜き）《市販通称名：生わかめ》［一般に使用］
		生わかめ 09039［原藻］
		乾燥わかめ 09040
		乾燥わかめ（水戻し）09041
		灰干し乾燥わかめ（水戻し）09043
	09046	茎わかめ（塩蔵塩抜き）
	09047	生めかぶわかめ［刻んで湯通した冷凍品等が流通している］
その他塩蔵塩抜き藻類		くびれづた《海ぶどう、長命草》09012
		おごのり（塩蔵塩抜き）09010
		赤とさか（塩蔵塩抜き）《とさかのり》09029
		青とさか（塩蔵塩抜き）《とさかのり》09030
		むかでのり（塩蔵塩抜き）09036《松のり》
	09037	沖縄もずく（塩蔵塩抜き）
	09038	もずく（塩蔵塩抜き）
その他乾燥藻類		干しあおさ 09001
	09031	干しひじき（乾）　注：八訂欠番
		ひじき（水戻し）89901　　注：八訂欠番
		干しひじきステンレス釜（乾）09050　注：七訂細分
	09051	ひじきステンレス釜（ゆで）　注：七訂細分
		干しひじき鉄釜（乾）09053　　注：七訂細分
		ひじき鉄釜（ゆで）09054　注：七訂細分
		干しひとえぐさ《あおのり》09032
		［市販品「のりのつくだ煮」「岩のり」の原料
		※通常言われる「青のり」は09002］
		干しふのり《のげのり》09034［フクロフノリ、マフノリ等］
		干しまつも 09035［松の葉に似ている］

	食品番号	食品名
寒天類		おきうと09009《おきゅうと》［ところてんの一種］
	09026	ところてん
	09028	寒天（ゼリー状）
		［角寒天をゼリー状にして食べられる状態にしたもの(角寒天2.2g使用)］
		干し寒天 09027［角寒天、細寒天（糸寒天）含む］
佃煮など	09023	昆布佃煮
		［しょうゆを主体とする調味液と共に、こんぶを煮詰めたもの］
	09033	のり佃煮
		［市販品は比較的安価なひとえぐさのものが多い］
	09022	塩昆布
		［しょうゆを主体とする調味液と共に、こんぶを煮詰めてから乾燥したもの］
		松前漬け 18023

※ わかめスープ（粉末）はp.210、212を参照

■ 9．藻類　目安量・重量換算表

食品名	目安単位	目安重量(g)	備考
青のり	大さじ1	2.5	
焼きのり	1枚	3	
味付けのり	1袋（12切5枚）	1.5	9×3.5cm
	1袋（8切8枚）	3	9×5cm
削り昆布	大さじ1	10	
カットわかめ	小さじ1	1	
角寒天	1本（25cm）	8	
のり佃煮	大さじ1	20	
	小さじ1	7	
ところてん	1パック（1人前）	150	
ところてんたれ	1パック（1人前）	18	醤油・酢・砂糖等
味付きもずく	1パック（1人前）	70	(内容量100g)たれ（醤油・酢・砂糖等）

10. 魚介類

食品番号		食品名
【魚】		
あ		あいなめ《あぶらめ、あぶらこ》10001
	10030	アラスカめぬけ《あかうお》
		あこうだい《あこう》10002
		［めぬけの一種 ※東京方面で「あこうだい」として切り身で売られているものは、 北日本産のおおさが（こうじんめぬけ）10076やその類似品］
	10006	まあじ開き干し
		まあじ開き干し（焼き）10007
*	10003	まあじ《あじ》
		まあじ（焼き）10005
	10185	しまあじ・養殖
		大西洋あじ《ドーバーあじ》10008
		大西洋あじ（焼き）10010
		むろあじ《おおあじ、アカゼ》10011
		むろあじ（焼き）10012
		むろあじ開き干し 10013
		むろあじ・くさや 10014
	10015	あなご
		あなご（蒸し）10016　あまご・養殖 10017
		あまだい 10018
		あまだい（焼き）10020
		あゆ・天然 10021
		あゆ・天然（焼き）10022
		あゆ内臓・天然 10023
		あゆ内臓・天然（焼き）10024
		あゆ・養殖 10025
		あゆ・養殖（焼き）10026
		あゆ内臓・養殖 10027
		あゆ内臓・養殖（焼き）10028
		うるか 10029［あゆの内臓の塩辛］
		あんこう 10031
		あんこうきも《あんきも》10032
い		いかなご《小型－こうなご》10033
		いかなご煮干し 10034
	10035	いかなご佃煮
		いかなご飴煮 10036
		イクラ 10140［鮭の卵の調味品］
		いさき《いさぎ》10037
		いしだい《くちぐろ》10038
		いとよりだい《いとより》10039
		いとよりだい・すり身 10040
		いぼだい《えぼだい》10041
		うるめいわし 10042
	10043	うるめいわし丸干し
		かたくちいわし《しこ、ひしこ、せぐろ》10044
		かたくちいわし煮干し《いりこ、ちりめん》10045
		かたくちいわし・みりん干し 10058
		田作り《ごまめ》10046［かたくちいわしの調理加工品］
	10047	まいわし
		まいわし（焼き）10049
		まいわし生干し 10051
		まいわし丸干し 10052
		まいわし・みりん干し 10059
		塩いわし 10050［まいわしの塩漬け］

食品番号		食品名
	10053	めざし
		めざし（焼き）10054
		しらす干し（関東－微乾燥品）10055
		しらす干し（関西－半乾燥品）10056
		たたみいわし 10057
い	10064	いわしかば焼缶詰
		いわし水煮缶詰 10060
		いわし味付け缶詰 10061
		いわしトマト漬缶詰 10062
		いわし油漬缶詰《オイルサーディン》10063
		いわな・養殖 10065
う		うぐい《はや、あかはら》10066
		うなぎ・養殖 10067
		うなぎ・きも 10068
	10070	うなぎかば焼
		うなぎ白焼 10069
		やつめうなぎ《かわやつめ》10273
		干しやつめうなぎ 10274
		うまづらはぎ《はげ》10071
		うまづらはぎ味付け開き干し 10072
		うるか 10029［あゆの内臓の塩辛］
え		えい《かすべ》10073
		えそ 10074
お		おいかわ《はや、やまべ、はえ》10075
		おおさが《こうじんめぬけ》10076
		［めぬけの一種オオサガやその類似種は東京方面でアコウダイの切り身として売られている］
		おこぜ 10077
		おひょう《おおひらめ》10078［大型のかれい］
か		かさご 10079
		かじか《ごり》10080
		かじか佃煮 10082
		くろかじき《くろかわ》10083
		まかじき 10084
		めかじき《めか》10085
		かずのこ 10222［にしんの卵巣］
		かずのこ（乾）10223
		かずのこ（塩蔵水戻し）10224
		〔かつお《ほんがつお、まがつお》〕
		春かつお《初がつお》10086
	10087	秋かつお《戻りがつお》
		そうだかつお《まるそうだ、ひらそうだ》10088
		かつお角煮 10094
		かつお塩辛《酒盗》10095
		蒸しかつお《なまり》10089
		なまり節 10090
	10091	かつお節
*	10092	かつお削り節
		かつお削り節佃煮 10093
	10097	かつお油漬缶詰
		かつお味付け缶詰 10096
		かます 10098　　　かます（焼き）10099
		からすみ 10250［ぼらの卵巣の塩漬け］
		おひょう《おおひらめ》10078［大型のかれい］
		まがれい 10100　　　まがれい（焼き）10102
		まこがれい 10103
		子持ちがれい《あかがれい、ばばがれい、なめたがれい》10104

※　かつお風味ふりかけはp.210、212を参照

	食品番号	食品名
か	10106	干しかれい ［柳むしがれいとむしがれいの生干しひと塩品］
		ひらめ・天然 10234
		ひらめ・養殖 10235
		かわはぎ《はげ》10107
		うまづらはぎ 10071
		かんぱち 10108
き	10109	きす《きすご》
		にぎす 10217
		きだい《れんこだい》10189
	10190	くろだい《ちぬ》
		きちじ《きんきん》10110
		きびなご《きびいわし》10111
		きびなご調味干し 10112
		キャビア 10113 ［ちょうざめの卵の塩蔵品］
		キングクリップ《キング、なまず》10114
		ぎんだら 10115 ［「たら」とは別種］
		きんめだい《きんめ》10116
く		むろあじ・くさや 10014
		ぐち《いしもち、フウセイ、ニベ》10117
		ぐち（焼き）10118
こ		こい・養殖 10119
		こい内臓・養殖 10121
		こち 10122
		めごち 10123
		このしろ《小型ーこはだ、つなし》10124
		このしろ甘酢漬 10125
さ	10130	ぎんざけ・養殖《ぎんます》
		ぎんざけ・養殖（焼き）10131
	10134	しろさけ《さけ、あきさけ・あきあじ》
		しろさけ（焼き）10136
		めふん 10142 ［しろさけの腎臓の塩辛］
		しろさけ（水煮缶詰）10143
		新巻きさけ 10137
		新巻きさけ（焼き）10138
	10139	塩ざけ
	10144	大西洋さけ・養殖《アトランティックサーモン》
		大西洋さけ・養殖（焼き）10145
		べにざけ 10149
		べにざけ（焼き）10150
		べにざけ燻製《スモークサーモン》［水分64%］10151
		ますのすけ《キングサーモン》10152
		ますのすけ（焼き）10153
		まさば 10154
		まさば（焼き）10156
		さば節 10157
		大西洋さば《ノルウェーさば》10158
		大西洋さば（焼き）10160
		さば開き干し 10162
		しめさば 10163 ［新鮮なさばに塩をして酢でしめたもの］
		さば水煮缶詰 10164
		さばみそ煮缶詰 10165
		さば味付け缶詰 10166
		〈塩いわし 10050〉
	10161	塩さば ［フィレーの塩蔵品］
		あぶらつのざめ《あぶらざめ》10167
		よしきりざめ 10168

	食品番号	食品名
さ		ふかひれ《さめひれ、きんし》10169
		［さめ類の胸鰭、尾鰭及び背鰭の乾製品］
		さより 10170
	10171	さわら
		さわら（焼き）10172
		バラクータ《おきさわら》10232
	10173	さんま《さいら》
		さんま（焼き）10174
		さんま味付け缶詰 10177
		さんまかば焼缶詰 10178
	10175	さんま開き干し
		さんま・みりん干し 10176
し		しいら《まんびき》10179
	10180	子持ちししゃも生干し
		子持ちししゃも生干し（焼き）10181
	10182	子持ちからふとししゃも生干し《カペリン》
		子持ちからふとししゃも生干し（焼き）10183
		したびらめ《黒うしのした、ササウシノシタ》10184
	10185	しまあじ・養殖
		しらうお 10186　　しらこ（まだら）10207
		しらす干し（関東ー微乾燥品）10055
		しらす干し（関西ー半乾燥品）《ちりめん》10056
		シルバー 10187
す		すじこ 10141 ［卵粒を分離せずに卵膜のついたまま塩蔵したもの］
		すずき 10188
		［成長に伴い、せいご、ふっこ、すずき等のように呼称が変わる］
		スモークサーモン 10151
		テラピア《いずみだい、ちかだい》10212
		きだい《れんこだい》10189
	10190	くろだい《ちぬ》
		ちだい 10191
		まだい・天然 10192 ［一般にたいはまだいを指す］
		*まだい・養殖 10193 ［一般にたいはまだいを指す］
		まだい・養殖（焼き）10195
		たかさご《ぐるくん》10196
		たかべ 10197
		たたみいわし 10057
	10198	たちうお
		すけとうだら《すけそう》10199
		まだら《たら》10205
		まだら（焼き）10206
		みなみだら 10267
	10200	すけとうだらすり身
		すきみだら 10201
		干しだら 10209
		でんぶ（たら）《そぼろ、おぼろ》10210
	10208	塩だら
	10202	たらこ《もみじこ》
		たらこ（焼き）10203
	10204	辛子めんたいこ
ち		ちか 10211 ［海産のわかさぎ］
		テラピア《いずみだい、ちかだい》10212
と		どじょう 10213
		とびうお 10215

食品番号	食品名
な	なまず 10216
	にぎす 10217
	なまり《蒸しかつお》10089
	なまり節 10090
	にしん《かどいわし》10218
	身欠きにしん 10219
	［頭・内臓等を除き二つ割にして乾燥した素乾品、水分60.6%］
	にしん開き干し 10220
	にしん燻製 10221［水分43.9%］
は	はぜ《ハゼチク、チチブ》10225
	はぜ佃煮 10226
	はぜ甘露煮 10227
	はたはた 10228
	はたはた生干し 10229
	10243　はまち・養殖
	はまふえふき《たまみ》10230
	はも 10231
ひ	ひらまさ 10233
	ひらめ・天然 10234
	ひらめ・養殖 10235
ふ	ふかひれ《さめひれ、きんし》10169
	［さめ類の胸鰭、尾鰭及び背鰭の乾製品］
	とらふぐ・養殖 10236
	まふぐ 10237
	ふな 10238　　　ふな甘露煮 10240
	10241　ぶり
	［関東:わかし、いなだ、わらさ、ぶり、関西:つばす、はまち10243、めじろ、ぶり、の順に呼称の変わる出世魚］
	ぶり（焼き）*10242*
ほ	ほうぼう 10244　　　ホキ 10245
	ほっけ 10246
	塩ほっけ 10247
	10248　ほっけ開き干し
	ぼら 10249
	［10 cmぐらいまで－おぼこ、すばしり、20 cmぐらいになると－いな、成魚をぼらと呼ぶ］
	ほんもろこ《もろこ》10251
ま	10252　きはだまぐろ《きわだ》
	10253　くろまぐろ赤身《ほんまぐろ、まぐろ、しび》
	10256　みなみまぐろ《インドマグロ》・赤身
	*10259　めばちまぐろ《ばち》　注：八訂欠番
	めばちまぐろ赤身《ばち》10425　注：八訂細分
	めばちまぐろ脂身《ばち》10426　注：八訂細分
	びんなが《びんちょう、とんぼ》10255
	めじまぐろ《まめじ、めじ、よこわ》10258
	［くろまぐろの幼魚］
	くろまぐろ脂身《とろ》10254
	＊みなみまぐろ・脂身《とろ》10257
	まぐろ水煮缶詰ライト 10260
	［原材料：きはだ　液汁を含む］
	まぐろ水煮缶詰ホワイト 10261
	［原材料：びんなが　液汁を含む］
	まぐろ味付け缶詰　10262［液汁を含む］
	まぐろ油漬缶詰ライト 10263
	［原材料：きはだ　液汁を含む］
	まぐろ油漬缶詰ホワイト 10264
	［原材料：びんなが　液汁を含む］
	10126　からふとます《セッパリマス》
	からふとます水煮缶詰 10129
	からふとます（焼き）*10127*

食品番号	食品名
	10128　塩ます
ま	さくらます《ます》10132
	［東京市場－ほんますというのは主としてさくらますを指す］
	さくらます（焼き）*10133*
	にじます・海面養殖 10146
	にじます・海面養殖（焼き）*10147*
	にじます・淡水養殖 10148
	ますのすけ《キングサーモン》10152
	ますのすけ（焼き）*10153*
	まながつお 10266
	むつ 10268
	マジェランあいなめ《メロ、ぎんむつ、みなみむつ》10265
	10053　めざし
	めざし（焼き）*10054*
	めじな《ぐれ》10270
	めばる 10271
	［生息環境により体色が黒、赤、白等に変化するが同一種である］
	めふん 10142［しろさけの腎臓の塩辛］
	メルルーサ《ヘイク》10272
	ほんもろこ《もろこ》10251
	10204　辛子めんたいこ
や	やつめうなぎ《かわやつめ》10273
	干しやつめうなぎ 10274
	やまめ《やまべ》・養殖 10275
わ	わかさぎ 10276
	［海産のチカと混称して、ちかと呼ばれることがある］
	わかさぎ佃煮 10277
	わかさぎ飴煮 10278

【貝】

食品番号	食品名
あ	あかがい 10279
	あげまき 10280
	10281　あさり
	あさり佃煮 10282
	あさり水煮缶詰 10283
	あさり味付け缶詰 10284
	あわび 10285　　注：八訂欠番
	干しあわび 10286　　あわび塩辛 10287
	あわび水煮缶詰 10288
	いがい《ムール貝》10289
	いたやがい《しゃくしがい》・養殖 10290
	エスカルゴ水煮缶詰 10291
か	かき・養殖 10292
	かき燻製油漬缶詰 10294
さ	さざえ 10295
	さざえ（焼き）*10296*［内臓等を除く肉質部］
	10297　しじみ
た	たいらがい《たいらぎ》貝柱 10298
	たにし 10299
	つぶ《ひめえぞぼら、えぞばい》10300
	［日本海側でバイと呼ばれるものを、太平洋側ではツブと呼ぶことが多く、混称されている］
	とこぶし 10301
	トップシェル味付け缶詰 10302［あかにしを含む］
	とりがい・斧足 10303
は	ばいがい《ばい、チジミエゾボラ》10304
	［日本海側でバイと呼ばれるものを、太平洋側ではツブと呼ぶことが多く、混称されている］
	ばかがい《あおやぎ》10305

※　あわびは八訂で細分化された。

	食品番号	食品名
は		はまぐり 10306 はまぐり（焼き）10308 はまぐり佃煮 10309 ちょうせんはまぐり 10310
	10311	ほたてがい
		ほたてがい（水煮）《ボイルホタテ》10312
	10313	ほたてがい貝柱
		干しほたてがい貝柱 10314 ほたてがい貝柱・水煮缶詰 10315 ほっきがい《うばがい》10316
ま		みるがい《みるくい》・水管 10317 もがい《さるぼうがい》味付け缶詰 10318 ［一般に赤貝《さるぼう》味付け缶詰のこと］
【甲殻類など】		
えび	10319	あまえび《ほっこくあかえび》
		いせえび 10320　　　くるまえび・養殖 10321 くるまえび・養殖（ゆで）10322 くるまえび・養殖（焼き）10323 さくらえび（ゆで）10324 さくらえび素干し 10325 さくらえび煮干し 10326
	10327	大正えび《こうらいえび》
	10328	芝えび
*	10329	ブラックタイガー・養殖《うしえび》
		干しえび《さるえび》10330 えび佃煮 10331
かに		がざみ《わたりがに》10332 毛がに 10333 毛がに（ゆで）10334
	10335	ずわいがに《まつばがに》
		ずわいがに（ゆで）10336 ずわいがに水煮缶詰 10337 たらばがに 10338 たらばがに（ゆで）10339 たらばがに水煮缶詰 10340 がん漬 10341 ［しおまねきの塩辛］
いか	10345	するめいか
		あかいか《ばかいか、むらさきいか》10342 けんさきいか 10343 こういか《すみいか、まいか》10344 するめいか（焼き）10347 ほたるいか 10348 ほたるいか（ゆで）10349 ほたるいか燻製 10350 ほたるいか佃煮 10351 やりいか 10352
	10353	するめ
	10358	いか塩辛《赤作り》
		さきいか 10354 いか燻製 10355 切りいか飴煮 10356 いかあられ 10357 ［するめの細切りや薄片状のものを調味液とともに煮詰めたもの］ いか味付け缶詰 10359

	食品番号	食品名
たこ		いいだこ 10360 ［内臓等を含む全体］
	10361	まだこ
		まだこ（ゆで）10362 ［内臓等除く］
その他		あみ佃煮 10363　　あみ塩辛 10364 おきあみ 10368　　おきあみ（ゆで）10369 うに 10365 粒うに 10366　　　練りうに 10367 くらげ（塩蔵塩抜）10370 このわた 10373 ［なまこの内臓の塩辛］ しゃこ（ゆで）10371　　なまこ 10372 ほや 10374　　ほや塩辛 10375
練り製品	10376	かに風味かまぼこ《かにかま》
		昆布巻きかまぼこ 10377 す巻きかまぼこ 10378
	10379	蒸しかまぼこ ［蒸し焼きかまぼこを含む］
	10380	焼き抜きかまぼこ
	10381	焼き竹輪
		だて巻 10382　　ごぼう巻き 19533
	10383	つみれ
	10384	なると
	10385	はんぺん
	10386	さつま揚げ《あげはん》
		魚肉ハム《フィッシュハム》10387
	10388	魚肉ソーセージ《フィッシュソーセージ》

■ 10．魚介類　目安量・重量換算表

食品名	目安単位	可食部重量(g)	目安重量(g)	廃棄率(%)	備考
あこうだい	1切れ（切り身）	80	80		
あじ	1尾（中）	54	120	55	頭部、内臓、骨、ひれ等
あじ開き干し	1枚（中）	78	120	35	頭部、骨、ひれ等
いさき	1尾（中）	138	250	45	頭部、内臓、骨、ひれ等
いぼだい	1尾	66	120	45	頭部、内臓、骨、ひれ等
めざし	1尾	13	15	15	頭部、ひれ等
しらす干し（微乾燥品）	大さじ1	7	7		
しらす干し（半乾燥品）	大さじ1	5	5		
たたみいわし	1枚（10×13 cm）	5	5		
うなぎかば焼	1人前	100	100		
干しかれい	1枚（25 cm）	84	140	40	頭部、骨、ひれ等
塩ざけ	1切れ（切り身）	80〜100	80〜100		
イクラ	大さじ1	17	17		
さんま	1尾	98	140	30	頭部、内臓、骨、ひれ等
ししゃも生干し	1尾	14	15〜20	10 10	頭部及び尾 頭部及び尾

食品名	目安単位	可食部重量(g)	目安重量(g)	廃棄率(%)	備考
たらこ	1腹(9cm)	100	100		
でんぶ	大さじ1	6	6		
かずのこ・塩蔵(水戻し)	1本	10	10		
あさり(殻付き)	大1個	5	12	60	貝殻
	中1個	3	8	60	貝殻
しじみ(殻付き)	1カップ	52	208	75	貝殻
	1個	2	3	75	貝殻
かき	むきみ1個	15~20	15~20		
はまぐり(殻付き)	1個	20~60	50~150	60	貝殻
				60	貝殻
あまえび	1尾(正味)	3~5	3~5		
いせえび	1尾(殻付き・中)	60~90	200~300	70	頭部、殻、内臓、尾部等
くるまえび	1尾(有頭・大)	32	70	55	頭部、殻、内臓、尾部等
	1尾(有頭・小)	11	25	55	頭部、殻、内臓、尾部等
さくらえび(素干し)	大さじ1	4	4		
大正えび	1尾(有頭・大)	27	60	55	頭部、殻、内臓、尾部等
	1尾(無頭・小)		20		
芝えび	1尾(有頭)	4~5	8~10	50	頭部、殻、内臓、尾部等
ブラックタイガー	1尾(有頭・大)		70		
かつお削り節	大1袋	5	5		
	小1袋	3	3		
鮭水煮缶詰	大1缶	180	180		
	小1缶	90	90		
ツナ缶	大1缶	165	165		
	小1缶	80	80		
かに風味かまぼこ	1本	15	15		
かまぼこ	1本	145	145		
竹輪	大1本	95	95		
	中1本	30	30		
だて巻	1切れ(2cm)	30	30		
つみれ	1個	20	20		
はんぺん	大1枚	120	120		
	小1枚	60	60		
魚肉ソーセージ	大1本	90	90		
	小1本	14	14		箱入り、子供向け

11. 肉類

	食品番号	食品名
牛肉		【牛肉】-「乳用肥育牛」は非表記 「脂身つき」(厚さ5mmの皮下脂肪及び筋間脂肪を含む)は非表記 「皮下脂肪なし」-皮下脂肪を完全に除去してあるが筋間脂肪を含む
	*11030	牛かた/部位不明の牛肉 和牛 11004　　輸入牛 11060
	11031	牛かた(皮下脂肪なし)/部位不明の牛肉赤身肉 和牛 11005　　輸入牛 11061
	11034	牛かたロース 和牛 11008　　輸入牛 11064
	11035	牛かたロース(皮下脂肪なし) 和牛 11009　　輸入牛 11065
	11043	牛サーロイン 和牛 11015　　輸入牛 11071
	11044	牛サーロイン(皮下脂肪なし) 和牛 11016　　輸入牛 11072
	11053	牛そともも 和牛 11023　　輸入牛 11079
	11054	牛そともも(皮下脂肪なし) 和牛 11024　　輸入牛 11080
	11046	牛ばら 和牛 11018　　輸入牛 11074
	11059	牛ヒレ赤肉 和牛 11029　　輸入牛 11085
	11056	牛ランプ 和牛 11026　　輸入牛 11082
	11057	牛ランプ(皮下脂肪なし) 和牛 11027　　輸入牛 11083
	11047	牛もも 和牛 11019　　輸入牛 11075
	11048	牛もも(皮下脂肪なし) *牛もも・皮下脂肪なし(焼き) 11049* 和牛 11020　　輸入牛 11076
	11037	牛リブロース *牛リブロース(焼き) 11038* 和牛 11011　　輸入牛 11067
	11040	牛リブロース(皮下脂肪なし) 和牛 11012　　輸入牛 11068 子牛肉リブロース　11086 子牛肉ばら 11087　子牛肉もも 11088
	11089	牛ひき肉
	11090	牛舌《たん》
	11103	牛尾《テール》 牛脂《ヘッド》14015
牛肉・内臓		牛心臓《はつ》11091　牛肝臓(レバー) 11092 牛じん臓《まめ》11093
	11094	牛第一胃(ゆで)《みの》/部位不明の牛モツ *牛第二胃(ゆで)《はちのす》11095* *牛第三胃《せんまい》11096* *牛第四胃(ゆで)《あかせんまい》11097* *牛小腸《ひも》11098*

食品番号	食品名
牛肉・内臓	牛大腸《しまちょう》11099 牛直腸《てっぽう》11100 牛子宮（ゆで）《こぶくろ》11102 牛腱（ゆで）11101
牛肉調理加工品	11104 ローストビーフ［市販品］ 11105 コンビーフ缶詰 11106 牛味付け缶詰《大和煮缶詰》［液汁を含んだもの］ 11107 ビーフジャーキー 11108 スモークタン

【豚肉】－「大型種」は非表記
「脂身つき」（厚さ 5 mm の皮下脂肪及び筋間脂肪を含む）は非表記
「皮下脂肪なし」－皮下脂肪を完全に除去してあるが筋間脂肪を含む

	食品番号	食品名
豚肉	11115	豚かた
	11116	豚かた（皮下脂肪なし） 豚中型かた《黒ぶた》11141 豚中型かた（皮下脂肪なし）《黒ぶた》11142
	11119	豚かたロース 豚中型かたロース《黒ぶた》11145
	11120	豚かたロース（皮下脂肪なし） 豚中型かたロース（皮下脂肪なし）《黒ぶた》11146
	11123	豚ロース 豚ロース（焼き）11124 豚中型ロース《黒ぶた》11149
	11126	豚ロース（皮下脂肪なし） 豚中型ロース（皮下脂肪なし）《黒ぶた》11150
	11129	豚ばら 豚中型ばら《黒ぶた》11153
*	11130	豚もも 豚中型もも《黒ぶた》11154
	11131	豚もも（皮下脂肪なし） 豚もも・皮下脂肪なし（焼き）11132 豚中型もも（皮下脂肪なし）《黒ぶた》11155 豚そともも 11136 豚中型そともも《黒ぶた》11158 豚そともも（皮下脂肪なし）11137 豚中型そともも（皮下脂肪なし）《黒ぶた》11159 豚ヒレ赤肉 11140 豚中型ヒレ赤肉《黒ぶた》11162
	11163	豚ひき肉 〈ラード（豚脂）14016〉
内臓など	11169	豚小腸（ゆで）《ひも》
	11170	豚大腸（ゆで） 豚胃（ゆで）《がつ》11168 豚子宮《こぶくろ》11171 豚舌《たん》11164　豚足ゆで 11172 豚心臓《はつ》11165 豚軟骨（ゆで）《ふえがらみ》11173 豚じん臓《まめ》11167 豚肝臓（レバー）11166

	食品番号	食品名
ウインナー・ソーセージ	*11186	ウインナーソーセージ
	11189	フランクフルトソーセージ 混合ソーセージ 11193 セミドライソーセージ 11187 ドライソーセージ 11188 生ソーセージ（フレッシュソーセージ）11194 ボロニアソーセージ 11190 リオナソーセージ 11191 レバーソーセージ 11192
ハム	11175	ボンレスハム
	*11176	ロースハム
	11178	プレスハム
	11180	チョップドハム 混合プレスハム 11179［主原料：マトン］ ショルダーハム 11177 促成生ハム 11181［ラックスハムを含む］ 長期熟成生ハム 11182［プロシュートを含む］ 骨付ハム 11174
ベーコン	11183	ベーコン ショルダーベーコン 11185 ロースベーコン 11184
他	11195	焼き豚 スモークレバー 11197　ゼラチン 11198 レバーペースト 11196

【獣・鯨肉類】

	食品番号	食品名
その他		いのしし《ぼたん》11001 いのぶた 11002　　うさぎ赤肉 11003 くじら肉 11110　　くじらうねす 11111 さらしくじら 11113 　［尾を薄く切り，熱湯をそそぎながらかき回してゼラチン化させたもの］ くじら本皮 11112　　しか肉 11114 馬肉《さくら》11109 *マトンロース 11199 マトンもも 11200　　やぎ赤肉 11204 ラムかた 11201［子羊］ ラムもも 11203［子羊］ *ラムロース 11202［子羊］

【鶏肉】－若鶏は非表記，成鶏は主に加工用

	食品番号	食品名
鶏肉	11218	鶏手羽 成鶏手羽 11212
	11219	鶏むね 成鶏むね 11213
	11220	鶏むね（皮なし） 成鶏むね（皮なし）11214
*	11221	鶏もも 鶏もも（焼き）11222 成鶏もも 11215
	11224	鶏もも（皮なし） 鶏もも・皮なし（焼き）11225 成鶏もも（皮なし）11216
	11227	鶏ささ身

• 資料編 •

食品番号	食品名		
鶏肉		鶏ささ身（焼き）11228	
		成鶏ささ身 11217	
	11230	鶏ひき肉	
	11232	鶏肝臓（レバー）	
		鶏筋胃《砂ぎも》11233	
		鶏軟骨 11236　鶏心臓《はつ》11231	
		鶏皮（むね）11234　鶏皮（もも）11235	
		焼き鳥缶詰 11237［液汁を含む］	
		つくね 11293	
鳥肉		あいがも 11205　　あひる 11206	
		うずら 11207	
		かも（皮なし）《まがも》11208	
		きじ（皮なし）11209	
		しちめんちょう（皮なし）11210	
		すずめ（骨あり）11211　はと（皮なし）11238	
		フォアグラゆで 11239	
		ほろほろちょう（皮なし）11240	
その他		いなご佃煮 11241　　すっぽん 11243	
		かえる《うしがえる》11242	
		はちの子缶詰 11244	

12. 卵類

食品番号	食品名	
卵	＊12004	鶏卵
	12010	卵黄
	12014	卵白
	12005	ゆで卵
		鶏卵水煮缶詰 12007
	12002	うずら卵
		うずら卵水煮缶詰 12003
		うこっけい卵 12001
		ピータン 12020［あひるの卵で内部を凝固させたもの］
調理品		厚焼きたまご［砂糖入り］12018
		だし巻きたまご 12019
		たまご豆腐 12017

■ 12. 卵類　目安量・重量換算表

食品名	目安単位	可食部重量(g)	目安重量(g)	廃棄率(%)	備考
鶏卵（全卵）	L 1個	55	65	15	付着卵白を含む卵殻
		57	65	13	卵殻
鶏卵（全卵）	M 1個	43	50	15	付着卵白を含む卵殻
		44	50	13	卵殻
鶏卵（卵黄）	1個	17	17		
鶏卵（卵白）	1個	28	28		
鶏卵水煮缶詰	1個	35	35		
うずら卵	1個	13	15	15	付着卵白を含む卵殻
		13	15	12	卵殻
うずら卵水煮缶詰	1個	8	8		
ピータン（あひる卵）	1個	36	65	45	泥状物及び卵殻
		55	65	15	卵殻

■ 11. 肉類　目安量・重量換算表

食品名	目安単位	可食部重量(g)	目安重量(g)	廃棄率(%)	備考
ロースハム	1枚	20	20		
	超薄切り1枚	10	10		
ベーコン	1枚	17	17		
ウインナー	大1本	40	40		
	中1本	20	20		
	小1本	9	9		
フランクフルト	1本	60	60		
コンビーフ	1缶	100	100		
鶏肉・ささ身	1本	43	45	5	すじ
鶏肉・手羽先（ウイング）	1本	20	55	64	骨
鶏肉・手羽元	1本	30	50	40	骨
鶏肉・もも（ドラムスティック）	1本	50	70	29	骨
粉ゼラチン	カップ1	130	130		
	大さじ1	9	9		
	小さじ1	3	3		

13. 乳類

	食品番号	食品名	備考
牛乳・乳飲料など	＊13003	普通牛乳	無脂乳固形分8.0％以上、乳脂肪分3.0％以上
		濃厚加工乳 13004	無脂乳固形分8.0％以上、乳脂肪分4.0％以上
	13005	低脂肪加工乳	無脂乳固形分8.0％以上、乳脂肪分1.0％表示の製品
		脱脂乳液状乳 13006	主に食品原材料として使用
		ジャージー種生乳 13001	
		＊ホルスタイン種生乳 13002	
	13007	コーヒー乳飲料《ラクトコーヒー》	
		フルーツ乳飲料《ラクトフルーツ》 13008	
		母乳《人乳》13051　　やぎ乳 13052	
粉乳	13010	脱脂粉乳《スキムミルク》	乳からほとんどの水分を除去し、粉末状にしたもの
		全粉乳 13009	
		調製粉乳《粉ミルク》13011	育児用栄養強化品
練乳		＊加糖練乳《コンデンスミルク》13013	
		無糖練乳《エバミルク》13012	
クリーム類	13014	クリーム（乳脂肪）	高脂肪タイプ（脂肪分18.0％以上）
	＊13015	クリーム（乳脂肪・植物性脂肪）	乳脂肪の一部を植物脂肪で置換したもの
	13016	クリーム（植物性脂肪）	植物脂肪を主原料
	13020	コーヒーホワイトナー・液状（乳脂肪）	脂肪含有量が20％前後の低脂肪クリーム
	13021	コーヒーホワイトナー・液状（乳脂肪・植物性脂肪）	脂肪含有量が20％前後の低脂肪クリーム
	＊13022	コーヒーホワイトナー・液状（植物性脂肪）	脂肪含有量が20％前後の低脂肪クリーム
	13023	コーヒーホワイトナー・粉末状（乳脂肪）	脂肪含有量が20％前後の低脂肪クリーム
	＊13024	コーヒーホワイトナー・粉末状（植物性脂肪）	脂肪含有量が20％前後の低脂肪クリーム
		ホイップクリーム（乳脂肪）13017	「クリーム」にグラニュー糖を15％添加し、泡立てたもの
		ホイップクリーム（乳脂肪・植物性脂肪）13018	「クリーム」にグラニュー糖を15％添加し、泡立てたもの
		ホイップクリーム（植物性脂肪）13019	「クリーム」にグラニュー糖を15％添加し、泡立てたもの
発酵乳・乳酸菌飲料類	＊13025	プレーンヨーグルト《全脂無糖ヨーグルト》	
	13026	普通ヨーグルト《脱脂加糖ヨーグルト》	砂糖、果糖等の糖類を添加
	13027	ヨーグルトドリンク	
	13028	乳酸菌飲料（乳製品）	無脂乳固形分3.0％以上、砂糖等を添加
	13029	乳酸菌飲料（殺菌乳製品）	希釈後飲用、砂糖等を添加
		非乳製品乳酸菌飲料 13030	無脂乳固形分3.0％未満で乳等省令の「乳酸菌飲料」に該当しない製品 砂糖等を添加
チーズ類	13038	粉チーズ《パルメザンチーズ》	
	＊13040	プロセスチーズ	
		エダムチーズ　13031	ナチュラルチーズ（硬質チーズ）
		エメンタールチーズ　13032	ナチュラルチーズ（硬質チーズ）
	13033	カテージチーズ	ナチュラルチーズ（軟質チーズ）クリーム入り
	13034	カマンベールチーズ	ナチュラルチーズ（軟質チーズ）
	13035	クリームチーズ	ナチュラルチーズ（軟質チーズ）
		ゴーダチーズ 13036　　チェダーチーズ 13037	ナチュラルチーズ（硬質チーズ）
		ブルーチーズ 13039	ナチュラルチーズ（硬質チーズ）
	13041	チーズスプレッド《ぬるチーズ》	プロセスチーズの一種で水分50％前後のもの
アイスクリーム類		シャーベット　13049	乳成分入り氷菓。乳固形分が3.0％以下
	13043	アイスクリーム（普通脂肪）	乳固形分15.0％以上、うち乳脂肪分8.0％以上
		アイスクリーム（高脂肪）　13042	乳固形分15.0％以上、うち乳脂肪分8.0％以上
	13045	ラクトアイス（普通脂肪）	乳固形分3.0％以上を含む
		ラクトアイス（低脂肪）13046	乳固形分3.0％以上を含む
		アイスミルク 13044	乳固形分10.0％以上、うち乳脂肪分3.0％以上
		ソフトクリーム 13047	コーンカップを除いたもの

■ 13. 乳類　目安量・重量換算表　　＊比重考慮

食品名	目安単位	目安重量(g)	備考
普通牛乳	1 L	*1030	成分表の備考欄では 100 ml = 103 g
	500 ml	*515	
	200 ml	*206	
	大さじ1杯	15	
	小さじ1杯	5	
加工乳濃厚	200 ml	*208	
加工乳低脂肪	200 ml	*208	
脱脂乳	200 ml	*208	
乳飲料コーヒー	200 ml	*210	
乳飲料フルーツ	200 ml	*210	
脱脂粉乳	カップ1杯	90	
	大さじ1杯	6	
	小さじ1杯	2	
生クリーム	カップ1杯	*210	
	大さじ1杯	15	
	小さじ1杯	5	
コーヒーホワイトナー液状	カップ入り1個	5	
	カップ入り小1個	3	
コーヒーホワイトナー粉末	大さじ1	5	
	小さじ1	1	
	ティースプーン山盛り1	2	
ヨーグルト（全脂無糖）	大1個	500	プレーンタイプ
ヨーグルト（加糖）	ミニカップ1個	70	
	カップ1個	100	
	カップ1個	130	
ヨーグルトドリンク	240 ml（紙パック細長タイプ）	*259	
	125 ml	*135	発酵乳
乳酸菌飲料（乳製品）	65 ml	*70	
乳酸菌飲料（非乳製品）	200 ml（紙パック普通）	*216	
	100 ml（紙パック小）	*108	
	80 ml	*86	
乳酸菌飲料殺菌乳製品	100 ml	*124	希釈後飲用
粉チーズ（パルメザンチーズ）	カップ1杯	90	
	大さじ1杯	6	
	小さじ1杯	2	
プロセスチーズ	6Pチーズ1個	25	
	スライス1枚	18	
アイスクリーム	カップ1個(120 ml)	*105	
	ミニカップ1個	62	
ラクトアイス	カップ1個	80	
	バータイプ普通1個	90	
	バータイプ小1個	50	
アイスキャンデー	バータイプ普通1個	50	
	バータイプ小1個	30	

14. 油脂類

	食品番号	食品名
植物油	14006	**調合油** ［配合割合：なたね油1、大豆油1］ オリーブ油 14001 ごま油 14002 米ぬか油《米油》14003 サフラワー油《べにばな油》14004 大豆油 14005 とうもろこし油《コーンオイル》14007 なたね油 14008　　ひまわり油 14011 綿実油 14012 やし油《ココナッツオイル》14013 落花生油 14014 〈ラー油《唐辛子油》17006〉 〈全卵型マヨネーズ 17042〉 ＊〈卵黄型マヨネーズ 17043〉
マーガリン	14021	**ファットスプレッドマーガリン** ソフトタイプマーガリン 14020 ショートニング 14022 　［食用加工油脂の一種で固形状　製菓、製パンなどに使用］
バター	14017	**有塩バター** 発酵バター 14019［芳香がある］ 無塩バター 14018［製菓原料用等］
動物脂		牛脂《ヘッド》［すき焼きなどに使用］14015
	14016	ラード《豚脂》［ラーメンなど中華料理、揚げ物、炒め物などに使用］

※　エネルギーハーフマヨネーズはp.210を参照

15. 菓子類

食品番号	食品名
【あめ類】	
あめキャンデー — *15041	あめ玉
あめキャンデー — 15110	ドロップ
	チャイナマーブル《かわり玉》15109
	［口の中で溶けるにつれていろいろな色に変わるあめ］
	バタースコッチ 15111 ［ハードキャンデー］
	ブリットル 15112 ［炒り落花生入り、ハードキャンデー］
錠菓	錠菓 15106
	［果汁系、砂糖が主原料で、これに結合剤、果汁等を少量混合したもの］
その他	キャラメル 15105
	ゼリーキャンデー 15107
	［主原料の砂糖、水あめが凝固剤（ゼラチン、ペクチン、寒天等）で固めたもの］
	ゼリービーンズ 15108
	［ゼリーを糖液で交互に被覆、乾燥したもの］
【ガム】	
15118	板ガム
	糖衣ガム 15119　　風船ガム 15120
【スナック類】	
	コーンスナック 15102
15103	ポテトチップス
	成形ポテトチップス 15104
【チョコレート類】	
15114	カバーリングチョコレート
	［部分割合：チョコレート3、ビスケット2］
15115	ホワイトチョコレート
15116	ミルクチョコレート
	アーモンドチョコレート 15137
【パン・パイ・中華まん】	
	アップルパイ 15080
15069	あんパン
	あんまん 15034
15070	クリームパン
	ジャムパン 15071　　チョココロネ 15072
15076	デニッシュペストリー
	肉まん 15035
	パイ皮 15079　　　　ミートパイ 15081
	メロンパン 15132
【ビスケット類】	
クッキー	ウエハース 15092
	中華風クッキー 15054
	［油脂としてラードを用いたもの］
	サブレ 15095
クッキー — 15097	ハードビスケット ［表面に針穴がついている］
クッキー — *15098	ソフトビスケット
	［表面につやがなく、小型が多い、「クッキー」含む］
	ロシアケーキ 15100
	［ビスケットの生地の上に、マカロン生地を絞り、ゼリージャム、マーマレード等で飾ったもの］

食品番号	食品名
スナッククラッカー — 15093	オイルスプレークラッカー
	《スナッククラッカー》
	ソーダクラッカー 15094
	パフパイ 15096
	［小麦粉主体の層と油脂の層を交互に折りたたんで成形し、砂糖等をふりかけて軽く焼き上げたもの］
	プレッツェル 15099
	［生地を押し出して紐を結んだ形や棒状に成型し、食塩を振りかけて、焼いたもの］
ボーロ	衛生ボーロ 15061
	そばボーロ 15062
【マシュマロ】	
	マシュマロ 15113
【マロングラッセ】	
	マロングラッセ 15117
【カステラ・ケーキ・デザート菓子】	
ケーキ — 15009	カステラ
ケーキ — 15075	ショートケーキ ［デコレーションケーキを含む］
	スポンジケーキ 15074
ケーキ — 15082	バターケーキ ［パウンドケーキ、マドレーヌを含む］
ケーキ — 15083	ホットケーキ
	ベイクドチーズケーキ 15134
	レアチーズケーキ 15135
	15073　シュークリーム ［エクレアを含む］
ドーナッツ — 15077	イーストドーナッツ ［パン生地のドーナッツ］
ドーナッツ — 15078	ケーキドーナッツ
	［菓子生地のドーナッツ
	ドーナッツ専門店の品揃えとして多い］
ワッフル — 15084	カスタードクリーム入りワッフル
	ジャム入りワッフル 15085
ゼリー・ババロアなど — 15087	オレンジゼリー
	コーヒーゼリー 15088
	ミルクゼリー 15089　　ワインゼリー 15090
	ババロア 15091　　こんにゃくゼリー 19505
ゼリー・ババロアなど — 15086	プリン《カスタードプディング》
	〈シャーベット ［乳成分入り］ 13049〉
【和・干菓子類】	
おこしなど	おこし 15043
	［米おこし、岩おこし、あわおこし、雷おこしを含む］
	ごかほう 15047
	［米や粟を炒ったおこし種を、砂糖、水あめなどでからめた干菓子］
かりんとう — 15045	芋かりんとう 15042
かりんとう — 15045	黒かりんとう
	白かりんとう 15046
小麦粉せんべい — 15049	かわらせんべい
	小麦粉あられ 15101
	炭酸せんべい 15048
	《鉱泉せんべい、類似品：カルルス煎餅》
小麦粉せんべい — 15051	ごま入り南部せんべい
	落花生入り南部せんべい 15052
	巻きせんべい 15050
	［有平糖の白餡を芯として巻いてあるもの］

食品番号	食品名
	松風 15063 ［小麦粉、砂糖、水あめ等を捏ねた生地にけしの実をふりかけて焼き、熱いうちに切ったもの］ 八つ橋 15065

	食品番号	食品名
米菓	15057	揚げせんべい
	15058	甘辛せんべい
		［ざらめ糖を表面にまぶしたり、砂糖じょうゆで甘辛く仕上げたもの］
	15059	あられ《あられもち、関西：おかき、かきもち》
*	15060	塩せんべい
		［型抜き生地を焼いてしょうゆを主体とする調味液を塗り、さらに焼き上げたうるち米せんべい］ ひなあられ（関東風）15055 ひなあられ（関西風）15056 ピーナッツ入りあられ 19510
豆菓子		おのろけ豆 15044 ［落花生に塩味の寒梅粉で衣掛けしたもの］ 三島豆 15064［大豆を煎り、砂糖で衣掛けしたもの］
らくがん		しおがま 15053 ［らくがんよりも余分に湿り気のあるらくがん風和菓子］ らくがん 15066 ［穀粉を煎ったものに砂糖を加え、木型に詰めて抜き取り加熱乾燥させたもの］ 麦らくがん 15067 もろこしらくがん 15068

【和・中華、生・半生菓子類】

	食品番号	食品名
甘納豆		甘納豆（あずき）15001 甘納豆（いんげんまめ）15002 甘納豆（えんどう）15003
中華菓子		げっぺい 15020 ［小麦粉、砂糖、卵黄、油脂などを混ぜあわせた生地で、あん又は木の実、果実の砂糖漬けなどを混ぜあわせたものを包んで焼いた中華焼き菓子］
団子		きび団子 15012 ［ぎゅうひを成型し、砂糖をまぶしたものできびを用いた「きび団子」とは異なる］ くし団子（あん）15018 くし団子（しょうゆ）《みたらし、焼き団子》15019
まんじゅう	15029	カステラまんじゅう ［栗まんじゅうより固めの皮の黄味あんまんじゅう］ くずまんじゅう《くずざくら》15030
	15031	くりまんじゅう タルト《カステラのあん巻き》15024 ［洋菓子のタルトとは異なる］
	15032	とうまんじゅう ［焼型を使ったまんじゅう］
*	15033	蒸しまんじゅう 《薬まんじゅう、酒まんじゅう、春日まんじゅう、利休まんじゅう、そばまんじゅう等》
もち菓子など		うぐいすもち 15007
	15008	かしわもち 草もち《よもぎもち》15017 桜もち（関東風）15021［皮の主原料は小麦粉］ 桜もち（関西風）15022［道明寺種］
	15023	大福もち あん入り生八つ橋 15004 ういろう 15006 ぎゅうひ 15013 ［水を加えて捏ねたもち粉あるいは白玉粉を蒸して練り、加熱しながら砂糖を加え、練ったもの］

	食品番号	食品名
もち菓子など		ちまき 15025 ［砂糖と上新粉を捏ねて蒸し、円錐型に成型し、笹の葉で巻き、蘭（い）を巻きつけ蒸したもの］ ゆべし 15037 ［もち米またはうるち米の粉に砂糖、みそ、しょうゆを加え、柚子汁を混ぜ蒸し上げたもの］
ようかん	15038	練りようかん
	15039	水ようかん
		蒸しようかん 15040
その他	15005	今川焼［たい焼、ともえ焼、小判焼を含む］ かのこ 15010 ［ぎゅうひやようかん等を芯とし、練りあんで包み、外側を蜜（みつ）漬けあずきで覆い、さらに寒天で表面に艶（つや）をつけたもの］ かるかん 15011 ［やまいも（鹿児島特産）を用いた蒸し菓子、あんが入っているのは「かるかん饅頭」］ きりざんしょ 15014 ［捏ねて蒸した上新粉を搗き、砂糖を混ぜて搗き、山椒（さんしょう）油等で風味をつけ、薄く延ばしてから切ったもの］ きんぎょく糖 15015 ［寒天を水で加熱溶解した後、砂糖を加えて煮つめ、水あめを加え、型にいれて固めたもの］ きんつば 15016 ［小麦粉に砂糖を加え、水を加えて捏ねた生地でつぶしあんを包み、平鍋で両面及び側面を焼くか、あんに水どきした小麦粉をつけて焼く］ くずまんじゅう《くずざくら》15030 ちゃつう 15026 ［小麦粉、砂糖、卵白、ひき茶を混ぜて捏ねた生地であんを包み両面を焼いたもの］
	15027	どら焼 ねりきり 15028 ［白あんに求肥やみじん粉、やまいもなどをつなぎとして加え練り上げたもの］
	15036	もなか

■ 15. 菓子類　目安量・重量換算表

食品名	目安単位	目安重量(g)	備考
キャンデー	1個	3〜5	
キャラメル	1個	5	
チョコレートミルク（板チョコ）	1枚	50	
アーモンド入りチョコレート	1粒	5	
アップルパイ	1個	75	
あんパン	1個 小1個 ミニ1個	100 65 35	 1袋6〜7個入り
クリームパン	1個 ミニ1個	60 35	 1袋6〜7個入り
ジャムパン	1個	100	
チョココロネ	1個	80	
デニッシュペストリー	1個	50〜100	
スナック（小麦粉あられ）	1袋 小1袋	90 25	
スナック（コーン系）	1袋	80	
ポテトチップス	1袋	90	
ウエハース	1枚	2.5	

食品名	目安単位	目安重量(g)	備考
ビスケット（ハード）	1枚	6	
ビスケット（ソフト）	1枚	10	
中華風クッキー	1枚	40	
クラッカー（オイルスプレー）	1枚	3.3	
クラッカー（ソーダ）	1枚	6	
パフパイ	1枚（長）	14	
	1枚（短）	6	
プレッツェル	1箱	90	
	1本	1.5	
衛生ボーロ	10粒	5	
マロングラッセ	1個	20	
カステラ	1切れ	50	
ショートケーキ	特大1切れ	140	
	大1切れ	100	
	1切れ	85	
マドレーヌ（バターケーキ）	1個	25	
シュークリーム	1個	70～100	
	小1個	35	
イーストドーナッツ	1個	65	
ケーキドーナッツ	1個	60	
カスタードプリン	1個	130	
	小1個	90	3連タイプ
ゼリー・オレンジ	1個	100	
ゼリー・コーヒー	1個	100	
ゼリー・ミルク	1個	130	
ゼリー・ワイン	1個	80	
ワッフル・カスタード	1個	50	
ワッフル・ジャム	1個	40	
南部煎餅・ごま	1枚	10～15	
南部煎餅・ピーナツ	1枚	10～15	
八つ橋	1枚	5	
揚げせんべい	1枚	12	
塩せんべい	大1枚	24	
薄焼きせんべい	1枚	1.7	
今川焼き	1個	90	
たい焼き	1個	100	
かしわもち	1個	80	
草もち	1個	50	
桜餅関東	1個	50	
桜餅関西	1個	50	道明寺種
大福もち	1個	100	
くし団子あん	1本	80	
くし団子しょうゆ	1本	80	たれ付き
どらやき	1個	80	
あん入り生八つ橋	1個	25	
ねりきり	1個	45	
蒸しまんじゅう	1個	45	
あんまん	大1個	150	
	1個	100	

食品名	目安単位	目安重量(g)	備考
肉まん	大1個	150	
	1個	100	
練りようかん	1切れ	50	
水ようかん（缶詰）	1個	80	

16．し好飲料類

	食品番号	食品名
みりん	16025	**本みりん**［調味料として使われる］ 本直しみりん 16026 ［「本みりん」に「しょうちゅう」又はアルコールを加えたもの］ 〈みりん風調味料　17054〉（塩分0.2%）
甘酒・日本酒・焼酎	16001	甘酒 16050 **清酒**《日本酒》 吟醸酒《日本酒》16004 純米吟醸酒《日本酒》16005 純米酒《日本酒》16002 本醸造酒《日本酒》16003 白酒 16024
	＊16015	**しょうちゅう・25度**
	16014	**しょうちゅう・35度** 缶チューハイレモン風味 16059
ビール類	＊16006	**淡色ビール**［生ビール含む］ 黒ビール 16007［生ビール含む］ ［淡色ビールと比べてアルコール濃度が高く味は濃厚］ スタウトビール 16008
	16009	**発泡酒**［製法や香味が「ビール」と類似している］ ダイエットビール 16058
洋酒・果実酒など		紹興酒《老酒》16013 ［中国の醸造酒：黄酒、長期間熟成させたものが一般に老酒と呼ばれる］
	16016	**ウイスキー**
	16017	**ブランデー** ウオッカ 16018 ［代表的なアルコール度数、40容量%（度）］ 合成清酒 16023 ジン 16019 ［代表的なアルコール度数、40容量%（度）］ ベルモット甘口タイプ（イタリア型）16031 ベルモット辛口タイプ（フランス型）16032 マオタイ酒　16021
	16022	**梅酒** 薬味酒 16027
	16010	**白ワイン**
	＊16011	**赤ワイン**
	16029	**スイートワイン**《ポートワイン》［甘味果実酒］ キュラソー 16028［オレンジキュラソー］ ペパーミント 16030 ラム（ヘビーラム）16020 ［菓子用等に比較的広く用いられる47容量%（度）］ ロゼ（ワイン）16012

	食品番号	食品名
茶類・浸出液	*16037	せん茶（浸出液）
	16039	番茶（浸出液）
	16040	ほうじ茶（浸出液）
	16041	玄米茶（浸出液）
		かまいり茶（浸出液）16038
		玉露（浸出液）16034
	16055	麦茶（浸出液）
	16042	ウーロン茶（浸出液）
	16044	紅茶（浸出液）
茶葉など	16035	抹茶（粉末）
	16051	昆布茶（粉末）
		玉露（茶葉）16033　紅茶（茶葉）16043
		せん茶（茶葉）16036
コーヒー・ココア類	16046	インスタントコーヒー（粉末）
	16045	コーヒー（ドリップ式、浸出液）
	16047	コーヒー飲料［缶入りコーヒー乳成分入り飲料］
	16049	ミルクココア（粉末・粉乳、砂糖入り）《インスタントココア》
		ピュアココア（粉末・粉乳、砂糖なし）《純ココア》16048
		ココア飲料 19630
炭酸飲料類	16052	炭酸飲料果実色（無果汁）
	16053	コーラ
		ノンカロリーコーラ 19621
		ハーフカロリーコーラ 19622
	*16054	サイダー
スポーツ飲料その他		スポーツ飲料 16057
		アミノ酸飲料 19602

※ 野菜ジュース（果汁入り）はp.188、212を参照
※ 青汁（粉末）はp.186を参照

■ 16. し好飲料類　目安量・重量換算表 *比重考慮

食品名	目安単位	目安重量(g)
日本酒	1合	180
ビール	小缶（135 ml）	*136
	小缶（250 ml）	*253
	普通缶（350 ml）	*354
	大缶（500 ml）	*505
	大瓶1本（633 ml）	*639
	大ジョッキ1杯（500 ml）	*505
	中ジョッキ1杯（400 ml）	*404
	小ジョッキ1杯（250 ml）	*253
ワイン	ワイングラス1杯	80
ウイスキー	シングル1杯	*29
	100 ml	*95.2
焼酎	100 ml（35度）	*95.8
	100 ml（25度）	*97.0
抹茶（粉末）	カップ1杯	110
	大さじ1杯	6
	小さじ1杯	2
昆布茶（粉末）	ティースプーン1杯	4
	小さじ1杯	2
インスタントコーヒー（粉末）	大さじ1杯	3
	ティースプーン山盛り1杯	2
	小さじ1杯	1
ココア（粉末）	カップ1杯	90
	大さじ1杯	6
	小さじ1杯	2
ミルクココア(粉末)	大さじ1杯	6
	ティースプーン山盛り1杯	4
	小さじ1杯	2
	ティースプーン1杯	2
その他の缶飲料	500 ml缶	500
	350 ml缶	350
	250 ml缶	250
	195 ml缶	195
	165 ml缶	165
ペットボトル飲料	500 ml	500
	350 ml	350
本みりん	100 ml	*117
本直しみりん	100 ml	*103
みりん風調味料	100 ml	*126

17. 調味料及び香辛料類

食品番号	食品名
しょうゆ	魚醬 17107
*17007	濃口しょうゆ
17008	うす口しょうゆ［濃口に比べると色も味も薄いが、塩分含量は多い］
	さいしこみしょうゆ《甘露しょうゆ》17010
	［濃口より色沢、味が濃厚、たまりしょうゆより香りが高い］
	しろしょうゆ 17011
	［淡口より色が薄く甘味が強い 調理用の他加工用に使用］
	たまりしょうゆ 17009
	［味が濃厚、刺し身醤油や加工食品用などに使用］
	減塩しょうゆ 17086
めんつゆ *17029	ストレートめんつゆ
17030	三倍濃厚めんつゆ
17142	ラーメンスープ濃縮しょうゆ味　注：八訂追加
塩 *17012	食塩
	精製塩 17014　　並塩《粗塩》17013
酢・ビネガー *17015	穀物酢
17016	米酢
	りんご果実酢（サイダービネガー、アップルビネガー）17018
	ワインビネガー《ぶどう果実酢、ワイン酢》17017
	すし酢（握り用）17102
みそ・即席みそ 17044	甘みそ（米みそ）
*17045	淡色辛みそ（米みそ）［種類－信州みそなど］
	即席みそ（粉末タイプ）17049
	［淡色辛みそを凍結乾燥したもの］
	即席みそ（ペーストタイプ）17050
17046	赤色辛みそ（米みそ）［種類－仙台みそなど］
17047	麦みそ［田舎みそとよばれる色の赤いものが多い］
17048	豆みそ［種類－八丁みそ、たまりみそなど］
	減塩みそ 17119
だしの素 17027	固形コンソメ
17028	顆粒風味調味料
	おでん用調味料（顆粒）17092
	キムチの素 17136
	コーンスープ（粉末）18004
	わかめスープ（粉末）19909
だし汁・味付なし	かつおだし 17019
	昆布だし 17020
	かつお・昆布だし 17021
	しいたけだし 17022
	煮干だし 17023
	鶏がらだし（塩分0.1％）17024
	中華だし 17025
	洋風だし 17026
酒かす・みりん	酒かす 17053
17054	みりん風調味料［アルコール分１度未満］
	〈本みりん 16025〉
	〈本直しみりん 16026〉
ドレッシング類 17039	ノンオイル和風ドレッシング
	和風ドレッシング（オイル入り）19326　注：国調H27年版
	和風ドレッシング（オイル入り）17116　注：八訂追加
*17040	フレンチドレッシング［分離型ドレッシング］
17041	サウザンアイランドドレッシング
	［乳化型ドレッシング、クリーミータイプ］
	ごまドレッシング（クリームタイプ）17117
	マヨネーズ（全卵型）17042
17043	マヨネーズ（卵黄型）
	エネルギーハーフマヨネーズ 17118

食品番号	食品名
ソース・トマト加工品類 *17001	ウスターソース
17002	中濃ソース
17003	濃厚ソース《トンカツソース》
	お好み焼きソース 17085
	焼きそば粉末ソース 17144
	オイスターソース（かき油）17031
	［中国料理に使用］
	トマトピューレー 17034
	トマトペースト 17035
*17036	トマトケチャップ
17037	トマトソース［食塩、香辛料を加えて調味したもの］
17038	チリソース
	［ケチャップより味は濃厚、食塩、香辛料、砂糖、野菜類を加えて調味したもの］
	エビチリの素 17095
	チャーハンの素 19333
	マーボー豆腐の素 17032
	［レトルトパウチ製品］
17033	ミートソース［缶詰及びレトルトパウチ製品］
	ホワイトソース（液状）17109
	デミグラスソース（液状）17105
ルウ 17051	カレールウ
	ハヤシルウ 17052
	クリームシチュールウ（固形）19321
イースト	圧搾パン酵母《イースト》17082
	*乾燥パン酵母《ドライイースト》17083
	ベーキングパウダー 17084
香辛調味料類	オールスパイス《ピメント》17055
	オニオンパウダー（塩なし）17056
	からし粉 17057
17058	練りからし（塩分7.4％）
	マスタード（練り）《フレンチマスタード》17059
	（塩分3.0％）
	マスタード（粒入り）《荒挽きマスタード》17060
	（塩分4.1％）
	ガーリックパウダー 17075
17061	カレー粉
	クローブ《ちょうじ》17062
	黒こしょう 17063
	こしょう（混合）《ペッパー》17065
	白こしょう 17064
	粉さんしょう 17066
	シナモン《にっけい》17067
	粉しょうが 17068
	おろししょうが 17069 ［市販品］
	セージ 17070
	タイム（塩分1.5％）17071
	チリパウダー（塩分6.4％）17072
	とうがらし粉《一味唐辛子》17073
	ナツメグ《にくずく》17074
	おろしにんにく（塩分4.6％）17076 ［市販品］
	粉末バジル《めぼうき・バジリコ》17077
	乾燥パセリ 17078　パプリカ 17079
	わさび粉（からし入り）17080
17081	練りわさび（塩分6.1％）［市販品］
	チリペッパーソース 17005［タバスコソース等を含む］
	ラー油《唐辛子油》17006
	トウバンジャン 17004 ［中国料理に使用］
つけだれ・めん類の汁	中華そば（スープ・とんこつ）19334
	冷し中華のたれ（しょうゆ）17108
	ポン酢 17110
	ごまだれ 17098
	焼き肉のたれ 17113
ふりかけ・茶漬けの素	かつお風味ふりかけ 19411
	しそふりかけ 19412　ふりかけ卵風味 17127
	お茶漬けの素 17125

■ 調味料・油脂・砂糖類　目安量・重量換算表

食品番号	食品名	小さじ1 目安重量(g)	大さじ1 目安重量(g)	カップ1 目安重量(g)	目安単位(g)	参考
03003	上白糖	3	9	130	1つまみ(0.2)	
03005	グラニュー糖	4	12	180	スティック1本(6) スティック1本(3)	
03006	ざらめ	5	15	200		
03008	角砂糖				1個(4～5)	
184ページ参照	水あめ	7	21	280		
03022	はちみつ	7	21	280		
191ページ参照	ジャム	7	21	250		
07046	マーマレード	7	21	270		
204ページ参照	油	4	12	180		
14017	バター	4	12	180		塩分：有塩－1.9%、発酵－1.3%
14020	マーガリン(ソフトタイプ)	4				
14021	(ファットスプレッド)	5				
14016	ラード	4	12	170		
14022	ショートニング	4	12	160		
207ページ参照	ワイン	5	15	200		
207ページ参照	酒	5	15	200	1合(180)	
16025	みりん	6	18	230		
17054	みりん風調味料	6	19	250		塩分0.2%
17007	しょうゆ	6	18	236	1かけ(3～5) 小袋5ml(6)	塩分：濃口－14.5%、薄口－16.0% 減塩－5.2%
17012	食塩	6	18	240	1つまみ(0.5～1.5) 1ふり(0.1～1)	
17014	精製塩	6	18	240	1つまみ(0.5～1.5) 1ふり(0.1～1)	
17013	天然塩・並塩《粗塩》	5	15	180		
209ページ参照	みそ	6	18	230		塩分：甘みそ－6.1%、淡色辛みそ－12.4% 赤色辛みそ－13%、麦みそ－10.7% 豆みそ－10.9%、減塩みそ－6.1%
209ページ参照	酢	5	15	200		
17001	ウスターソース	6	17		1かけ(5)	塩分8.4%
17002	中濃ソース	6	17			塩分5.8%
17003	濃厚ソース	6	17			塩分5.6%
17034	トマトピューレ	5	15	210		塩分0.4%
17036	トマトケチャップ	5	15	230	1かけ(6) スティック1本(12)	塩分3.3%
209ページ参照	マヨネーズ	4	12	190	1かけ(5) スティック1本(12)	塩分：卵黄型－2.3% 　　　全卵型－1.8%
17040	分離型ドレッシング	6	17			塩分3.0%
17039	ノンオイルドレッシング	5	15			塩分7.4%
17061	カレー粉	2	6	80		
17051	カレールウ				1皿分(20)	塩分10.7%
17032	マーボー豆腐の素				1袋(140)	
17033	ミートソース				1缶(295)	
17058	練りからし	6				
17081	練りわさび	6				
17028	顆粒風味調味料 [和風だしの素]	3			1袋(9)	塩分40.6%
17027	固形コンソメ				1個(5)	塩分43.2%
	ガラスープの素(顆粒)	3	9			塩分42.0%
01004	オートミール	2	6	80		
180ページ参照	小麦粉(薄力粉・強力粉)	3	9	110		
180ページ参照	生パン粉・パン粉	1	3	40		
02034	片栗粉(じゃがいもでんぷん)	3	9	130		
02035	コーンスターチ	2	6	100		
01114	上新粉	3	9	130		
01121	道明寺粉	4	12	160		
05018	ごま	3	9	130		
	練りごま	5	15	210		
11198	粉ゼラチン	3	9	130		
17084	ベーキングパウダー	4	12	150		

2 栄養素調整調味料類およびその他の加工食品等（19001～）

食品番号	食品名

【栄養素調整調味料類等】

19202	低エネルギー甘味料（還元麦芽糖タイプ）（粉末）
19203	低エネルギー甘味料（還元麦芽糖タイプ）（液状）
19204	低エネルギー いちごジャム

【その他の加工食品等】

1．複合調味料類等

19321	クリームシチュールウ（固形）
19326	和風ドレッシング（オイル入り）
17116	和風ドレッシング（オイル入り） 注：八訂追加
19333	チャーハンの素（液状）
19334	中華そば（スープ・とんこつ）

2．ふりかけ類

17127	ふりかけたまご風味 注：八訂追加
19411	かつお風味ふりかけ
19412	しそふりかけ

3．菓子類等

19505	こんにゃくゼリー
19510	ピーナッツ入りあられ

4．惣菜類等

19531	ごま豆腐 注：国調H27年版
02056	ごま豆腐 注：八訂追加
19533	ごぼう巻き
19562	にんにく漬け（醤油味）

5．スポーツ飲料・栄養ドリンク等

19602	アミノ酸飲料
19612	野菜ジュース（果汁入り）
19621	ノンカロリーコーラ
19622	ハーフカロリーコーラ
19630	ココア飲料
19632	トマトジュース（無塩）

6．その他

19903	雑穀（五穀）
19904	雑穀（五穀）（調理済み）
19905	雑穀（十穀）
19906	雑穀（十穀）（調理済み）
19909	わかめスープ（粉末）

【インスタント食品類】

1．めん類－汁（スープ）を全量残した場合

※ 摂取量は乾めん重量で把握

19801	インスタントラーメン（油揚げ味付け麺）（汁・残）
19802	インスタントラーメン（油揚げ麺）（汁・残）
19803	インスタントラーメン（非油揚げ麺）（汁・残）

2．めん類の汁、スープ

19851	インスタントラーメン（油揚げ味付け麺のスープ）
19852	インスタントラーメン（油揚げ麺のスープ）
19853	インスタントラーメン（非油揚げ麺のスープ）
19854	中華カップめん（油揚げ麺のスープ）
19855	中華カップめん（非油揚げ麺のスープ）
19856	和風カップめん（油揚げ麺の汁）

※ インスタントラーメン（各種）を全量摂取した場合はp.182を参照
※ 中華カップめん（各種）を全量摂取した場合はp.182を参照
※ 中華カップめん（各種）の汁（スープ）を残した場合はp.182を参照
※ 和風カップめん（油揚げ麺）を全量摂取した場合はp.182を参照
※ 和風カップめん（油揚げ麺）の汁（スープ）を残した場合はp.182を参照
※ 中華そば（スープ・とんこつ）はp.210、212を参照

【錠剤・カプセル・顆粒状のビタミン・ミネラル】

※ 種類に関係なく全て「99999」でコード化

99999	錠剤・カプセル・顆粒状のビタミン・ミネラル

3　外食番号（30001〜）

外食：摂取量は「人前」で記入

食品番号	食品名
【めん類】麺・具・汁（スープ）を全量摂取した場合	
30001	おかめうどん（かまぼこ入り）
30002	おかめそば（かまぼこ入り）
30003	かけうどん（具なし）
30004	かけそば（具なし）
30005	カレーうどん
30006	カレーそば
30007	きつねうどん（油揚げ、かまぼこ入り）
30008	きつねそば（油揚げ、かまぼこ入り）
30009	ざるうどん
30010	ざるそば
30011	山菜うどん
30012	山菜そば
30013	たぬきうどん（なると、揚げ玉入り）
30014	たぬきそば（なると、揚げ玉入り）
30015	力うどん（もち入り）
30016	力そば（もち入り）
30017	月見うどん（鶏卵、なると入り）
30018	月見そば（鶏卵、なると入り）
30019	天ぷらうどん（天ぷら：いか、えび）
30020	天ぷらそば（天ぷら：いか、えび）
30021	鍋焼きうどん・煮込みうどん 　　　（天ぷら：車えび）（かまぼこ、鶏卵入り）
30022	肉うどん（豚肉）
30023	肉そば（豚肉）
30024	冷や麦・そうめん
30025	山かけうどん（山芋入り）
30026	山かけそば（山芋入り）
30051	五目中華そば・五目ラーメン
30052	タンメン
30053	チャーシュー麺（焼き豚入り）
30054	チャンポン
30055	中華そば（しょうゆラーメン）（焼き豚入り）
30056	冷やし中華
30057	みそラーメン
30058	ワンタン麺
30071	あんかけ・かた焼きそば
30072	焼きそば
30073	焼きうどん

食品番号	食品名
【めん類】汁（スープ）を全量残した場合	
35001	おかめうどん（汁・残）
35002	おかめそば（汁・残）
35003	かけうどん（汁・残）
35004	かけそば（汁・残）
35005	カレーうどん（汁・残）
35006	カレーそば（汁・残）
35007	きつねうどん（汁・残）
35008	きつねそば（汁・残）
35009	ざるうどん（汁・残）
35010	ざるそば（汁・残）
35011	山菜うどん（汁・残）
35012	山菜そば（汁・残）
35013	たぬきうどん（汁・残）
35014	たぬきそば（汁・残）
35015	力うどん（汁・残）
35016	力そば（汁・残）
35017	月見うどん（汁・残）
35018	月見そば（汁・残）
35019	天ぷらうどん（汁・残）
35020	天ぷらそば（汁・残）
35021	鍋焼きうどん・煮込みうどん（汁・残）
35022	肉うどん（汁・残）
35023	肉そば（汁・残）
35024	冷や麦・そうめん（汁・残）
35025	山かけうどん（汁・残）
35026	山かけそば（汁・残）
35051	五目中華そば・五目ラーメン（汁・残）
35052	タンメン（汁・残）
35053	チャーシュー麺（汁・残）
35054	チャンポン（汁・残）
35055	中華そば（しょうゆラーメン）（汁・残）
35057	みそラーメン（汁・残）
35058	ワンタン麺（汁・残）

食品番号	食品名
【めん類の汁、スープ】	
35501	そば、うどん（汁）
35511	中華そば（スープ・塩）
35512	中華そば（スープ・醤油）
35513	中華そば（スープ・みそ）

※　中華そば（スープ・とんこつ）はp.210、212を参照

外食：摂取量は「人前」で記入

食品番号	食 品 名

【パスタ類】

食品番号	食 品 名
30101	スパゲティ（カルボナーラ）
30102	スパゲティ（ナポリタン）
30103	スパゲティ（ボンゴレ）
30104	スパゲティ（ミートソース）
30105	スパゲティ（和風きのこ）
30131	マカロニグラタン（乾マカロニ40ｇ、えび、ベーコン）

【米・ご飯・もち類・他】

食品番号	食 品 名
30201	いなり寿司（小4ヶ）
30202	押し寿司（さば）（6ヶ）
30203	おにぎり（鮭・梅干）（大2ヶ）
30204	ちらし寿司
30205	にぎり寿司（7ヶと巻物4ヶ）
30206	のり巻き（太巻き4ヶと細巻き4ヶ）
30207	のり巻きといなり寿司（太巻き3ヶ、細巻き3ヶといなり2ヶ）
30231	うな重（うな丼）
30232	親子丼
30233	かつ丼
30234	釜飯（とり釜飯）
30235	牛丼
30236	三色丼
30237	雑炊（卵雑炊）
30238	たまご丼
30239	茶漬け（鮭茶漬け）
30240	中華丼
30241	天丼（いか、えび、野菜）
30261	クッパ
30262	チャーハン（えび、ベーコン）
30271	エビピラフ
30272	オムライス
30273	カツカレー（ロースカツ）
30274	カレーライス（ビーフ）
30275	カレーライス（ポーク）
30276	チキンライス
30277	ドライカレー
30278	ドリア（えび）
30291	ポテトグラタン（ベーコン）

【小麦粉・パン類】

食品番号	食 品 名
30301	お好み焼き（中1枚）（いか、えび、豚肉）
30302	たこ焼き（中8個）
30331	菓子パン（1個160ｇ）
30332	クレープ（バナナ、チョコ入り）（1個120ｇ）
30351	サンドイッチ（6枚切り2枚、ハム、トマト、卵）
30352	トースト（6枚切り2枚、バター・いちごジャム）
30353	チーズハンバーガー（1個）
30354	ハンバーガー（1個）
30355	ピザ（中1枚）
30356	ピザトースト（6枚切り2枚にピザの具）
30357	ホットドッグ（コッペパン1個、ソーセージ40ｇ）

【弁当】

食品番号	食 品 名
30401	のり弁当（鮭、ちくわ）
30402	和風弁当（刺し身、天ぷら、煮物）
30403	洋食弁当（唐揚げ、えびフライ、ウィンナー）
30404	中華弁当（えびチリソース、チンジャオロース、シュウマイ）

【定食】－「汁物」付き

食品番号	食 品 名
30501	うな重定食
30502	刺身定食
30503	塩焼き定食（あじ）
30504	魚みそ煮定食（さば）
30505	唐揚げ（魚）定食（あじ2尾）
30506	えびフライ定食（車えび2尾）
30507	白身魚フライ定食
30513	天ぷら定食

【定食】－「汁物」付き

食品番号	食 品 名
30551	鶏肉唐揚げ定食
30552	しゃぶしゃぶ定食（牛肉、豆腐）
30553	すき焼き定食（牛肉、豆腐）
30554	チキンカツ定食
30555	豚カツ定食
30556	ヒレかつ定食
30557	ハンバーグ定食
30558	ビーフシチュー定食
30559	ビーフステーキ定食
30560	焼き肉定食
30561	ぎょうざ定食
30562	酢豚定食
30563	八宝菜定食
30564	麻婆豆腐定食
30565	レバーと野菜炒め定食
30591	洋風盛り合わせ定食（鶏肉唐揚げ、えびフライ）

4　惣菜類番号（40001〜）

惣菜類：摂取量は「グラム重量」で記入

食品番号	食品名
【主食】米・ご飯・もち類	
40001	いかめし
40002	栗おこわ
40003	山菜おこわ
40004	雑炊（卵雑炊）
40005	たきこみ御飯（鶏肉、野菜）
40031	中華ちまき
40051	ドリア（えび、鶏肉）
40052	ピラフ・チャーハン（えび）
【主食】小麦粉・パン類	
40101	アメリカンドッグ
40102	お好み焼き（ソース付き）
40103	たこ焼き（ソース付き）
40131	ギョウザ（かけ調味料含む）
45131	ギョウザ（半調理品、調理油なし）
40132	マカロニグラタン（えび、ベーコン）
40133	ラザニア
【おかず】肉類	
40201	肉じゃが（牛肉）
40202	牛肉のたたき（かけ調味料含む）
40203	牛肉とピーマンの炒め物（チンジャオロース）
40204	牛丼の具
40205	ビーフステーキ
40206	バーベキュー（かけ調味料含む）
40207	ビーフストロガノフ（牛肉、野菜）
40208	焼き肉（かけ調味料含む）
40209	カレー（レトルト）（豚肉）
40231	串カツ（豚肉）
45231	串カツ（豚肉）（半調理品、揚げ油なし）
40232	酢豚
40233	天ぷら（豚肉）
40234	豚カツ（ロース）
45234	豚カツ（ロース）（半調理品、揚げ油なし）
40235	肉野菜炒め（豚肉）
40265	唐揚げ（鶏肉）
40266	クリームシチュー（鶏肉）
40267	チキンカツ（かけ調味料含む）
45267	チキンカツ（半調理品、揚げ油なし）
40268	チキンナゲット
40269	筑前煮（鶏肉）
40270	鶏つくね煮

食品番号	食品名
40271	照り煮（鶏肉）
40272	焼き鳥
40273	治部煮（かも肉）
40291	ミートコロッケ（ひき肉）
45291	ミートコロッケ（ひき肉）（半調理品、揚げ油なし）
40292	しゅうまい
40293	春巻き
45293	春巻き（半調理品、揚げ油なし）
40294	ハンバーグ（かけ調味料含む）
40295	ミートボール
40296	メンチカツ（ひき肉）
40297	ロールキャベツ
【おかず】魚介類	
40301	揚げ魚甘酢あんかけ（メルルーサ）
40302	いかリング揚げ
40303	いかフライ
45303	いかフライ（半調理品、揚げ油なし）
40304	えびフライ
45304	えびフライ（半調理品、揚げ油なし）
40305	かきフライ
45305	かきフライ（半調理品、揚げ油なし）
40306	かにクリームコロッケ
45306	かにクリームコロッケ（半調理品、揚げ油なし）
40307	かにつめフライ
45307	かにつめフライ（半調理品、揚げ油なし）
40308	魚（たら）フライ
45308	魚（たら）フライ（半調理品、揚げ油なし）
40309	かき揚げ（えび）
40310	天ぷら（いか、えび）
40311	天ぷら（きす）
40312	天ぷら（きす、えび、野菜）
40313	魚南蛮漬（あじ）
40314	うま煮（さつま揚入り）
40315	おでん（しょうゆ味）（鶏卵、練り製品）
40316	魚角煮（かつお）
40317	さしみ盛り合わせ（かけ調味料含む）
40318	魚（あじ）の塩焼き
40319	さざえのつぼ焼き
40320	中華丼の具
40321	魚（ぶり）の照り焼き
40322	鍋物（たら、豆腐、野菜）
40323	煮魚（かれい）
40324	八宝菜

惣菜類：摂取量は「グラム重量」で記入

食品番号	食品名
40325	魚（たら）のホイル焼き
40326	マリネ（あじ）
40327	みそ煮（さば）
40328	吉野煮（えび）

【おかず】卵類

食品番号	食品名
40401	厚焼き卵
40402	オムレツ（豚ひき入り、かけ調味料含む）
40403	かに玉（フーヨーハイ）（かに水煮缶）
40404	茶碗蒸し
40405	ハムエッグ

【おかず】豆・豆製品類

食品番号	食品名
40501	豆腐あんかけ煮（野菜、豚ひきのあんかけ）
40502	炒り豆腐
40503	卯の花炒め
40504	白和え
40505	豆腐田楽
40506	麻婆豆腐

【おかず】いも類

食品番号	食品名
40601	さつまいも飴煮（大学芋）
40621	フレンチフライドポテト（塩味）
40622	ポテトコロッケ

【おかず】野菜・きのこ・海藻類

食品番号	食品名
40701	ごぼうサラダ（ごま、マヨネーズ）
40702	大根サラダ（和風ドレッシング）
40703	たまごサラダ（フレンチドレッシング）
40704	ツナとコーンのサラダ（マヨネーズ）
40705	フルーツサラダ（ヨーグルト）
40706	ポテトサラダ（マヨネーズ）
40707	マカロニサラダ
40708	マセドアンサラダ（マヨネーズ）
40709	盛り合わせサラダ（マヨネーズ）
40731	ごま和え（ほうれん草）
40732	きゅうりとわかめの酢の物
40733	中華風酢の物（春雨）
40734	なます
40735	ナムル
40751	切干し炒め煮
40752	きんぴらごぼう
40753	五目煮（大豆）
40754	煮しめ（里芋、高野豆腐、野菜）
40755	ひじき煮

食品番号	食品名
40756	麻婆茄子
40757	野菜炒め
40781	茄子はさみ揚げ
40782	天ぷら（野菜）

【汁物】みそ汁・清汁・スープ

食品番号	食品名
40801	しじみのみそ汁〈貝の重量は可食部のみ〉
40802	じゃがいものみそ汁
40803	とうふのみそ汁
40804	豚汁（大椀）
40805	わかめのみそ汁
40821	貝の潮汁（はまぐり）〈貝の重量は可食部のみ〉
40822	お吸い物
40823	魚のすまし汁（たら）
40841	中華スープ
40842	中華風たまごスープ（鶏卵、クリームコーン）
40861	コンソメスープ（ベーコン入り）
40862	ポタージュ（コーン）
40863	ミネストローネ

【デザート】

食品番号	食品名
40901	チョコレートパフェ
40902	フルーツパフェ
40903	フルーツポンチ
40951	フルーツみつ豆
40952	ぜんざい（もち入り）

※ ごま豆腐はp.185、212を参照
※ つくねはp.203を参照

5　水（90001〜）

食品名	食品番号	使用例
水（希釈用；発酵乳・乳酸菌飲料）	90011	乳酸菌飲料・殺菌乳製品、非乳製品乳酸菌飲料
水（希釈用；その他の牛乳・乳製品）	90012	全粉乳、脱脂粉乳、調製粉乳
水（希釈用；洋酒類その他）	90013	しょうちゅう、ウイスキー
水（希釈用；茶類）	90014	抹茶等
水（希釈用；インスタントコーヒー・ココア類）	90015	インスタントコーヒー、ココア
水（希釈用；その他の嗜好飲料類）	90016	甘酒、昆布茶
水（上記以外の場合）	90001	※参照

　飲み物の水（希釈して飲む飲料や、インスタントコーヒー等は、出来上がりの重量を把握できるように、対象者に水やお湯の量を記入してもらいます）や料理に使用した水をコード化するための食品番号です。

　嗜好飲料類の食品群別摂取量を算出する際に、粉末重量（例：インスタントコーヒー2g）と、液体重量（例：缶コーヒー　190g）が混在しないようにする食品番号です。希釈するものに対応した食品番号を選択して下さい。

　なお、90011〜90016に該当しない（乳類や嗜好飲料類の希釈に用いた以外の）、料理に使用した水やお湯、飲み水等は、「90001」を用いてコード化して下さい。

※「90001」を用いてコード化する料理に使用する水の例
・青汁（粉末）、黒酢等の希釈に使用した水やお湯
・コーンスープ、即席みそ汁等のインスタントスープの希釈に使用した水やお湯
・カレー、うどん、煮物等の料理に使用した水やお湯

6　調味料の割合・吸油率表

(1) 調味料重量や吸油率について

　調味料の重量は、対象者からの記録が不正確な場合や記入漏れが多いので、調査者は「調味料の割合・吸油率表」を参考に、個人差・地域の特性に配慮して調味料摂取量を推定します。

〈注意〉

　調味料の割合・吸油率表では、汁物料理・たれ・めん類の汁については"汁"の<u>重量中の割合</u>を示し、それ以外の調理法（煮物、揚げ物など）については、"<u>生の素材重量</u>"に対する重量割合を示しています。

※ "生の素材重量"に対する重量割合を示しているので、「ゆで」「水戻し」などの調理後重量に対して、調味料の重量を推定する場合は、調理による重量変化に注意して下さい。

　例）「揚げ物の0.6％塩分の下味」を適用する場合
　　<u>出来上がり状態の重量100 gに対して0.6％塩分で計算すると、調理前の素材重量100 gの塩分パーセントは、調理によって素材重量が約70％に減少する食品では、0.9％程度になります。</u>

$$(0.6 / 70 \times 100 = 0.9)$$

　素材ごとの重量変化率や素材中のナトリウム量は様々ですので、おおまかな目安として活用して下さい。また、すまし汁の塩としょうゆ、洋風料理のコンソメと塩などの調味料の種類は、適宜変更してもかまいません。

1）表中の調味料の重量比は、下記①～③の割合で計算しています。
　① 和え物、煮物で、甘味としてみりんを使う場合は、みりん：砂糖＝3：1
　② しょうゆ：塩＝7：1
　③ みそ：塩＝8：1
　　の重量比を用いること

2）その他、下記についてご注意下さい。
　④ 汁物やめんつゆ、たれなどは、<u>容量と重量の比重はおおよそ「1」</u>としています。
　⑤ 「乾物」については、「ゆで」たり「水戻し」した状態の重量で調味料の割合を計算します。
　⑥ 揚げ物の吸油量は、唐揚げは、〔素材重量×吸油率〕で求め、衣の重量が多い天ぷら・フライでは、〔（素材重量＋衣の重量）×吸油率〕の計算式で求めます。

(2) 調味料の割合・吸油率表

　調味料の割合・吸油率表は、調理前の素材重量に対する割合を参考として示しています。使用にあたっては、個人差・地域特性に配慮すると共に、調理による重量変化率を考慮し摂取量を推定して下さい。

※番号不明な場合の調味料は、以下のようにしてあります。

油 ↓ 14006	小麦粉 ↓ 1015	コンソメ ↓ 17027	砂糖 ↓ 3003	塩 ↓ 17012	しょうゆ ↓ 17007	酢 ↓ 17015	パン粉 ↓ 1079	みそ ↓ 17045	卵 ↓ 12004

注）甘味として砂糖ではなくみりんを使う場合は、みりん重量を砂糖量の3倍にする
　　しょうゆ：塩＝7：1　　みそ：塩＝8：1　　みりん：砂糖＝3：1　　（重量比）

● 資料編 ●

【和え物】　　　　　　　　　　　　　　　　　　　　　　　　　　　　　　　素材重量[注1] 100 gに対する重量割合（％）

種類	調理前の素材重量に対する塩分パーセント	17007 しょうゆ	17045 みそ	17012 塩	3003 砂糖	17015 酢	その他
おひたし	0.8%	6					
からし和え、わさび和え	0.8%	6					わさびからし省略
ごま和え	0.8%	6			3		ごま3
ピーナッツ和え	0.8%	6					ピーナッツ　8
三杯酢和え	0.8%	6			2	5	
甘みそ和え	1.0%		8		4		
酢みそ和え	1.0%		8		4	8	
酢のもの	0.8%			0.8	5	8	
マヨネーズ和え	0.8%			0.5			マヨネーズ15
白和え[注2]	1.0%	4		1	10		とうふ50　ごま15

食品番号：とうふ4034、ごま5018、ピーナッツ5035、マヨネーズ17043
注1）「ゆで」「水戻し」などの調理後重量に対して、調味料の重量を推定する場合は、調理による重量変化に注意する。
注2）白和えは、素材と和え衣の合計重量に対する塩分パーセントです。

【煮物】　　　　　　　　　　　　　　　　　　　　　　　　　　　　　　　　素材重量[注1] 100 gに対する重量割合（％）

種類	素材重量に対する塩分パーセント	17007 しょうゆ	17045 みそ	3003 砂糖	14006 油	備考
煮物　1.2%塩分（通常）	1.2%	8		3		しょうゆと塩の割合は、適宜考慮する。酒　省略可
煮物　3%塩分（濃い）	3.0%	21		5		しょうゆと塩の割合は、適宜考慮する。酒　省略可
佃煮	6.0%	42		0～8		
煮物、炒め煮	1.0%	7		3	3	しょうゆと塩の割合は、適宜考慮する。酒　省略可
みそ煮	1.5%		12	5		

食品番号：みりん16025

【炒め物・焼き物】　　　　　　　　　　　　　　　　　　　　　　　　　　　素材重量[注1] 100 gに対する重量割合（％）

種類	素材重量に対する塩分パーセント	17012 塩	17007 しょうゆ	3003 砂糖	17045 みそ	14006 油	その他
炒め物、ソテー	0.8%	0.8				7	
中華八宝菜（片栗粉あん）	1.0%	0.5	3			7	片栗粉4
塩焼き	1.0%	1					
照り焼き	1.0%		7	3			みりん10
みそ焼き	1.0%			8	8		
バター焼き	0.9%	0.8					バター7
ムニエル	0.8%	0.8				7	小麦粉5
目玉焼き						2	
卵厚焼き	0.6%	0.6		5		2	

食品番号：小麦粉1015、片栗粉（じゃがいもでんぷん）2034、バター14017、マーガリン14020、みりん16025
☆ソース・しょうゆなどの卓上調味料の使用に注意

【揚げ物】

素材重量[注1]100 gに対する下味[注3]と衣材料の重量割合(%)

種類	「素材+衣」100 gに対する吸油率	17012 塩	17007 しょうゆ	1015 小麦粉	12004[注4] 卵	1079 パン粉
素揚げ	10%	0.6				
唐揚げ、衣揚げ	10%	0.6		5	5	
唐揚げ(しょうゆ味)	10%		4	5		
天ぷら・普通衣	10%	0.6		5	5	
天ぷら・厚い衣(かき揚など)	15%	0.6		8	8	
フライ・普通衣	10%	0.6		5	5	5
フライ・厚い衣(串カツなど)	15%	0.6		8	8	8

注3)素材に下味が必要なときの割合
注4)調理コード「X」をつける。
☆ソース・しょうゆなどの卓上調味料の使用に注意
☆天ぷら・フライの吸油量は、素材と衣の合計重量に吸油率を乗じる。

【ご飯もの】

「めし+具」100 gに対する重量割合(%)

種類	めし+具に対する塩分パーセント	17012 塩	17007 しょうゆ	17015 酢	3003 砂糖	14006 油	備考
混ぜ御飯	0.6%	0.6					酒 省略可
混ぜ御飯	1.0%	0.4	4				しょうゆと塩の割合は、適宜考慮する。酒 省略可
ピラフ、チャーハン	1.0%	1				7	しょうゆと塩の割合は、適宜考慮する。酒 省略可
寿司飯用合わせ酢[注5]	0.5%	0.5		5	3		
冷やし中華汁[注6]	0.6%		4	3	1		

注5)「めし」100 gに対する重量割合(%)
注6)冷やし中華汁は「ゆでめん+具」100 gに対する重量割合(%)

【つけだれ・めん類の汁】

たれ・麺類の汁100 ml中の重量割合(%)

種類	出来上がり100 ml中の塩分パーセント	17007 しょうゆ	17015 酢	17045 みそ	17027 コンソメ	その他
ポン酢	7.3%	50	50			
しゃぶしゃぶごまだれ	4.6%	32				ごま24、砂糖12、酒18
つけめん汁	3.3%					めんつゆストレート100
かけうどん、そば汁	2.3%					めんつゆストレート70
ラーメン汁	2.2%				5	
みそラーメン汁	2.3%			8	3	

食品番号:砂糖3003、ごま5018、酒16001、めんつゆストレート17029

【汁物】

具を含めない汁100 mlに対する重量割合(%)

種類	具を含めない汁100 mlに対する塩分パーセント	17007 しょうゆ	17045 みそ	17012 塩		
すまし汁	0.6%	3		0.1		しょうゆと塩の割合は、適宜考慮する。
すまし汁	0.8%	5				しょうゆと塩の割合は、適宜考慮する。
みそ汁	0.8%		6			
みそ汁	1.0%		8			
みそ汁	1.2%		10			
茶碗蒸しの卵液	0.8%	5			卵25[注7]	しょうゆと塩の割合は、適宜考慮する。
コンソメスープ	0.6%				固形コンソメ1	

食品番号:卵12004、コンソメ17027
注7)調理コード「X」をつける。
☆みそ汁1杯分の標準量は汁150 ml+具は約50 g。(容量と重量の比重はおおよそ「1」)

7　調理による重量変化一覧表

食品を加熱調理した場合の重量変化

食品番号		食品名	重量換算係数
1	穀類	乾めんを「ゆで」た場合	2.3
		生めんを「ゆで」た場合	1.8
2	いも類	「生」の食品を「ゆで・煮」た場合	0.9
4	豆類	乾物を「ゆで・煮」た場合	2.3
6	野菜類	「生」の食品を「ゆで・煮」た場合	
		葉類	0.7
		乾燥野菜	6.4
8	きのこ類	「干し・乾燥」食品を「ゆで・煮」た場合	6.2
9	藻類(昆布)	「干し・乾燥」食品を「ゆで・煮」た場合	3
10	魚介類	「生」の食品を「ゆで・煮」た、「焼いた」場合	0.8
11	肉類	「生」の食品を「ゆで・煮」た、「焼いた」場合	0.7

例）対象者の方が「ゆで」た鶏ささ身を計って記入していた場合

「ゆで」た鶏ささ身80gから「生」の鶏ささ身の「生」の重量を求める式は

$$80（重量g）÷0.7（肉類の換算係数）=114.285…$$

従って調査票には、「生」の鶏ささ身の食品番号と摂取重量は「114」gと小数第一位を切り捨てとした値を記入します。

※上記以外の加熱調理については、現時点では変化率を考慮できないため、「生」の食品番号に対して調理後の重量を記入してよいこととし、食品番号と食品重量の状態を一致させなくてもよいこととする。

資料6 食習慣調査票の例

大学生の食と健康に関するお尋ね

　この調査は、生活習慣病の予防対策を検討するために、あなたの食生活についてお尋ねします。個人のプライバシーは厳守し、調査以外の目的には使用いたしませんので自由にご回答ください。当てはまる数字に○をつけるか、（　）にご記入ください。

性別：　1　男性　　2　女性
年齢：　（　　　）歳
居住形態：　1　自宅　　2　一人暮らし　　3　その他（　　　　　　　）

[Q1] あなたは普段朝食を食べますか。この中から1つだけお答えください。
1　ほとんど毎日食べる　　2　週2～3日食べない　　3　週4～5日食べない
4　ほとんど食べない

[Q2] Q1で2～4と回答した人は、朝食を食べない理由は何ですか。この中から当てはまるものを全てお答えください。
1　食欲がないから　　2　太りたくないから　　3　朝食の時間がもったいないから
4　朝食を食べるのが面倒だから　　5　朝食の準備や後片付けが面倒だから
6　もっと寝ていたいから　　7　身支度などの準備で忙しいから　　8　お金がもったいないから
9　以前から食べる習慣がないから　　10　その他（　　　　　　　　　　　　）

[Q3] あなたの食事を食べる早さは人に比べてどうですか。この中から1つだけお答えください。
1　とても早い　　2　やや早い　　3　人並みである　　4　やや遅い　　5　とても遅い
6　わからない

[Q4] あなたは料理をしますか。この中から1つだけお答えください。
1　ほぼ毎日　　2　週に4～5日程度　　3　週に2～3日程度　　4　週に1回程度
5　それ未満　　6　全くしない

[Q5] あなたは、栄養バランスを意識して食事を摂っていますか。この中から1つだけお答えください。
　　　※栄養バランスを意識するとは、例えば、不足しがちな野菜の摂取量を増やしたり、油の多いものを控えたり、主食・副菜・主菜のバランスに気をつけることをさします。
1　概ね意識している　　2　時々意識している　　3　あまり意識していない
4　ほとんど意識していない

[Q6] あなたは今、身体面で健康な状態（勉学に支障のない程度）だと思いますか。この中から1つだけお答えください。
1　健康である　　2　ほぼ健康である　　3　あまり健康ではない　　4　健康ではない

[Q7] あなたは今、精神面で健康な状態（勉学に支障のない程度）だと思いますか。この中から1つだけお答えください。
1　健康である　　2　ほぼ健康である　　3　あまり健康ではない　　4　健康ではない

[Q8] あなたの1日の平均的な睡眠時間は大体どのくらいですか。この中から1つだけお答えください。
1　5時間以下　　2　6時間　　3　7時間　　4　8時間　　5　9時間　　6　10時間以上

出所）内閣府食育推進室「大学生の食に関する実態・意識調査報告書」2009年　pp.70-73を一部抜粋・改変

参考文献

【第1部】

1 厚生科学審議会地域保健健康増進栄養部会他「健康日本21（第三次）推進のための説明資料」2023年

2 厚生労働省健康局健康課栄養指導室「健康日本21（第三次）について～栄養・食生活関連を中心に～」2023年

3 平成24年度厚生労働科学研究費補助金：循環器疾患・糖尿病等生活習慣病対策総合研究事業（研究代表者：津下一代）「健康日本21（第二次）地方計画推進のために　地方自治体による効果的な健康施策展開のための既存データ（特定健診データ等）活用の手引き」2013年

4 健康・体力づくり事業財団「地域における健康日本21実践の手引き」2000年
URL）http://www.kenkounippon21.gr.jp/kenkounippon21/jissen/index.html

5 加島浩子・森脇弘子編『ウエルネス公衆栄養学　2024年版』医歯薬出版　2024年

6 日本栄養改善学会監、酒井徹・由田克士編『公衆栄養学2023年版―公衆栄養活動の実践のための理論と展開―』医歯薬出版　2023年

7 医薬基盤・健康・栄養研究所監、吉池信男・林宏一編『公衆栄養学　改訂第8版』南江堂　2023年

8 手嶋哲子・田中久子編『公衆栄養学実習　第3版―事例から学ぶ公衆栄養プログラムの展開―』同文書院　2022年

9 吉池信男編『公衆栄養学　第4版―栄養政策、地域栄養活動の理論と展開―』第一出版　2024年

10 これからの地域・職域連携の在り方に関する検討会「地域・職域連携推進事業ガイドライン」2019年

11 日本公衆衛生協会「健康日本21（第二次）の推進における健康づくり及び栄養・食生活改善に関する効果的施策展開に関する研究」報告書（平成26年度地域保健総合推進事業）　2015年

12 日本栄養士会「平成26年度行政栄養士による活動事例集」2015年

【第2部】

1 日本栄養改善学会監『食事調査マニュアル　改訂4版―はじめの一歩から実践・応用まで―』南山堂　2024年

2 上田伸男編『公衆栄養学実習　第4版』化学同人　2022年

3 医薬基盤・健康・栄養研究所監、吉池信男・林宏一編『公衆栄養学　改訂第8版』南江堂　2023年

4 Willett, W.：Nutritional Epidemiology, 2nd ed.(1998)／田中平三監訳『食事調査のすべて―栄養疫学―　第2版』第一出版　2003年

5 縣俊彦編著『基本医学統計学　EBM・医学研究・SASへの応用　5版』中外医学社　2009年

6 佐々木敏『わかりやすいEBNと栄養疫学』同文書院　2005年

7 医薬基盤・健康・栄養研究所（国立健康・栄養研究所）　健康栄養調査に関する情報のページ
URL）https://www.NIBIOHN.go.jp/eiken/chosa/kenkoeiyo.html

公衆栄養学実習ワークブック［第3版］

2016年7月15日	初版第1刷発行	
2019年3月1日	初版第4刷発行	
2020年4月1日	初版第5刷発行（補訂）	
2021年3月1日	初版第6刷発行	
2022年4月20日	第2版第1刷発行	
2024年3月1日	第2版第3刷発行	
2025年3月20日	第3版第1刷発行	

編　集　　今枝　奈保美
発行者　　竹鼻　均之
発行所　　株式会社 みらい
　　　　　〒500-8137　岐阜市東興町40　第5澤田ビル
　　　　　TEL 058-247-1227(代)　FAX 058-247-1218
　　　　　https：//www.mirai-inc.jp/

印刷・製本　　サンメッセ株式会社

ISBN978-4-86015-640-4　C3047
Printed in Japan　　　　　　乱丁本・落丁本はお取り替え致します。